Trattato di **DERMOSCOPIA**

Springer
Milano
Berlin
Heidelberg
New York
Hong Kong
London
Paris
Tokyo

S. Gasparini
G. L. Giovene
G. Ferranti

Trattato di DERMOSCOPIA

Presentazione di J.F. Kreusch

Springer

Saturnino Gasparini
Dermatologo, Terni
Gruppo Italiano Dermoscopia, Associazione Italiana Dermatologi Ambulatoriali
Forum Italiano di Dermoscopia ed Imaging Cutaneo

Gian Luigi Giovene
Dermatologo, Perugia
Gruppo Italiano Dermoscopia, Associazione Italiana Dermatologi Ambulatoriali
Forum Italiano di Dermoscopia ed Imaging Cutaneo

Giulio Ferranti
Anatomopatologo, Roma
Dipartimento di Dermatopatologia IDI - IRCCS Roma
Gruppo Italiano Dermoscopia, Associazione Italiana Dermatologi Ambulatoriali
Forum Italiano di Dermoscopia ed Imaging Cutaneo

Springer-Verlag Italia
una società del gruppo BertelsmannSpringer Science+Business Media GmbH

ISBN 88-470-0227-3

Progetto grafico della copertina: Simona Colombo, Milano
Progetto e impaginazione: Graficando snc, Milano
Stampa: Arti Grafiche Nidasio, Assago (MI)

SPIN: 10951620

Presentazione

Jürgen F. Kreusch

I dermatologi devono praticare la dermoscopia?

La domanda richiederebbe una replica alquanto polemica: *"Dobbiamo diminuire le nostre capacità diagnostiche deliberatamente?"*. Oppure, a voler essere più seri, si potrebbe rispondere semplicemente: *"No"* – sempre che i dermatologi vogliano restringere la loro professionalità entro limiti che erano accettabili 120 anni orsono.

In realtà la risposta dovrebbe essere affermativa, poiché una tecnica decisamente semplice è in grado di produrre un enorme incremento di informazioni, colmando il *gap* tra la visione ad occhio nudo ed i rilievi dell'istopatologo.

L'osservazione della cute, della sua superficie, delle sue appendici e neoformazioni mediante un sistema d'ingrandimento in immersione o a luce polarizzata è atto estremamente agevole da effettuare nei nostri ambulatori. Il principio è noto da più di 150 anni; i dettagli della metodica sono stati descritti già all'inizio del 20° secolo.

Vi è peraltro una disorientante varietà di termini per definire tale approccio: *Dermatoskopie* (Saphier, 1921), *Incident Light Microscopy* (Pechlaner e Fritsch, 1981), *Auflichtmikroskopie*, *Epiluminescence Microscopy* (Pehamberger), *Dermoscopy* (Kopf), ed altri ancora.

Anche i principali campi d'applicazione della metodica sono variati considerevolmente nel tempo: alla fine del 19° secolo venivano analizzate microscopicamente le manifestazioni cutanee di malattie molto diffuse, quali la tubercolosi e l'eczema; persino i disordini psichiatrici erano allora ritenuti meritevoli di interesse diagnostico. Ottant'anni più tardi, i modesti risultati offerti dalla diagnosi clinica delle neoformazioni pigmentate cutanee presero ad essere considerati un problema preminente e degno di maggiore interesse, determinando, di fatto, la riscoperta della microscopia cutanea.

Oggi la dermoscopia rappresenta il più importante procedimento diagnostico per l'analisi *in vivo* delle lesioni pigmentate. Vengono tuttavia impiegati approcci alquanto differenti tra loro e non è chiaro quale tecnologia o metodo analitico sortiscano i migliori risultati diagnostici con il minimo sforzo. La questione su quale sia lo strumento ottimale per la dermoscopia non è ancora risolta, dato che le tecniche di *imaging* sono in rapida evoluzione.

Nell'ambito dei procedimenti d'analisi delle neoformazioni cutanee, vari algoritmi diagnostici e l'analisi di pattern rappresentano l'approccio più valido; quest'ultima appare la più appropriata per i dermatologi già addestrati ed esperti, ma anche la più difficoltosa da apprendere.

La scelta del metodo diagnostico più indicato dovrebbe essere possibilmente effettuata dal dermatologo in base alle proprie attitudini ed allo strumentario ottico a sua disposizione.
È da notare che il termine, breve e facile, di *Dermoscopia* non è relativo all'uso di un determinato tipo di strumento o di metodica analitica, ma rappresenta una terminologia "neutrale" applicabile a tutte le varianti metodologiche della microscopia cutanea.
Nelle neoformazioni cutanee, molti particolari non sono apprezzabili ad occhio nudo, ma sono facilmente spiegati dalle caratteristiche istopatologiche. In accordo con ciò, si deve presumere che il potere diagnostico della dermoscopia si collochi tra l'accuratezza clinica e quella istopatologica. Meglio conosciamo l'istopatologia, meglio comprendiamo cosa stiamo osservando al dermoscopio.
La terminologia dermoscopica non è ancora ben consolidata come quella istopatologica ed i rilievi dipendono dalla performance ottica dello strumento impiegato. Negli ultimi anni sono stati tuttavia compiuti passi verso un concetto diagnostico ed una terminologia unificanti.
Un altro aspetto non dovrebbe essere trascurato: una lesione che non è stata osservata alla dermoscopia sfugge all'analisi ed alla diagnosi.
La maggior parte dei testi raccomanda di effettuare ad occhio nudo la selezione delle lesioni da analizzare dermoscopicamente. Nella pratica quotidiana, ciò conferisce una precedenza alle lesioni grandi ed iperpigmentate. Lesioni piccole od ipopigmentate non sono considerate meritevoli di un'analisi dermoscopica. Queste ultime forniscono tuttavia una sorprendente varietà di aspetti utili se osservate adeguatamente con un dermoscopio. Anche il melanoma amelanotico può essere identificato sulla scorta dei suoi caratteristici pattern vascolari.
Probabilmente molti melanomi piccoli od ipopigmentati sfuggono ad una diagnosi dermoscopica precoce perché non considerati degni di una fugace osservazione con lo strumento.
Analogamente, le appendici cutanee meritano di essere studiate con il dermoscopio; capelli ed unghie possono essere facilmente ispezionati *in situ* e molti rilievi risultano utili ai fini diagnostici o terapeutici.
Come detto, la dermoscopia è estremamente importante non solo per la diagnosi delle lesioni pigmentate, ma anche di numerosi altri problemi dermatologici. Molti dermatologi sono convinti di essere capaci di fare diagnosi perfette semplicemente usando i loro occhi e la loro esperienza clinica. Essi sono risolutamente soddisfatti della limitata performance dell'occhio umano.
Anche questi espertissimi colleghi sono calorosamente invitati a "volare" oltre colline, vallate e solchi della nostra pelle, per mezzo di un buon microscopio. Potrebbe rivelarsi il volo più eccitante della loro vita professionale.
La dermoscopia è la chiave per il risveglio del metodo morfologico in dermatologia.

Prefazione

Questo libro rappresenta il frutto di oltre dieci anni di esperienze personali in campo dermoscopico. In tale lasso di tempo abbiamo costantemente seguito l'evolversi di una metodica diagnostica tanto affascinante quanto utile nella pratica clinica quotidiana.
Le numerose osservazioni raccolte sono andate dapprima a costituire il corpo dottrinario dei Corsi di dermoscopia organizzati dall'AIDA - Associazione Italiana Dermatologi Ambulatoriali - e che abbiamo avuto l'onore di riproporre in tante altre prestigiose sedi congressuali e accademiche; in un secondo tempo, dietro le ripetute ed affettuose insistenze dei Partecipanti, esse hanno preso a decantarsi ed a consolidarsi in un'opera che dei lavori dei Corsi potesse divenire traccia permanente. Così è nato questo *Trattato di Dermoscopia.*
La letteratura scientifica sull'argomento è, a dire il vero, tutt'altro che povera: le tante pubblicazioni apparse sulle più importanti riviste dermatologiche internazionali stanno a testimoniare l'interesse crescente verso la metodica. Tuttavia, nella realizzazione delle apprezzabili monografie sul tema sin qui edite, le parole sembrano lasciare inevitabilmente il passo alle immagini, agli schemi grafici, adattandosi per lo più al ruolo di semplice didascalia, di commento.
Tra tanti fortunati ed efficaci atlanti di dermoscopia, cartacei o in CD-Rom, il nostro lavoro si pone quasi controcorrente, nel solco della trattatistica più classica (e per questo, forse, d'impatto meno immediato), ad offrire una lettura più approfondita e speculativa della materia, che sappia dare il giusto risalto alle differenti problematiche di una disciplina invero complessa.
Al Lettore il giudizio finale sulla riuscita dell'impresa.

Giugno 2003 **Gli Autori**

Ringraziamenti

Si ringraziano per la preziosa collaborazione:

Prof. Mauro Bacci
Professore Associato di Medicina Legale
Università degli Studi di Perugia, Sede di Terni
Autore del capitolo sui risvolti medico-legali.

Ing. Marco Burroni, Dott.ssa Giordana Dell'Eva
Università di Siena - Lega Tumori Senese
Autori del capitolo sulla dermoscopia digitale.

Indice generale

“ Il melanoma scrive il suo messaggio, visibile a tutti, sulla pelle;
ma l’occhio non può vedere ciò che la mente non conosce.
Così alcuni leggono lo scritto senza comprendere il messaggio.
Coloro che lo comprenderanno salveranno molte vite, attraverso azioni appropriate.”

Neville Davis

Introduzione

La dermoscopia (D.), definita anche dermatoscopia, microscopia ad epiluminescenza, epimicroscopia, microscopia di superficie, microscopia a luce incidente o microscopia a luce riflessa, è una metodica diagnostica non invasiva che permette di valutare microscopicamente la morfologia e la disposizione di addensamenti di pigmento melanico, di anse capillari, di vasi ectasici e lacune ematiche nell'ambito dell'epidermide, della giunzione dermo-epidermica e del derma superficiale, non parimenti apprezzabili alla semplice ispezione clinica.*

Per tali prerogative, la D. ha trovato principale campo di applicazione nella diagnostica delle lesioni di natura melanocitaria e nella differenziazione di queste ultime da altre lesioni cutanee pigmentate, quali la cheratosi seborroica, l'epitelioma basocellulare, l'angioma, l'angiocheratoma, il dermatofibroma, etc.

Non mancano tuttavia altre interessanti proposte di applicazione della D., da quelle ormai storiche nel *lupus vulgaris* a quelle più recenti nella scabbia, nelle verruche virali, nel mollusco contagioso, nel granuloma piogenico, nell'adenoma sebaceo, etc., per non considerare l'ampio settore della *capillaroscopia*, metodica diagnostica di cui la D. è, a tutti gli effetti, figlia.

Le prime documentazioni sulla microscopia a luce incidente risalgono, infatti, alla seconda metà del XVII secolo, allorchè J.C. Kolhaus pubblicò le sue originali osservazioni sulla morfologia dei capillari della matrice ungueale mediante un rudimentale microscopio.

Della stessa epoca è la stampa riprodotta nella pagina seguente, tratta dagli *Acta eruditorum* editi in Lipsia nel 1686, che illustra una scena di microscopia *in vivo*, in cui l'osservatore si avvale di un piccolo strumento ottico e di una fonte di luce artificiale (quella di una candela) collimata da una lente nel sito da analizzare.

Per circa due secoli la microscopia a luce incidente continuò ad essere utilizzata prevalentemente per affinare le conoscenze sulla rete vasale cutanea e mucosa. Solo alla fine del secolo XIX, P.G. Unna iniziava ad applicare in modo sistematico la metodica in campo dermatologico; partendo dall'osservazione che lo strato corneo si oppone otticamente alla libera penetrazione della luce nella cute, egli si adoperò a codificare un procedimento (basato essenzialmente sull'applicazione di un vetrino portaoggetti sulla superficie cutanea, resa traslucida da una goccia di olio idrosolubile o di altri fluidi) che permettesse un'adeguata visione delle strutture sottostanti.

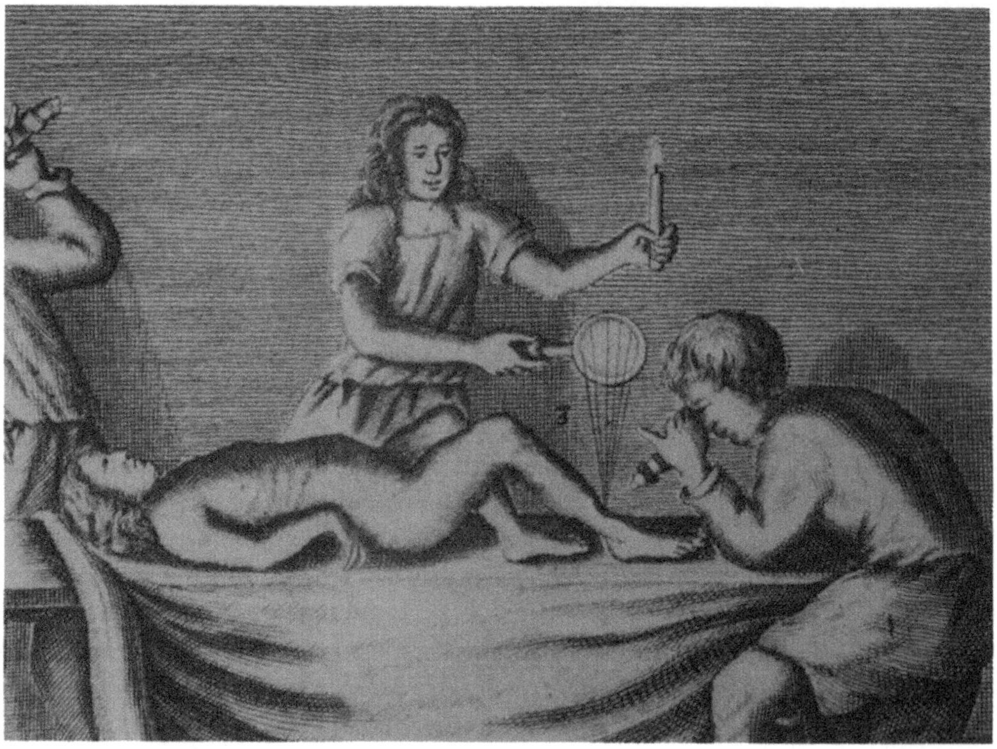

Una figura essenziale nell'evoluzione tecnica della D. fu quella di J. Saphier, che nel primo dopoguerra pubblicò alcuni fondamentali studi sulle possibili applicazioni della microscopia di superficie; a lui si devono non solo il termine *dermatoscopia*, ma anche i primi studi comparativi sugli olii da immersione.

Dal secondo dopoguerra, sulla spinta delle osservazioni di L. Goldman, la D. è andata sempre più delimitando il suo naturale campo di applicazione a quello della valutazione preoperatoria delle lesioni melanocitarie; eppure, possiamo tranquillamente affermare che solo nell'ultimo decennio essa ha incontrato l'attenzione ed il consenso della comunità dermatologica internazionale, pur con diffuse "sacche" di resistenza e scetticismo.

Il merito della definitiva maturazione di questa fondamentale metodica diagnostica va equamente ripartito tra le Scuole dermatologiche tedesca ed austriaca, senza per questo dimenticare gli importanti contributi di altri illustri studiosi europei ed extraeuropei.

Della nutrita cronologia essenziale, ci piace soprattutto ricordare il modello d'analisi di pattern proposto da Pehamberger e coll. nel 1987 e le prime correlazioni dermoscopico-istopatologiche pubblicate da Soyer e coll. nel 1989; e ancora, il *Consensus Meeting* di Amburgo dello stesso anno, che ha portato alla stesura di una terminologia comune ed univoca per i molteplici criteri dermoscopici individuati dai vari gruppi di studio, nonché le prime monografie sull'argomento ad opera di Kreusch e Rassner (1991), in lingua tedesca, e di Stolz e coll. (1994), in lingua inglese.

Il resto - l'introduzione di sistemi digitali che consentono l'acquisizione e l'analisi delle immagini dermoscopiche e l'applicazione di programmi di intelligenza artificiale (le cosiddette "reti neurali") per la diagnosi automatica, è storia di oggi o, meglio, di domani.

*Tra le varie definizioni sopraelencate, la nostra preferenza va senza dubbio alla prima ed alla sua variante storica "dermatoscopia".
Se le radici lessicali DERMO- e DERMATO- sono, infatti, le più adeguate per indicare "*entità e concetti attinenti alla cute in senso lato*" (es., *dermato*logia, *dermato*glifo, *dermo*grafismo, *dermo*tomo, etc.), il suffisso -SCOPIA sta, dal canto suo, a significare *"l'accurata e diretta osservazione di parti anatomiche mediante appositi strumenti"*.
Non altrettanto pertinenti appaiono invece le definizioni di "microscopia di superficie" o "microscopia ad epiluminescenza", ove si consideri, nel primo caso, che la condizione indispensabile per l'esame dermoscopico è proprio l'annullamento della percezione ottica della superficie cutanea, al fine di esplorare i particolari sottostanti, e che per LUMINESCENZA s'intende l'emissione di radiazioni elettromagnetiche da parte di alcune sostanze, in seguito ad assorbimento d'energia fisicochimica: fenomeno, questo, che non costituisce certo il principio della metodica.

LETTURE CONSIGLIATE

1. Bahmer FA, Fritsch P, Kreusch J, et al. *Diagnostische Kriterien in der Auflichtmikroskopie.* Hauthartz 1990; 41:513.
2. Fritsch P, Pechlaner R. *The pigment network: a new tool for the diagnosis of pigmented lesions.* J Invest Dermatol 1980; 74:458.
3. Fritsch P, Pechlaner R. *Differentiation of benign from malignant melanocytic lesions using incident light microscopy.* In: Ackerman AB (ed). Pathology of malignant melanoma. New York, Masson, 1981:301.
4. Gilje O, O'Leary PA, Baldes EY. *Capillary microscopic examination in skin disease.* Arch Dermatol 1958; 68:136.
5. Goldman L. *Some investigative studies of pigmented nevi with cutaneous microscopy.* J Invest Dermatol 1951; 16:407.
6. Goldman L. *Clinical studies in microscopy of the skin at moderate magnification.* Arch Dermatol 1957; 75:345.
7. Heuter C. *Die Cheilangioskopie, eine neue Untersuchungsmethode zu physiologischen und pathologischen Zwecken.* Centr Med Wiss 1879; 13:225.
8. Hoegl L, Stolz W, Braun-Falco O. *Historische Entwicklung der Auflichtmikroskopie.* Hautarzt 1993; 44:182.
9. Kreusch J. *Incident light microscopy: reflections of microscopy of the living skin.* Int J Dermatol 1992; 31:618.
10. Kreusch J, Rassner G. *Standardisierte Auflichtmikroskopische Unterscheidung melanozytischer und nicht-melanozytischer Pigmentmale.* Hautarzt 1991; 42:77.
11. Kreusch J, Rassner G. *Auflichtmikroskopie pigmentierter Hauttumoren – Ein Bildatlas.* Stuttgart, New York, Georg Thieme Verlag 1991.
12. Michael J. *Dermatoscopy.* Arch Dermatol Syph 1922; 6:167.
13. Pehamberger H, Steiner A, Wolff K. *In vivo epiluminescence microscopy of pigmented skin lesions. I. Pattern analysis of pigmented skin lesions.* J Am Acad Dermatol 1987; 17:571.
14. Saphier J. *Die Dermatoskopie: I. Mitteilung.* Arch Dermatol Syph 1920; 128:1.
15. Saphier J. *Die Dermatoskopie: II. Mitteilung.* Arch Dermatol Syph 1921; 132:69.
16. Saphier J. *Die Dermatoskopie: III. Mitteilung.* Arch Dermatol Syph 1921; 134:314.
17. Saphier J. *Die Dermatoskopie: IV. Mitteilung.* Arch Dermatol Syph 1921; 136:149.
18. Schumacher C. *Beitrag zur Dermatoskopie.* Arch Dermatol Syph 1924; 145:211.
19. Soyer HP, Smolle J, Hodl S, et al. *Surface microscopy : a new approach to the diagnosis of cutaneous pigmented tumors.* Am J Dermatopathol 1989; 11:1.
20. Stolz W, Braun-Falco O, Bilek P, et al. *Color atlas of dermatoscopy, 2nd edition.* Blackwell Publ, 2002, 1.
21. Unna PG. *Über das Pigment der menschlichen Haut.* Monatsch Prakt Dermatol 1885; 6:277.
22. Unna PG. *Die Diaskopie der Hautkrankeiten.* Berl Klin Wochensch 1893; 42:1016.

1 Aspetti biofisici e tecnici

Fenomenologia ottica della cute

Le radiazioni elettromagnetiche dello spettro ottico (dai 250 nm nell'ultravioletto ai 3000 nm nell'infrarosso) penetrano nei tessuti biologici più o meno profondamente, in base alla loro lunghezza d'onda (λ) ed intensità.
Il nostro occhio è peraltro in grado di percepire solo le radiazioni con λ situata tra i 400 ed i 780 nm, essendo insensibile a tutte le altre; questa banda del *visibile* è dotata di una notevole capacità di penetrazione nella cute.
I fenomeni dovuti all'interazione tra luce e cute sono oltremodo complessi, in virtù della particolare struttura microscopica di quest'ultima, che costituisce un mezzo ottico *disomogeneo, multistratificato, dinamico* e *variabile.*
Per tentare di comprenderli intimamente, è stato da tempo sviluppato un modello generale quantitativo, che segue le teorie fenomenologiche riguardanti il trasferimento delle radiazioni nei mezzi ottici torbidi (la più nota delle quali è quella di Kubelka e Munk) applicate a ciascuno degli strati cutanei. Considerando gli spettri d'assorbimento e la localizzazione dei principali cromofori cutanei, da un lato, ed i fenomeni di diffusione ottica dall'altro, è quindi teoricamente possibile giungere ad una descrizione matematica delle caratteristiche ottiche della cute (Fig. 1.1).

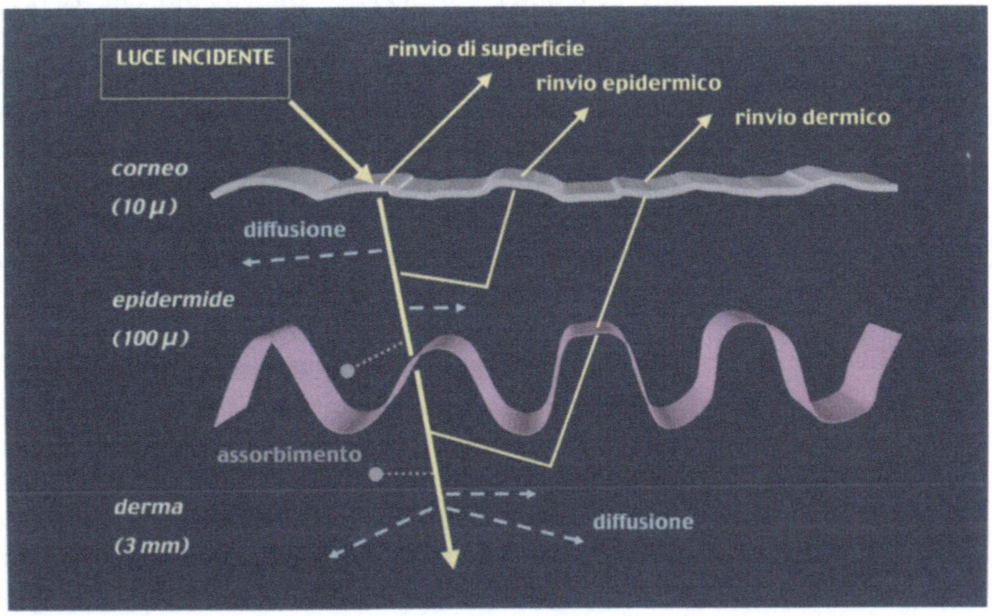

Fig. 1.1
Rappresentazione schematica delle proprietà ottiche della cute *(da* [1], *mod.)*

Quando un fascio di luce incide più o meno perpendicolarmente sulla cute, incontrandone la superficie, il cambiamento repentino nell'indice di rifrazione dell'aria (= 1) e dello strato corneo (=1,55) fa sì che il 4-7% circa dell'energia luminosa venga riflessa dalla stessa ("riflessione normale"); il fenomeno viene da noi apprezzato visivamente come un *riflesso superficiale.*

Mentre la cute normale possiede un'interfaccia aria-tessuto approssimativamente continua, in caso di ipercheratosi la stratificazione corneocitaria, con l'alternanza di spazi d'aria, dà luogo a multiple interfacce ottiche, con conseguente aumento della riflessione normale. Tale fenomeno ha ovviamente un risvolto clinico pratico, poiché riduce la trasparenza della superficie cutanea e le possibilità di percepire gli aspetti morfologici sottostanti.

Il restante 93-96% penetra invece in profondità, andando incontro a fenomeni di *diffusione* e di *assorbimento.* Questi due processi, considerati nel complesso, governano, di fatto, sia la progressione della luce attraverso la pelle, sia il rinvio da quest'ultima della radiazione luminosa.

Il fenomeno della diffusione è dovuto alle disomogeneità nell'indice di rifrazione del mezzo ottico-cute, corrispondenti alle differenti componenti ultrastrutturali.

A livello epidermico, i fenomeni diffusivi appaiono di limitata entità, dando luogo al debole *rinvio epidermico* (in buona parte attribuibile alla cheratina nelle sue tappe maturative intermedie e pari al 5% circa della luce incidente), da noi apprezzato come una tenue *sfumatura giallastra.*

L'epidermide del Caucasico trasmette viceversa gran parte dell'energia luminosa in profondità, a livello dermico, dove giunge quindi il 90% circa della luce incidente.

Qui i fenomeni diffusivi si fanno imponenti e sono riferibili in massima parte alle fibre collagene; ne consegue un evidente *rinvio dermico,* che viene percepito come il caratteristico chiarore di fondo della pelle.

I fotoni di luce incidente possono tuttavia incontrare sul loro tragitto alcuni atomi o molecole detti *cromòfori,* cessando di esistere; i vari cromofori mostrano, infatti, specifiche bande d'assorbimento intorno a determinate lunghezze d'onda: è il caso dell'*emoglobina,* che assorbe selettivamente le lunghezze d'onda blu, verdi e gialle riflettendo le restanti, dando luogo ad immagini di colore rossastro. Differenti risultano le proprietà ottiche della *melanina,* la quale si comporta in pratica come un filtro fotografico grigio, assorbendo largamente attraverso lo spettro ottico e dando luogo ad un'immagine di colore variabile da marrone a nero.

L'impiego di una lente d'ingrandimento convenzionale, a causa dei suaccennati fenomeni di riflessione della luce da parte del corneo e della particolare struttura a solchi e rilievi della superficie cutanea, non permette in realtà di visualizzare adeguatamente le strutture sottostanti. Si viene in pratica a determinare lo stesso fenomeno prodotto dalla luce del sole sulla superficie increspata del mare: la scomposizione del riflesso superficiale in mille piani differenti produce un fastidioso riverbero che impedisce, di fatto, la percezione dei particolari più profondi.

Per ovviare a tale limitazione è necessario ricorrere all'applicazione preventiva sulla cute di un *olio da immersione* o di altro fluido con proprietà ottiche equivalenti, che permetta di abbattere gran parte della riflessione su-

perficiale dovuta alle diverse caratteristiche rifrattive di aria e corneo, rendendo quest'ultimo trasparente.
La contemporanea, lieve pressione con una lastrina di vetro sull'area cutanea così trattata completa l'opera, realizzando una superficie idealmente piana e proponendo quindi al fascio di luce incidente un unico piano di riflessione (Fig. 1.2).

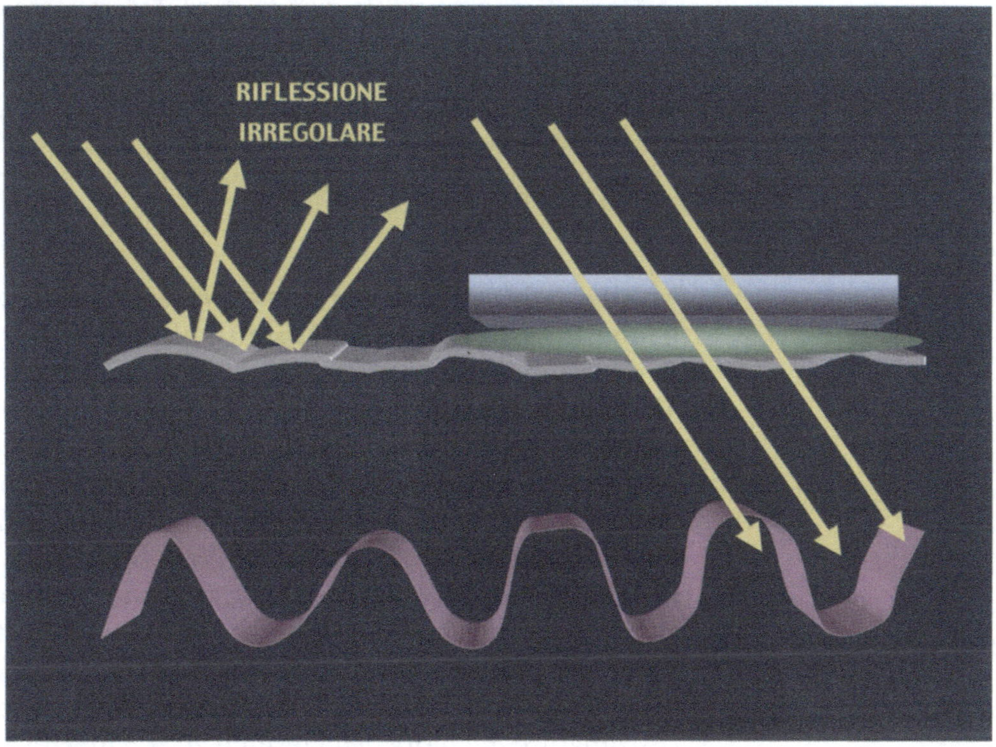

Fig. 1.2
L'apposizione di un fluido trasparente e di un vetrino sulla superficie cutanea abbatte la riflessione irregolare che limita la visione in profondità.

Affinché il risultato sia ottimale, il fluido deve disporsi a colmare perfettamente gli spazi d'aria tra la superficie di vetro e i corneociti del disgiunto, minimizzando la percezione delle varie interfacce e realizzando una fase ottica (aria/vetrino/fluido/corneo) quanto più omogenea.
Tra i fluidi per la microscopia classica più comunemente impiegati, l'olio di legno di cedro, con il suo indice di rifrazione (I.R.) di 1,53, pressoché identico a quello del vetro (1,52), appare dotato di caratteristiche ottimali per la D.; anche gli olii da immersione sintetici (I.R. = 1,47) sembrano particolarmente adatti; nella pratica dermoscopica, tuttavia, non essendo tali prodotti privi di potenziali effetti indesiderati, sono state nel tempo adottate svariate alternative, quali la glicerina, l'olio d'oliva, l'olio di paraffina, i gel idrofili per la xeroftalmia, i gel per ecografia, le miscele alcool isopropilico/acqua demineralizzata, etc.

A nostro avviso, i parametri fisico-ottici utilizzati abitualmente per stabilire il livello qualitativo di un olio per esame microscopico in immersione, pur determinanti, non possono essere trasferiti automaticamente all'ambito dermoscopico: la *natura idrofila* o *lipofila* della sostanza o la sua *viscosità*, ad esempio, possono rivelarsi fattori altrettanto importanti, data la notevole variabilità delle caratteristiche del corneo; in caso di lesioni ipercheratosiche, a superficie scabra ed irregolare,

un fluido oleoso è probabilmente più indicato di una soluzione idroalcolica, più utile a sua volta in caso di lesioni perfettamente piane e normocheratosiche. Così, in linea di massima, noi preferiamo impiegare, per le aree seborroiche dell'estremo cefalico (ad eccezione delle aree perioculari) e del tronco, una miscela alcol isopropilico/acqua demineralizzata, mentre ricorriamo frequentemente all'olio di paraffina in caso di lesioni pigmentate degli arti, soprattutto inferiori, dove la maggiore viscosità permette di ridurre la formazione d'artefatti (sacche d'aria tra vetrino e superficie cutanea).
L'elevato grado di *viscosità* di un fluido d'interfaccia può essere inoltre sfruttato qualora si voglia valutare attentamente il pattern vascolare di una lesione acromica o scarsamente pigmentata: in tali casi, infatti, la compressione del vetrino sulla lesione, ischemizzandola, non permette di evidenziare le più sottili ectasie; l'impiego di un gel viscoso, quale quello per ecografia, permette invece di mantenere leggermente discosto il vetrino dalla superficie cutanea, pur mantenendo una contiguità tra vetrino, fluido e strato corneo.

Un'alternativa ai fluidi per D. è rappresentata dalla *polarizzazione:* si sfrutta in questo caso la capacità di speciali filtri ottici di trasformare la luce riflessa dalla superficie cutanea (che tende naturalmente a propagarsi in tutte le direzioni perpendicolari a quella d'origine) in luce polarizzata, cioè propagantesi con moti vibrazionali orientati su di un unico piano geometrico. Ciò permette di abbattere la riflessione irregolare del corneo senza ricorrere all'artificio della apposizione del vetrino e del fluido d'interfaccia sulla superficie di quest'ultimo. Se, da un lato, l'abolizione di ogni contatto diretto con la pelle elimina i fenomeni compressivi che possono portare ad una distorsione ottica, dall'altro va detto che le immagini ottenute con videomicroscopi che adottano questa tecnologia presentano spesso una fastidiosa dominante rossa che, di fatto, impedisce di rilevare adeguatamente le differenti sfumature di colore della lesione ed il pattern vascolare; anche altri fondamentali criteri dermoscopici risultano poco apprezzabili, quali il velo biancastro e le pseudocisti cornee, che perdono la caratteristica luminescenza (vedi oltre).
Di contro, la componente reticolare sembra stagliarsi più definitamente.

La visione dermoscopica. Una volta resa ottimale la visione in profondità, il nostro sguardo è finalmente in grado di percepire l'immagine dermoscopica, vale a dire la *proiezione bidimensionale delle strutture pigmentate dell'epidermide, della giunzione e del derma superficiale.*
In tal modo vengono osservati, come se fossero disposti su di un unico piano, particolari in realtà situati su piani differenti. Le diverse tonalità di colore che essi presentano ci fanno comunque risalire con buona precisione alla loro *profondità* di localizzazione ed al loro *spessore/densità*.
All'esame dermoscopico l'epidermide normale appare, come accennato, giallastra; quando essa è marcatamente acantosica, il colore vira verso il giallo-marroncino opaco, sino ad arrivare al grigio-brunastro nelle aree ove è più elevato il numero di cheratinociti pigmentati.
Su tale sfondo si stagliano, più o meno distintamente, gli addensamenti melanocitari localizzati a livello epidermico, giunzionale o dermico superficiale.
Entrando nello specifico (Fig. 1.3), gli accumuli da eliminazione transepidermica di pigmento melanico, situati nel corneo o nelle assisi più esterne del

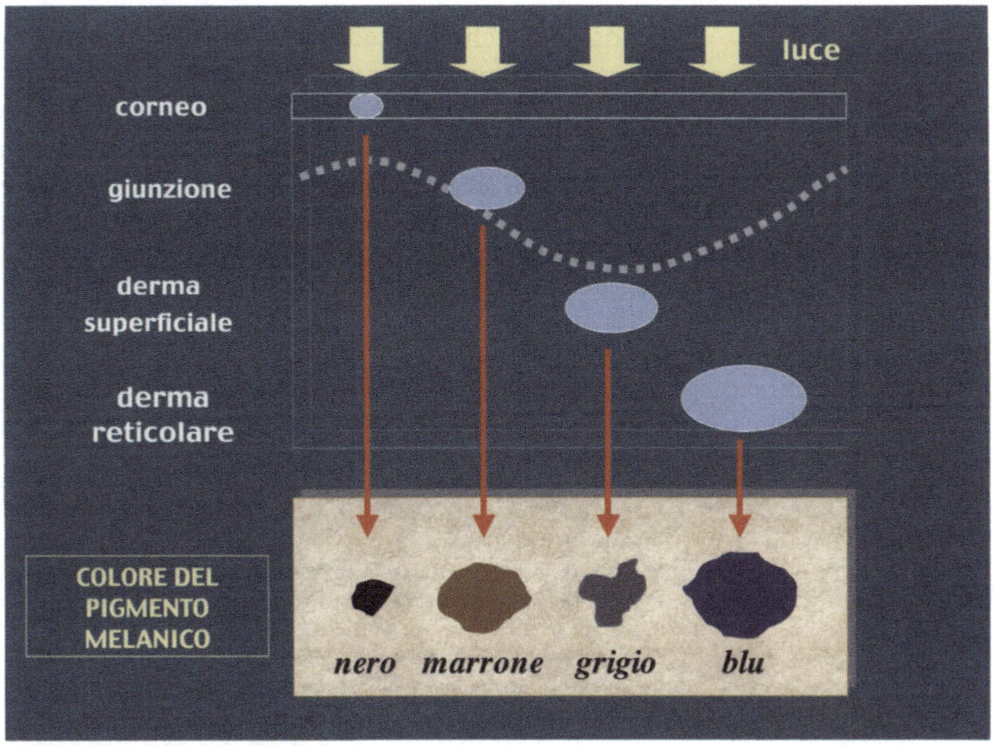

Fig. 1.3
Il colore del pigmento melanico varia a seconda della profondità della sua localizzazione.

malpighiano, particolarmente densi e nel contempo estremamente superficiali, assorbono la luce incidente in modo pressoché completo e diretto, senza interposizioni di tessuto che ne schiariscano l'immagine; il rinvio di luce da tale punto è quindi *nullo*, e *nero* appare il loro colore.
Se il pigmento è invece localizzato nelle assisi epidermiche inferiori ed alla giunzione esso risulta di color *marrone*, di tonalità più chiara o più scura in virtù della seconda variabile, ossia lo spessore/densità. L'addensamento di melanina è situato in questo caso ancora abbastanza superficialmente, e quando viene raggiunto dalla luce incidente solo minimamente smorzata nell'intensità dai fenomeni diffusivi delle strutture epidermiche soprastanti, in buona parte la assorbe (di qui il colore scuro), ma in parte non trascurabile la trasmette nel derma sottostante. Quanto più denso e/o spesso è l'accumulo, tanto più scura è la tonalità del marrone, perché minore la quota di luce che, riflessa dal derma sottostante, è in grado di schiarirne l'immagine.
Quando il pigmento melanico è situato nel derma papillare, assume in genere un colore *grigio* o *grigio-bluastro*, essendo espressione della presenza di melanina a livello dei macrofagi ("melanofagi") o libera nel derma. In questo caso, una componente fibrosa (otticamente molto riflettente) ospita nel suo contesto una componente melanica (otticamente molto assorbente) finemente dispersa; la combinazione ottico/cromatica che ne sortisce è appunto quella di una tonalità grigiastra d'aspetto omogeneo o "pulverulento", a seconda del livello di dispersione dei microaddensamenti melanici.
Infine, se l'addensamento di pigmento si localizza nella porzione più profonda del derma, esso tornerà ad avere tonalità di colore prossime al *nero*, con evidente sfumatura *blu-acciaio*: il lungo tragitto che il fascio di luce incidente deve percorrere per incontrare la melanina e lo spessore cospicuo delle proliferazioni pigmentarie a tale livello non permettono infatti il superamento

dell'ostacolo, che quindi assorbirà l'energia luminosa pressoché completamente. La *nuance* blu può essere attribuita al fatto che gli imponenti fenomeni diffusivi provocati dalle fibre collagene del derma superficiale interessano maggiormente le lunghezze d'onda luminose più corte (blu), rispetto alle più lunghe (rosso). Pertanto, scarsa è la componente di luce blu che viene assorbita, mentre ben maggiore è quella che viene riflessa, dando luogo ad un vero e proprio *effetto Tyndall* in vivo.

LETTURE CONSIGLIATE

1. Anderson RR, Parrish JA. *The optics of human skin.* J Invest Dermatol 1981; 77:13.
2. Bachem A, Reed CI. *The penetration of light through human skin.* Am J Physiol 1930; 97:86.
3. Binder M, Kittler H, Pehamberger H, et al. *Possible hazard to patient from immersion oil used for epiluminescence microscopy.* J Am Acad Dermatol 1999; 40:499.
4. Edwards EA, Duntley SQ. *The pigments and color of human skin.* Am J Anat 1939; 65:33.
5. Hardy JD, Hammell HAT, Murgatroyd D. *Spectral trasmittance and reflectance of excised human skin.* J Appl Physiol 1956; 9:257.
6. Kenet RO, Kang S, Kenet BJ, et al. *Clinical diagnosis of pigmented lesions using digital epiluminescence microscopy.* Grading protocol and atlas. Arch Dermatol 1993; 129:157.
7. Scheuplein RJ. *A survey of some fundamental aspects of the absorption and reflection of light by tissue.* J Soc Cosmet Chem 1964; 15:111.
8. Stolz W, Braun-Falco O, Bilek P, et al. *Color atlas of dermatoscopy, 2nd edition.* Cambridge, MA, Blackwell, 2002.
9. Unna PG. *Über das Pigment der menschlichen Haut.* Monatsch Prakt Dermatol 1885; 6:277.
10. Yadav S, Vossaert KA, Kopf AW, et al. *Histopathological correlates of structures seen on dermoscopy (epiluminescence microscopy).* Am J Dermatopathol 1993; 15:297.

Strumentazione e metodiche

Teoricamente, una semplice lente di 4X, un vetrino coprioggetti ed una goccia d'olio, applicati su una lesione pigmentata illuminata da una fonte di luce fredda, possono già costituire una rudimentale attrezzatura dermoscopica. In pratica, la configurazione minima che permetta un agevole quanto attendibile esame dermoscopico è rappresentata dal *dermoscopio manuale*; il modello originale e più diffuso (Fig. 1.4), simile ad un otoscopio, integra un

Fig. 1.4
Dermoscopio manuale.

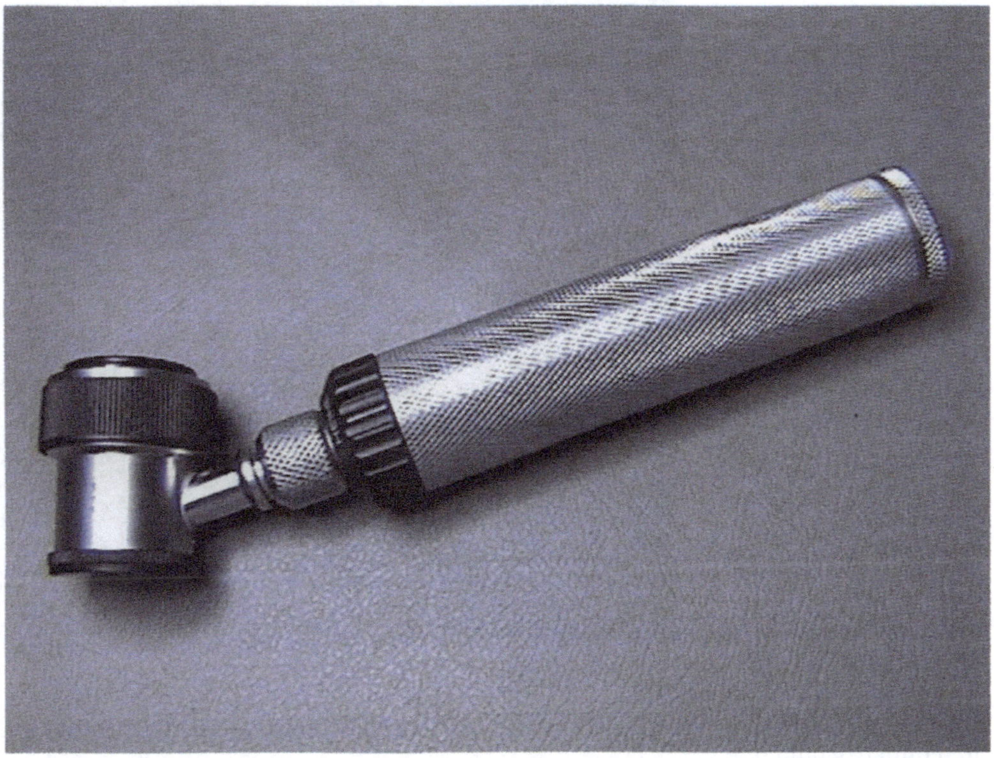

oculare, costituito da una lente acromatica di circa 10X, una fonte di luce alogena incidente con angolazione di 20° ed un obiettivo a contatto a curvatura-infinito, in pratica una sorta di vetrino porta-oggetto da comprimere leggermente sulla lesione da esplorare, precedentemente umettata con un fluido per D.. Negli ultimi anni, sono stati peraltro proposti sul mercato modelli alternativi, che offrono sistemi d'illuminazione anulare a LED, a luce polarizzata, etc.

I pregi principali del dermoscopio manuale sono l'economicità, la maneggevolezza e la portatilità, che lo rendono strumento ideale per chi intenda avvicinarsi alla metodica, ma anche prezioso compagno nella pratica ambulatoriale. I suoi limiti sono costituiti dal potere d'ingrandimento relativamente modesto, di tipo fisso, dalla visione monoscopica e dall'impossibilità di fissare su qualsiasi tipo di supporto le immagini. Limiti (ad eccezione dell'ultimo) superati dall'ingegnoso *stereomicroscopio portatile* sviluppato da Kreusch e Rassner (Fig. 1.5): un piccolo ma eccellente sistema ottico, capace di fornire immagini dermoscopiche tridimensionali di qualità, con livelli di magnificazione sino a 40-60X.

Ulteriori potenzialità offre lo *stereomicroscopio operatore a stativo* (Fig. 1.6), quali la disponibilità di variatori d'ingrandimento (sino a 60X-100X), di oculari con correttori di diottrie, di differenti lunghezze focali, la predisposizione per il collegamento a fotocamera reflex, videocamera digitale, personal computer, etc.

Fig. 1.5
Stereomicroscopio portatile.

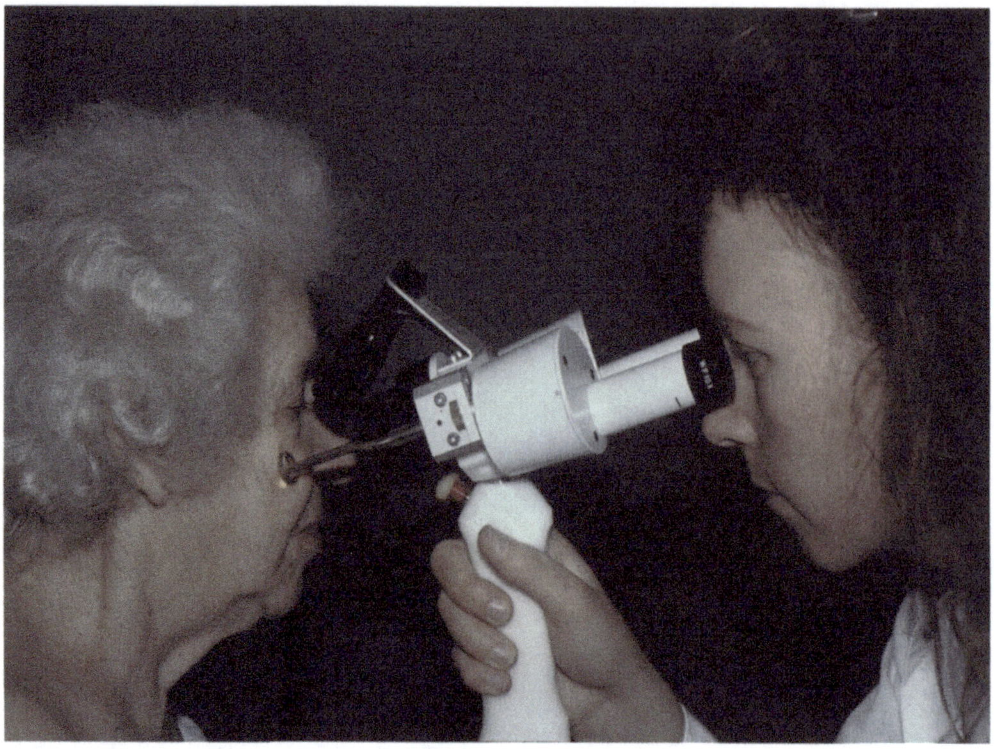

Fig. 1.6
Stereomicroscopio operatore a stativo.

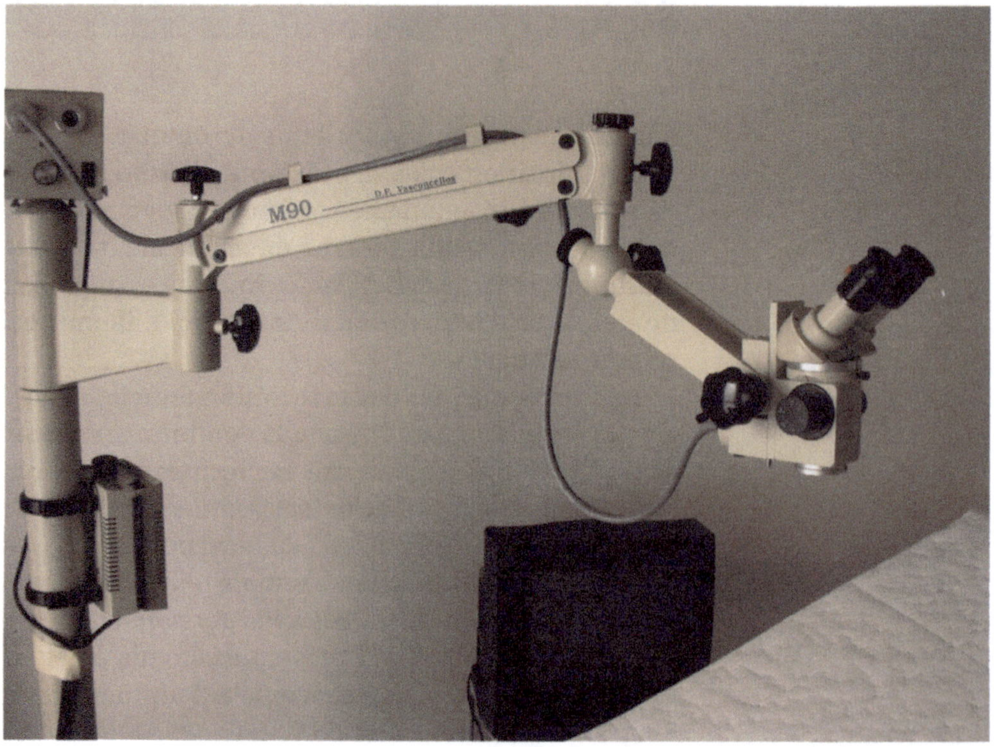

Rispetto ai sistemi sopra elencati si perde inevitabilmente la trasportabilità (un'apparecchiatura completa può pesare oltre un quintale), ma si incrementa sensibilmente la qualità dell'osservazione.

La procedura tecnica, in quest'ultimo caso, risulta alquanto indaginosa: sul tratto di cute da analizzare del paziente, sdraiato sul lettino da visita, vengono applicati una goccia di fluido ed un vetrino copri-oggetti. Il *braccio* dello stereomicroscopio viene quindi spostato ed opportunamente regolato al di sopra di questi. La lentezza delle operazioni e le difficoltà di esplorazione di sedi particolari (pieghe, genitali femminili, etc.) costituiscono i ben noti limiti degli stereomicroscopi operatori.

Se gli stereomicroscopi costituiscono ancor oggi il riferimento qualitativo in campo dermoscopico, negli ultimi anni i *videodermoscopi* (Fig. 1.7) li hanno sicuramente superati in popolarità e diffusione. Si tratta in questo caso di telecamere digitali ad alta risoluzione, collegate a personal computer e relativo monitor (vedi oltre). Sono presenti sul mercato svariati sistemi con focale fissa (generalmente 30X) o con zoom 20-70X, oppure con obiettivi intercambiabili che possono raggiungere anche i 1000X. Va peraltro ricordato che la gran parte degli studi morfologici su cui si basano le attuali conoscenze dermoscopiche è stata condotta a 10, 16 e 25X, e che livelli di magnificazione superiore ai 50X non sembrano fornire ulteriori, reali vantaggi nella pratica quotidiana; al contrario, la perdita di una visione d'insieme della lesione a favore di eccessivi quanto sterili particolarismi è un classico errore in cui rischiano di cadere molti dermoscopisti ancora inesperti.

Acquisizione di immagini dermoscopiche. L'apparecchiatura più semplice ed economica per acquisire immagini dermoscopiche di qualità è rappresenta-

Fig. 1.7
Videodermoscopio digitale.

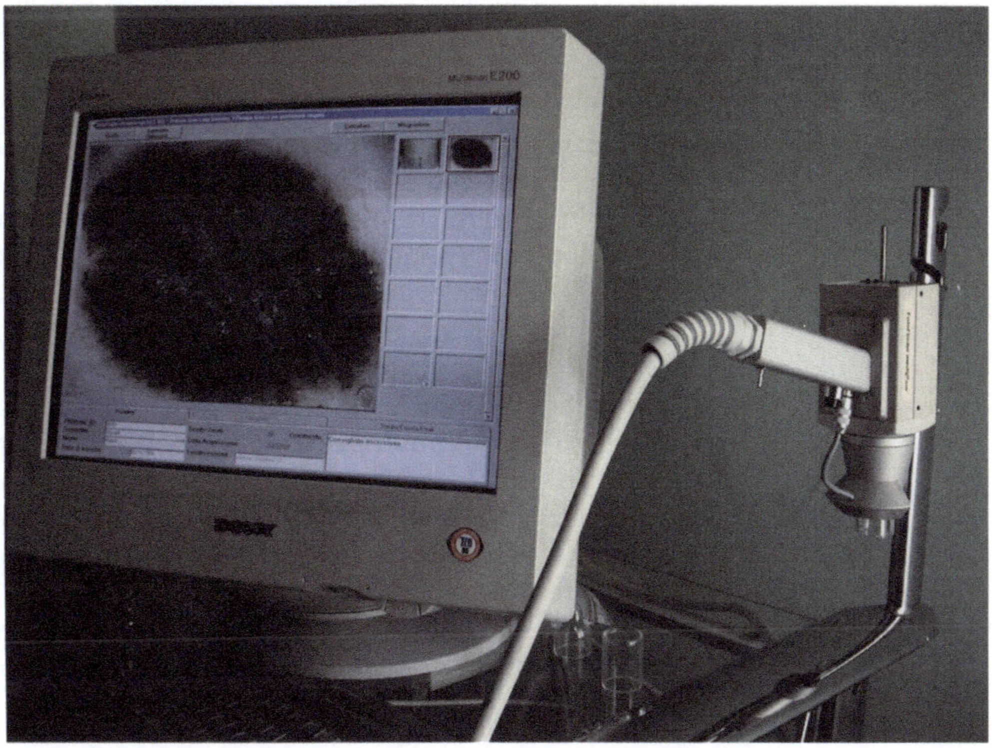

ta dal *fotodermoscopio* (*Dermaphot*, Heine Optotechnik) (Fig. 1.8), un obiettivo fotografico particolare, adattabile a svariate marche di fotocamere reflex. Esso è dotato di un sistema di illuminazione con flash interno e di messa a fuoco fissa, che lo rendono di uso quanto mai semplice ed intuitivo. Basta infatti appoggiare con lieve pressione l'obiettivo sulla lesione pigmentata, previa apposizione di un po' di fluido, e premere il pulsante dell'otturatore per ottenere eccellenti diapositive, che riproducono esattamente l'immagine rilevabile con un dermoscopio manuale.

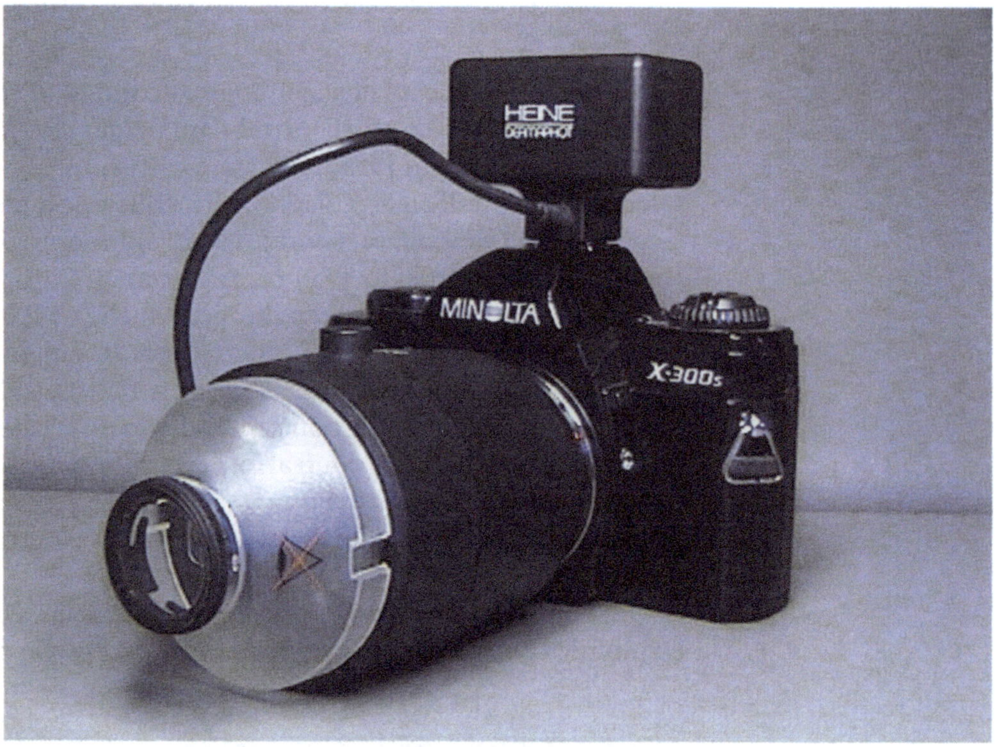

Fig. 1.8
Fotodermoscopio.

Le immagini su diapositiva ottenute possono essere proiettate direttamente su schermo, oppure acquisite in forma digitale mediante appositi *scanner*, e di qui archiviate od elaborate a piacimento.
Negli ultimi tempi, la fotografia digitale ha finalmente raggiunto livelli qualitativi apprezzabili, tanto da essere proposta anche per la documentazione medica ed in particolare dermoscopica. Le fotocamere digitali attualmente disponibili sul mercato vantano infatti sensori da 4-8 milioni di pixel (vedi oltre), un risultato solo pochi anni fa impensabile; collegate ad obiettivi specificamente concepiti per la D. (Fig. 1.9), esse sono in grado di acquisire immagini digitali di notevole risoluzione ottica, sebbene ancora relativamente lontana dal limite teorico offerto dal supporto fotografico tradizionale: la risoluzione ottica di un'immagine su diapositiva professionale, ripresa dalle migliori ottiche disponibili, è teoricamente paragonabile infatti a quella di un apparecchio digitale da oltre 12 milioni di pixel.
Se dunque, rispetto al supporto chimico tradizionale, quello digitale rappresenta indubbiamente il futuro, poiché garantisce la disponibilità delle im-

magini in tempo reale, la loro immediata archiviazione, elaborazione, analisi, etc., la qualità dei risultati è ancora sensibilmente condizionata dalle varie componenti della catena digitale. Dato che i criteri dermoscopici essenziali per una corretta diagnosi sono spesso di difficile percezione, è opportuno quindi che la scelta di un sistema digitale (videocamera o fotocamera che sia) rispetto ad un altro venga maturata attraverso il sistematico confronto delle immagini ottenibili da questi, avendo sempre come termine di riferimento l'immagine fotografica tradizionale di qualità.

Fig. 1.9
Fotodermoscopio digitale.

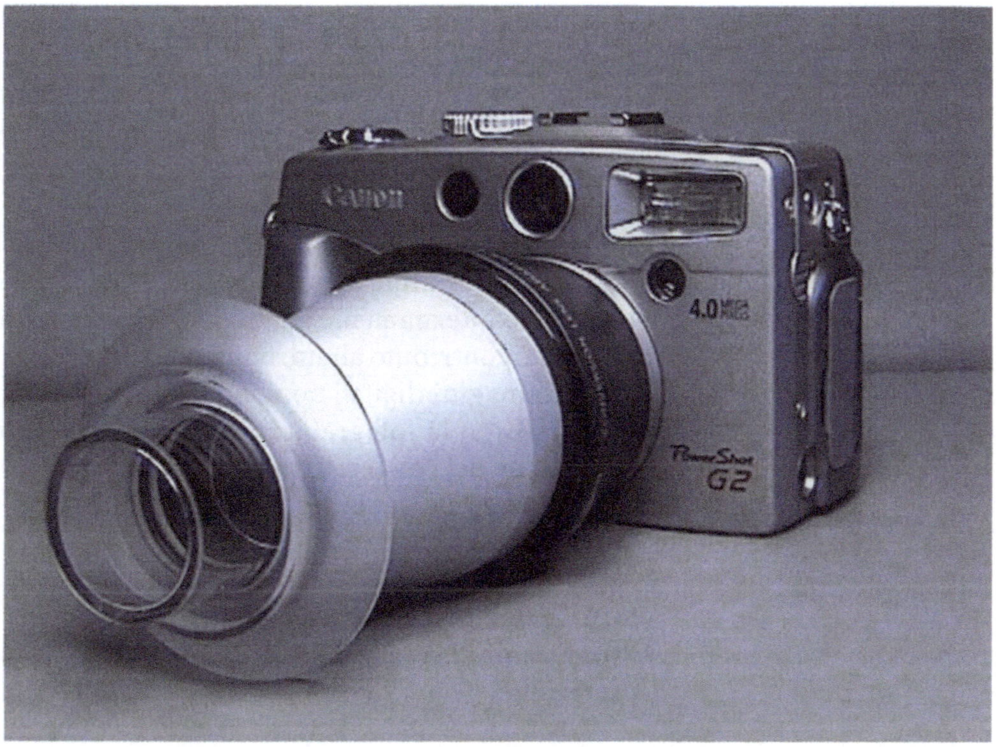

LETTURE CONSIGLIATE

1. Bahmer FA, Rohrer C. *Rapid and simple macrophotograpy of the skin.* Br J Dermatol 1986; 114:135.
2. Braun-Falco O, Stolz W, Bilek P, et al. *Das Dermatoskop.* Hautarzt 1990; 41:131.
3. Epstein E. *Instrumentation for epiluminescence microscopy: the gap between research and practice.* Arch Dermatol 1996; 132:91.
4. Kreusch J, Rassner G. *Strukturanalyse melanozytischer Pigmentmale durch Auflichtmikroskopie.* Hautarzt 1990; 41:27.
5. Puppin JrD, Salomon D, Saurat J-H. *Amplified surface microscopy. Preliminary evaluation of a 400-fold magnification in the surface microscopy of cutaneous melanocytic lesions.* J Am Acad Dermatol 1993; 28:923.
6. Saida T, Oguchi S, Ishihara Y. *In vivo observation of magnified features of pigmented lesions on volar skin using video macroscope. Usefulness of epiluminescence techniques in clinical diagnosis.* Arch Dermatol 1995; 131:298.
7. Stolz W, Bilek P, Landthaler M, et al. *Skin surface microscopy.* Lancet 1989; II :864.

Dall'immagine digitale alla diagnosi dermoscopica assistita

Marco Burroni, Giordana Dell'Eva

L'immagine digitale è la rappresentazione visiva di una matrice bidimensionale composta da righe e colonne di elementi chiamati *pixel* (dalla contrazione del termine "picture element"). La *dermoscopia digitale ad alta fedeltà cromatica* è ottenuta generalmente mediante una telecamera basata su tre distinti sensori (3CCD - Charge Coupled Device), provvista di ottiche appropriate e di una fonte di luce incidente (e non perpendicolare, inadatta alla D.) con temperatura di colore di 3200° Kelvin, in grado di rappresentare fedelmente lo spettro cromatico visibile.

Particolari ottiche provviste di polarizzazione, unitamente ad un'adeguata illuminazione a lampada alogena, possono provvedere al compito, a patto che esse soddisfino determinati requisiti qualitativi, onde evitare improprie variazioni cromatiche verso il rosso.

Le tre bande del rosso, verde e blu vengono quindi separatamente trasformate in digitali tramite opportune schede *Broadcast* ad elevata qualità cromatica, poste internamente ad un personal computer.

Il principale contributo all'introduzione di nuove tecnologie è dovuto al fatto che le immagini digitali possono ormai raggiungere qualità elevatissime, comparabili con la fotografia tradizionale in termini di possibilità di rappresentazione del contenuto informativo.

Un sistema digitale per la gestione delle immagini è composto generalmente dai seguenti elementi:

- Strumentazione elettronica di digitalizzazione
- Programmi ("*software*") di acquisizione, archiviazione, *editing* ed interpretazione

I programmi per computer consentono, tramite interfacce di tipo visivo, di associare semplici comandi, quali ad esempio l'acquisizione delle immagini, a complesse operazioni matematico-logiche. Le icone e le finestre che generalmente costituiscono il mezzo di comunicazione tra uomo e macchina sono in grado di offrire una notevole semplicità d'utilizzo e lo svolgimento corretto delle operazioni.

Da una parte la strumentazione deve garantire alta fedeltà d'immagine ed elevata affidabilità di salvataggio dei dati; dall'altra il software deve permettere lo svolgimento dell'esame in modo agevole ed intuitivo.

I programmi di misurazione delle caratteristiche delle lesioni, quando disponibili, devono essere stati preventivamente validati tramite opportuni studi multicentrici.

La rapidità dell'esame, la facilità di utilizzo dello strumento e l'accuratezza derivante dalla qualità cromatica dello strumento devono comunque essere tali da garantire al clinico il corretto svolgimento dell'esame.

La gestione delle immagini dermoscopiche

Esistono sostanzialmente tre diverse tipologie di indagine utilizzanti strumenti per la diagnostica digitale in D.:

- Dermoscopia digitale
- Dermoscopia numerica oggettiva
- Diagnosi assistita

Dermoscopia digitale è una definizione generica che indica tutte le operazioni che vengono effettuate utilizzando un sistema computerizzato per la D. Nell'accezione più ampia del termine identifica comunque il processo di semplice acquisizione-gestione delle immagini senza alcuna misurazione.
La *dermoscopia numerica* e la *diagnosi assistita* riguardano invece la possibilità di offrire un supporto interpretativo-diagnostico al clinico durante la difficile fase di valutazione.
La diagnosi precoce del melanoma può a volte risultare notevolmente complessa, perché la morfologia di alcune piccole lesioni melanocitarie non consente una definizione affidabile delle caratteristiche. È proprio in quest'ambito che deve essere indirizzata la valutazione assistita, che rappresenta il settore indubbiamente più delicato e problematico.
L'efficacia dei sistemi d'analisi deve, infatti, essere in tal caso valutata su ampie casistiche prima di rendere questi ultimi disponibili ai clinici.
Le valutazioni di qualità d'immagine e di risultato diagnostico vengono espresse in termini di *sensibilità* (percentuale di melanomi correttamente classificati) e *specificità* (percentuale di lesioni benigne correttamente classificate). Al fine di consentire la corretta individuazione dei melanomi, esistono particolari *curve di ricampionamento probabilistico*, in grado di migliorare la sensibilità a discapito della specificità, denominate curve ROC (*Range Operator Caracteristic*). La precisione diagnostica identifica quelle strumentazioni che riescono ad assistere il clinico nell'individuazione di lesioni a rischio, offrendo elevata sensibilità e ragionevole specificità.
Valori nel range 90-100 per la sensibilità e 75-90 per la specificità sono considerati adeguati. È da tener presente che le curve ROC consentono virtualmente di raggiungere una sensibilità pari a 100, ma questo valore è da ritenersi puramente teorico, a causa dell'errore di classificazione istologica, pur sempre presente, e di selezione della casistica, salvo che non si parli di trial randomizzati multicentrici.

Dermoscopia digitale

L'immagine digitale può derivare dall'applicazione del processo di digitalizzazione al segnale video oppure provenire da appropriate macchine digitali. Generalmente una fotocamera digitale permette di acquisire immagini dermoscopiche con un tempo di trasferimento al computer che può variare enormemente a seconda del sistema impiegato.
La differenza sostanziale tra fotocamere digitali e telecamere digitali è costituita proprio dal numero di fotogrammi al secondo visualizzabili durante l'acquisizione, a parità di risoluzione.

È da considerare il fatto che un rallentamento nel processo diagnostico computerizzato può essere di ostacolo al dermoscopista durante la routine quotidiana, ma nello stesso tempo una mancanza di informazioni diagnostiche dovute ad immagini dotate di bassa risoluzione potrebbe causare problemi di interpretazione, con conseguenze facilmente immaginabili.

Il processo che conduce alla definizione delle caratteristiche dell'immagine digitale biomedica relativamente allo scopo di supporto diagnostico è strettamente correlato al teorema del campionamento digitale, in base al quale viene definita la minima risoluzione spaziale; il rapporto tra l'occupazione in memoria di un'immagine, la risoluzione e la velocità dello strumento.

Ogni immagine digitale ottenuta in tempo reale utilizzando macchine idonee allo scopo potrà essere memorizzata ed utilizzata infinite volte senza alcuna possibilità di deterioramento. La fedeltà di rappresentazione sarà influenzata da molteplici fattori, derivanti dalle periferiche utilizzate per l'input-output.

Le immagini biomediche delle lesioni pigmentate cutanee possono provenire da diverse sorgenti: diapositive digitalizzate, fotografie scannerizzate, fotocamere digitali, segnali video campionati.

In definitiva, la qualità finale dell'immagine deriva dall'apparecchiatura digitale, dalla sua ottica e dall'illuminazione: nel caso in cui uno solo di questi tre elementi sia scadente il risultato è compromesso.

È necessario considerare che le lesioni pigmentate vengono generalmente acquisite ad ingrandimenti tali da consentire un campo di inquadratura compreso tra 1mm e 20mm di diametro massimo. Questo consente ad una risoluzione (768x576) come quella video di fornire un elevato dettaglio di immagine (fino a quasi 500.000 pixel per millimetro quadrato).

Di fondamentale importanza è poi la considerazione che, essendo la diagnosi del melanoma basata prevalentemente sull'analisi cromatica, la tecnologia 3CCD o digitale immediata (apposite telecamere), permettendo la calibrazione ed elevata precisione del colore, forniscono migliori risultati.

L'archiviazione delle immagini delle lesioni pigmentate avviene tramite un opportuno archivio, chiamato *database*, in grado di associare all'anamnesi del paziente le foto globali delle aree del corpo prescelte ("mappatura dei nevi") e le foto delle lesioni acquisite in dermatoscopia digitale complete di una dettagliata descrizione.

Le foto globali vengono generalmente acquisite in tempo reale tramite fotocamere digitali ad elevata risoluzione (fino a 3000x2000 pixel), in modo da poter confrontare nel tempo la situazione clinica del paziente, per un riscontro obiettivo dell'evoluzione delle lesioni.

Le immagini cliniche globali dovrebbero essere acquisite immediatamente, senza la necessità da parte del medico di procedere a complesse operazioni di trasferimento-rinominazione files. Un software ben progettato deve garantirne inoltre l'associazione immediata al paziente mediante un codice non ambiguo e, possibilmente, la realizzazione di una copia di sicurezza (*"backup"*).

Il clinico, con un semplice click di mouse sulle zone corporee, inserisce quindi (o visualizza) ad un maggiore ingrandimento (generalmente 16x o 25x) le immagini dei nevi. In questo modo è possibile controllare nel tempo ed avere informazioni più dettagliate sulla reale situazione evolutiva.

Tutto questo da un punto di vista di *interpretazione soggettiva* basata sulla tecnologia digitale. Il clinico osserva le lesioni, stampa un referto al paziente allegandovi le immagini digitali selezionate e compilando eventualmente un quadro diagnostico.
Negli ultimi anni, comunque, i progressi tecnologici-scientifici hanno permesso molto più che un semplice controllo visivo delle lesioni pigmentate in dermoscopia: le *misurazioni oggettive* sono infatti una realtà.
Misurazioni oggettive valide possono peraltro essere effettuate soltanto da strumentazioni ad elevatissima qualità cromatica e tramite software validati scientificamente.

Dermoscopia numerica oggettiva

Uno dei maggiori vantaggi offerti dal dominio digitale è costituito dal fatto che la sua intrinseca natura permette di operare con numeri e quindi definire formule ed operazioni di trasformazione algoritmiche. I dati oggettivi, intesi come numerici, permettono una standardizzazione del processo diagnostico.
La *soggettività* si riferisce alla valutazione del singolo individuo in base alla propria conoscenza ed alle capacità visive: varia quindi da individuo ad individuo. La variazione è influenzata anche dall'utilizzo di "primitive di linguaggio" utilizzate per definire certe regole e soggette ad una variazione interpretativa. La concordanza tra clinici è infatti uno dei fattori che viene maggiormente citato nella diagnostica quando questa si basa su elaborazioni visive basate su segnali. In ogni caso, l'analisi di immagine eseguita tramite algoritmi numerici definiti, deve essere un aiuto per favorire la diagnosi. È per questo motivo che negli ultimi anni i più avanzati gruppi di ricerca al mondo hanno cercato di razionalizzare il contenuto informativo delle immagini.
Esistono molteplici mezzi che non possono e non devono essere confusi tra loro ed è quindi opportuno vagliarne le caratteristiche e cercare di definire limitazioni intrinseche.
Uno dei primi passi nell'analisi dell'immagine biomedica consiste nell'individuazione degli oggetti che la compongono in base a gruppi omogenei descrittivi od in base a loro proprietà intrinseche, ad esempio legate a lunghezze d'onda o misurazioni geometriche e cromatiche. Questo passo può essere effettuato in maniera più semplice tramite descrizioni soggettive ma non riproducibili, oppure tramite algoritmi computerizzati mediante innovativi e difficili processi matematici che, se ben studiati, possono offrire enormi potenzialità.
Iniziamo dal processo tradizionale di analisi dei pattern visivi e divulgazione di algoritmi basati sulla soggettività. La fase di partenza consiste nella valutazione di una serie di caratteristiche peculiari del melanoma. In altre parole gruppi di esperti definiscono una serie di regole basate su caratteristiche visive delle lesioni, fornendo pesi diagnostici ed indicando talvolta percorsi specifici basandosi su *alberi decisionali.*
La fase principale consiste nel valutare una serie di caratteristiche, quale il grado di simmetria della lesione, fornendo un punteggio per ciascuna caratteristica. Alla fine viene ottenuto uno "score" indicativo del grado di "malignità" della lesione.
Il problema principale consiste nella difficoltà di riproducibilità intraosservatore, dovuta alla scienza della visione ed alla percezione del colore dell'uomo,

imprescindibili da qualunque metodo anche se apparentemente "perfetto". La sequenza di regole diagnostiche, spesso impropriamente denominata *algoritmo*, è affetta da una mancanza di standardizzazione.
Leggere migliorie sono state tentate utilizzando il computer per effettuare i calcoli degli score ed implementando classificatori statistici, ma le esperienze scientifiche hanno dimostrato accuratezze diagnostiche inferiori al 70 %. Alcuni gruppi di studio hanno sottolineato il fatto che tali risultati dipendevano dalla bassa qualità della strumentazione impiegata e dalla mancanza di una standardizzazione del metodo, ma nella realtà dei fatti è la metodica stessa ad essere inadeguata ai tempi moderni, nei quali è possibile misurare automaticamente le caratteristiche delle lesioni tramite una scienza che prende il nome di *"image processing and pattern recognition"*, giunta ormai allo stato dell'arte. A questo scopo sono state sviluppate appropriate metodiche che permettono in tempo reale di effettuare misurazioni delle lesioni in esame.Un gruppo di variabili viene valutato automaticamente dal software progettato basandosi sul bordo della lesione e valutando i pattern geometrici e cromatici.
La difficoltà principale consiste nel progettare sofisticati programmi numerici in grado di identificare in tempo reale sia il bordo della lesione che una serie più o meno ampia di variabili numeriche scientificamente validate. Le variabili devono essere valutate in tempo reale ed essere state studiate su un numero molto ampio di melanomi per risultare numericamente affidabili.
La riproducibilità delle misurazione dipenderà, inoltre, sia dal software progettato che dalla strumentazione e sarà necessario fare estrema attenzione ad un loro eventuale malcondizionatamento: quando piccole variazioni numeriche portano a grosse variazioni nelle valutazioni, il problema non può essere facilmente risolto e s'indica come *malcondizionato* o *instabile*.
La definizione delle variabili numeriche che corrisponde a vere e proprie grandezze fisiche deve essere effettuata in maniera esaustiva.
Problemi possono nascere inoltre da un'identificazione del bordo non corretta (software di vecchia generazione) e quindi dalla mancanza di valutazioni appropriate delle geometrie.
Se la valutazione corretta della simmetria, intesa come singola misurazione, già pone difficoltà oggettive, è facile comprendere come sia tecnicamente difficile progettare in modo appropriato un sistema in grado di valutare in una lesione decine e decine di variabili.
Il progetto di un sistema di valutazione numerica avviene abitualmente in tre fasi: definizione delle variabili, valutazione in tempo reale, verifica di accuratezza diagnostica.
Il gruppo di grandezze definite digitalmente viene verificato utilizzando lesioni digitali asportate chirurgicamente e quindi diagnosticate istologicamente. I risultati, espressi in termine di sensibilità e specificità, indicheranno la capacità delle variabili scelte di essere significativamente diagnostiche. È comunque importante valutare tali caratteristiche su un vasto numero di casi clinici e tramite gruppi multicentrici.
Dalle nostre esperienze iniziali, condotte su poche lesioni, risultava una certa importanza delle variabili geometriche. Aumentando il numero di lesioni analizzate (oltre 500 melanomi) è stato possibile ottenere risultati stabili escludendo le valutazioni geometriche, mentre è stata dimostrata l'importanza determinante delle valutazioni cromatiche.

La diagnosi assistita

Con i sistemi diagnostici più avanzati, il clinico si limita ad inserire nell'apposita scheda digitale le informazioni anamnestiche del paziente, quindi acquisisce le immagini delle lesioni e per ciascuna riempie un'apposita scheda contenente le informazioni peculiari standardizzate. Il computer automaticamente identifica il bordo della lesione in esame ed estrae i parametri relativi a grandezze morfo-cromatiche (Fig. 1.10). In un'apposita finestra vengono visualizzati i grafici relativi alle dimensioni, all'asimmetria cromatica ed alla distribuzione di pigmento internamente al bordo valutato rispetto al baricentro.

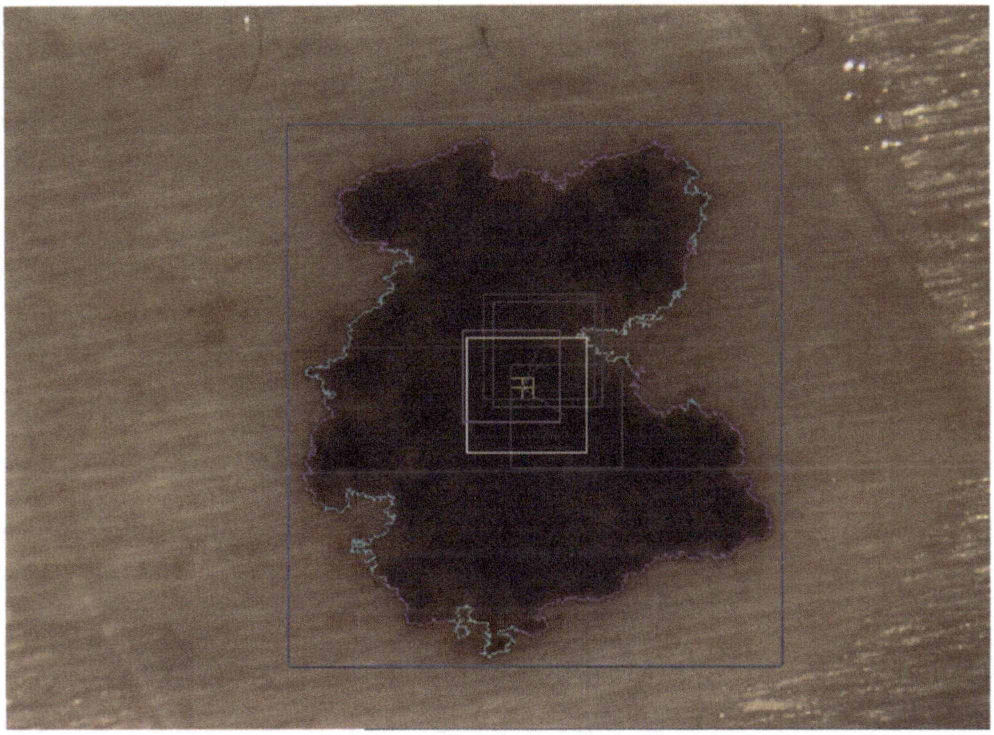

Fig. 1.10 Estrazione automatica di parametri morfo-cromatici.

Quindi il sistema confronta l'immagine in esame con quelle inserite in un database di conoscenza basato su migliaia di lesioni, ciascuna corredata di istologia, ed effettua una valutazione diagnostica.

L'esame a questo punto è terminato ed il clinico rilascia su carta fotografica un referto contenente sia informazioni numeriche che l'immagine in alta risoluzione, in modo da consentirne la completa e dettagliata valutazione da parte di altri colleghi.
L'analisi numerica delle variabili può essere utile sia nell'ausilio diagnostico al clinico, per la valutazione di caratteristiche difficilmente percepibili soggettivamente, che per la definizione di più complesse strutture algoritmiche orientate ad una formulazione computerizzata di diagnosi; in tal caso si parla di *diagnosi automatica.*
Per chiarire meglio il concetto, diciamo che la macchina deve procedere in tre fasi: individuare la lesione automaticamente, misurare le variabili predefini-

te, fornire il suggerimento diagnostico sulla base di classificatori precedentemente addestrati.

Esistono molteplici metodiche. La più semplice è basata sull'*analisi discriminante*, tramite la quale si costruiscono statisticamente le funzioni caratteristiche su un campione provvisto di diagnosi nota. Ogni volta che verrà identificato un nuovo caso, il classificatore lo identificherà spazialmente all'interno del proprio "tesaurus", fornendo una probabilità diagnostica. La limitazione di questa tecnica consiste nella mancanza di flessibilità d'addestramento e nella rigidità del modello statistico: questi potrebbe andare benissimo per un singolo Centro e variare in misura sostanziale su lesioni acquisite da altri Centri, dotati di strumenti identici ma calibrati in maniera leggermente diversa.

La facile realizzazione di *classificatori lineari* ne ha comunque provocato la vasta diffusione nel panorama scientifico sperimentale per effettuare le prime sperimentazioni preliminari.

Un classificatore molto più flessibile, anche se di più difficile realizzazione, è basato su *reti neuronali artificiali* che possono essere di molteplici tipi, dai più semplici ai più sofisticati, ma che si basano generalmente su un modello adattivo in grado di apprendere "risposte" sulla base di un test di addestramento detto "training set". La fase più delicata consiste ovviamente nell'accurata selezione del training set e nella collaborazione tra Centri differenti di acquisizione e valutazione delle immagini: le verifiche multicentriche sono ovviamente indispensabili per valutare l'efficacia di qualunque tipo di classificatore computerizzato.

A questo scopo si sono sviluppate negli ultimi anni metodiche basate sulla *diagnostica per similitudine*: il clinico può osservare in tempo reale le lesioni provviste di diagnosi istologica che il sistema indica automaticamente come le più corrispondenti alla lesione in esame. Questo metodo offre la possibilità di potere aggiornare continuamente il sistema con la propria casistica, rendendo il cosiddetto "tesaurus" ancora più consono alle proprie esigenze.

È superfluo ripetere che gli strumenti debbono essere stati preventivamente validati tramite rigorose pubblicazioni scientifiche ad elevato *Impact Factor*.

I gruppi di esperti che in questo periodo stanno sperimentando metodiche di diagnosi assistita indicano un aumento nell'accuratezza diagnostica; si sta concretizzando dopo decenni di ricerca la possibilità di impiego di macchine basate su qualità dell'immagine e software validato da studi multicentrici, al fine di aiutare lo Specialista nella diagnosi sempre più precoce del melanoma.

LETTURE CONSIGLIATE

1. Andreassi L, Perotti R, Rubegni P, Burroni M, Cevenini G, Biagioli M, Taddeucci P, Dell'Eva G, Barbini P. *Digital dermoscopy analysis for the differentiation of atypical nevi and early melanoma.* Arch Dermatol 1999; 135:1459.
2. Bauer P, Cristofolini P, Boi S, Burroni M, Dell'Eva G, Micciolo R and Cristofolini M. *Digital epiluminescence microscopy: usefulness in the differential diagnosis of cutaneous pigmentary lesions. A statistical comparison between visual and computer inspection.* Melanoma Res 2000; 4:345.
3. Burroni M. *MIPS (Medical Image Processing Software), a system for real color evaluations in medicine, Biomedical Engineering,* University of Florence, Dept. of Biomedical Engineering, 1989.
4. Burroni M. *Understanding digital melanoma: islands of colors.* Melanoma Res 2001; Vol. 11, Supp.1:22.

LETTURE CONSIGLIATE
segue

5. Cascinelli N, Ferrario M, Tonelli T, Leo E. *A possible new tool for clinical diagnosis of melanoma: The computer.* J Am Acad Dermatol 1987; 6:367.
6. Cristofolini M, Zumiani G, Bauer P, Cristofolini P, Boi S, Micciolo R. *Dermatoscopy: usefulness in the differential diagnosis of cutaneous pigmentary lesions.* Melanoma Res. 1994; 4:391.
7. Kenet RO, Kang S, Kenet BJ, Fitzpatrick TB, Sober AJ, Barnhill RL. *Clinical diagnosis of pigmented lesions using digital epiluminescence microscopy: grading protocol and atlas.* Arch Dermatol 1993; 129:157.
8. Nackbar F, Stoltz W, Merkle T, Cognetta AB, Vogt T, Landthaler M, Bilek P, Braun-Falco O, Plewig G. *The ABCD rule of dermatoscopy.* J Am Acad Dermatol 1994; 30:551.
9. Stanganelli I, Burroni M, Rafanelli S, Bucchi L. *Intraobserver agreement in interpretation of digital epiluminescence microscopy.* J Am Acad Dermatol 1995; 27:697.
10. Wyszecki G, Stiles WS. *Color science, 2nd edition.* J. Wiley and Sons, 1982.

Dermoscopia e telemedicina

La possibilità, offerta dai recenti sviluppi telematici, di trasmettere a distanza, in tempo reale, rilevazioni strumentali in campo bio-medico ha in alcuni settori rivoluzionato la pratica medica quotidiana; anche la diagnostica dermoscopica si avvale di tali interessantissime applicazioni, che vanno dalla realizzazione di vasti archivi di immagini al teleconsulto in tempo reale.
A tale scopo, le immagini dermoscopiche digitalizzate vengono dapprima opportunamente compresse (generalmente in formato *jpeg*) e quindi inviate al referente tramite modem.
Appare pertanto evidente come, al fine di non pregiudicare l'accuratezza diagnostica, nella procedura telematica debbano giocoforza essere rispettati alcuni requisiti fondamentali:

- un'elevata qualità del sistema di acquisizione delle immagini dermoscopiche;
- la standardizzazione del formato e delle modalità di acquisizione e compressione delle stesse;
- la completezza del corredo di informazioni di supporto alla diagnosi (immagine clinica corrispondente, rilievi anamnestici, etc.).

Quest'ultimo punto tocca un argomento quanto mai delicato: quello dell'opportunità – da taluni ventilata - di delegare operatori non esperti (se non addirittura paramedici) all'acquisizione delle immagini dermoscopiche. Se l'idea di una rete di *teledermoscopia* quanto più capillarmente distribuita sul territorio è senza dubbio affascinante ed auspicabile, non ci si può d'altro canto nascondere - qualora essa venisse concepita nella sua accezione più ampia - il rischio di misconoscimento di un numero eccessivo di lesioni maligne.
Ci sembra pertanto opportuno ribadire che l'esame clinico preliminare, la conseguente individuazione delle eventuali lesioni sospette da sottoporre ad esame dermoscopico, la raccolta dei rilievi anamnestici ad esse relative, etc., *non possono che competere alla sola classe medica*, e segnatamente al dermatologo, con la naturale estensione alle altre figure di riferimento (oncologi, pediatri, medici di medicina generale, etc.), anche se non necessariamente esperti in D.
Questi potranno, in tal caso, demandare ad altri la diagnosi dermoscopica, riservandosi la gestione di tutte le altre delicate e non meno importanti fasi a monte di quest'ultima.

Un recente studio multicentrico sull'argomento (Piccolo e coll.) ha inteso valutare la concordanza tra diagnosi clinica diretta e telediagnosi di 43 lesioni pigmentate cutanee.
Le immagini digitali cliniche e dermoscopiche delle lesioni (11melanomi, 23 nevi, 3 carcinomi basocellulari, 3 lentiggini, 2 cheratosi seborroiche ed 1 angiocheratoma) sono state inviate per e-mail ad 11 Colleghi (6 dermatologi, 2 specializzandi, un oncologo, uno specialista in Medicina Interna ed un Medico di Medicina generale, con differenti livelli di esperienza dermoscopica) in dieci diversi Centri.
L'85% delle telediagnosi sono risultate corrette, pur con una notevole variabilità, a seconda dell'esperienza dell'osservatore (77% - 95%), mentre la diagnosi *face-to-face* da parte di un dermatologo esperto è risultata corretta nel 91% dei casi.
Tali risultati confermano l'utilità e l'affidabilità della teledermoscopia, evidenziando nel contempo l'importanza di un'adeguata esperienza dell'osservatore.

LETTURE CONSIGLIATE

1. Braun RP, Meier M, Pelloni F, et al. *Teledermatoscopy in Switzerland: a preliminary evaluation.* J Am Acad Dermatol 2000; 42:770.
2. Glaessl A, Schiffner R, Walther T, et al. *Teledermatology – the requirements of dermatologists in private practice.* J Telemed Telecare 2000; 6:138.
3. Piccolo D, Smolle J, Argenziano G, et al. *Teledermoscopy - results of a multicentre study on 43 pigmented skin lesions.* J Telemed Telecare 2000; 6:132.
4. Provost N, Kopf AW, Rabinovitz HS, et al. *Comparison of conventional photographs and telephonically transmitted compressed digitized images of melanomas and dysplastic nevi.* Dermatology 1998; 196:299.

Pretrattamenti

Nella pratica dermoscopica quotidiana, indipendentemente dalla attrezzatura impiegata, è possibile ricorrere a semplici ma utili pretrattamenti, al fine di migliorare la qualità dell'esplorazione:

-***Rasatura.*** Una parte delle lesioni pigmentate da sottoporre all'esame dermoscopico è situata in aree ricoperte da peli di tipo terminale. Questi disturbano non poco l'esplorazione, sino a renderla (è il caso del cuoio capelluto) spesso del tutto inadeguata. In tale eventualità è necessario radere il tratto di cute villosa da esaminare, facendo ovviamente attenzione a non traumatizzare la superficie della lesione.
-***Applicazione di emollienti.*** In caso di lesioni dalla cospicua componente ipercheratosica, quali alcuni nevi melanocitici di tipo congenito o le cheratosi seborroiche, il massaggio lieve e prolungato estemporaneo di blandi umettanti (ma anche dello stesso olio di paraffina), allontanando meccanicamente svariate filiere di corneociti, può consentire una più precisa evidenziazione e definizione dei vari criteri morfologici.
-***"Stripping".*** Per stabilire invece la precisa natura e localizzazione di concrezioni puntiformi di pigmento melanico, si può procedere all'applicazione/rimozione sulla lesione di un semplice nastro adesivo, una o più volte, delicatamente; la manovra asporta insieme allo strato corneo disgiunto i depositi di pigmento in esso eventualmente contenuti ("punti neri" - vedi oltre) mentre non è ovviamente in grado di allontanare addensamenti pigmentari più profondi (es.: globuli marrone).

LETTURE CONSIGLIATE

1. Guillod JF, Skaria AM, Salomon D, et al. *Epiluminescence videomicroscopy: black dots and brown globules revisited by stripping the stratum corneum.* J Am Acad Dermatol 1997; 36:371.

2 Semeiotica dermoscopica

Generalità

La D. ha senza dubbio spalancato una nuova dimensione nella diagnostica per immagini dermatologica, che si pone tra la macroscopia e la microscopia vera e propria, creando un'originale quanto complessa *semeiotica dermoscopica.*
L'insieme dei colori e dei modelli strutturali appare inizialmente pressoché indecifrabile all'occhio del neofita.
La corretta interpretazione dei pattern dermoscopici richiede quindi un grosso sforzo di adattamento per ricostruire mentalmente, partendo da un'immagine *bidimensionale* in senso orizzontale, l'architettura *tridimensionale* della giunzione dermoepidermica e del derma e sopratutto correlarla automaticamente ai ben più classici reperti istologici delle sezioni verticali.
Per rendere più agevole questa indispensabile correlazione tra D. ed istologia abbiamo affiancato alcuni quadri dermoscopici al corrispettivo anatomico, ottenuto mediante particolari sezioni *tangenziali.*
La nutrita sequenza dei pattern, la cui approfondita conoscenza è fondamento imprescindibile della semeiotica dermoscopica, viene proposta nelle pagine che seguono secondo un ordine che non intende essere gerarchico in relazione all'importanza dei parametri, bensì un tipo di procedimento che orienti più facilmente nella diagnosi.
In parziale accordo con Kenet e con il recente *Consensus Net Meeting*, nella valutazione dermoscopica delle lesioni pigmentate noi utilizziamo un procedimento in due fasi:

1) La prima fase consiste nella valutazione delle ***caratteristiche globali***, ossia nella visione d'insieme della lesione in esame;
2) La seconda fase consiste nella valutazione delle ***caratteristiche locali***, quindi nell'analisi dei singoli criteri presenti.

Prima di passare in rassegna i caratteri dermoscopici delle lesioni pigmentate seguendo questo ordine, è tuttavia opportuno considerare a parte un criterio: quello del *colore*.
Come già ampiamente analizzato nel precedente capitolo, il colore che il pigmento melanico assume nella visione dermoscopica varia a seconda dello strato cutaneo nel quale esso è localizzato e, in misura minore, in virtù della sua densità: appare *nero* nello strato corneo, *marrone* nel malpighiano e nella giunzione dermo-epidermica, *grigio* nel derma papillare, *blu* nel derma reticolare.
A questi colori basilari ovviamente si aggiunge un considerevole numero di sfumature: la presenza di melanofagi nel derma ed i fenomeni di ortochera-

tosi compatta determinano il colore grigio-blu e bianco-blu delle aree e dei veli; alla periferia dell'epitelioma basocellulare possiamo invece osservare aree frastagliate "a foglia d'acero" di colore grigio-ardesia, e così via.

In generale, il colore delle lesioni melanocitarie presenta una tonalità piuttosto definita e se si tratta di lesioni di natura maligna, oltre alla presenza contemporanea di differenti colori, si apprezzano toni caratteristicamente *nitidi* e di aspetto quasi brillante (Fig. 2.1).

Di contro, nelle lesioni di natura non melanocitaria il colore non ha tonalità nette e precise, ma alquanto spente, opache, torbide (Fig. 2.2).

Pertanto, indipendentemente dal fatto di trovarsi o meno al cospetto di una lesione melanocitaria, la valutazione dermoscopica del colore è un primo criterio che possiamo considerare a parte e che già può orientarci sulla profondità della localizzazione della struttura in esame.

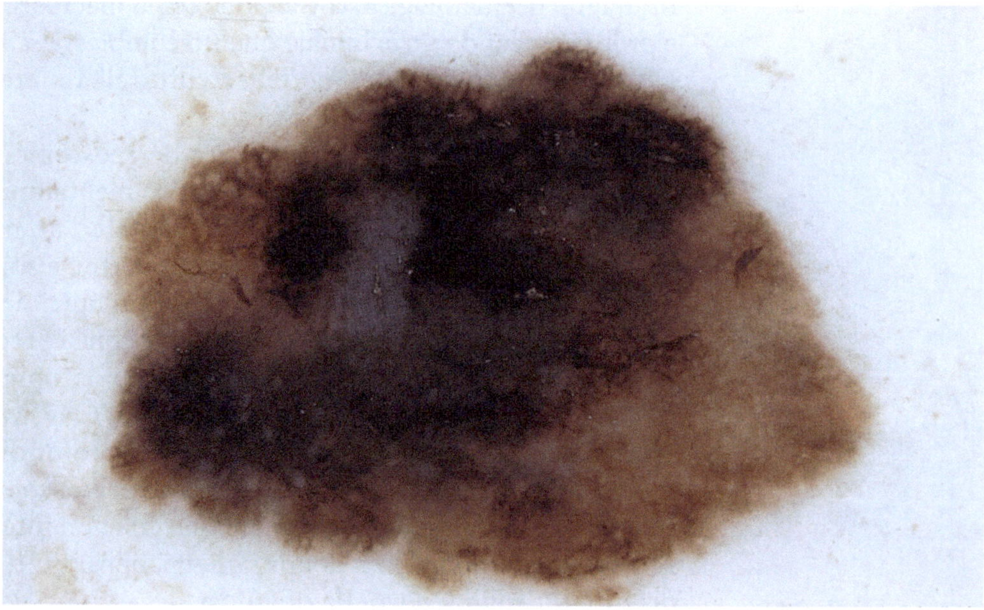

Fig. 2.1
Melanoma a diffusione superficiale, in cui si apprezza la presenza di più colori dalla tonalità particolarmente nitida.

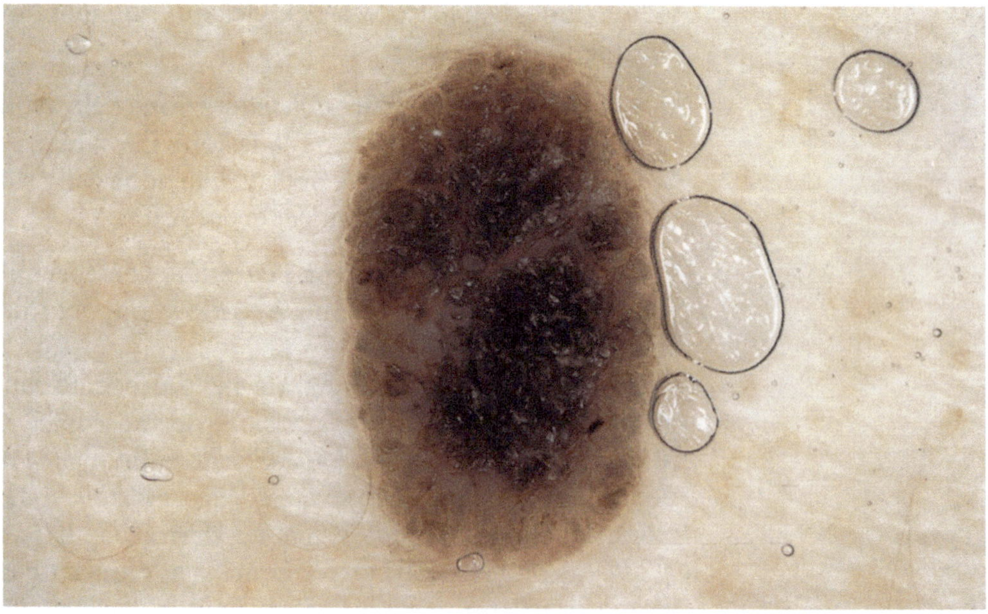

Fig. 2.2
Cheratosi seborroica caratterizzata da colori non nitidi e di tonalità spenta.

Caratteristiche globali

Pattern a rete o reticolare

La rete appare come un insieme di linee pigmentate che si stagliano su un fondo chiaro, incrociandosi e legandosi a formare delle maglie (Fig. 2.3).

Da un punto di vista anatomico, la rete pigmentaria è l'espressione di un aumento della densità melanica a livello dello strato basale dell'epidermide. In particolare, le linee della rete corrispondono agli zaffi interpapillari iperpigmentati, mentre gli spazi chiari all'interno delle maglie corrispondono all'apice delle papille dermiche. Nelle creste, infatti, vi sono più cellule (melanociti e cheratinociti) e quindi più melanina che nelle porzioni soprapapillari (Fig. 2.4).

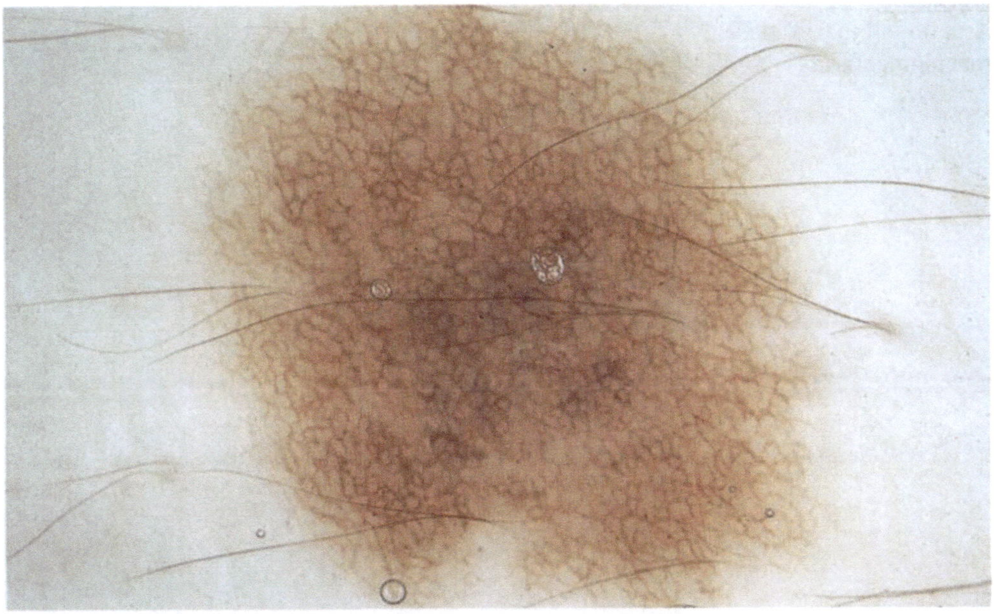

Fig. 2.3
Insieme di linee pigmentate che, incrociandosi, configurano un aspetto reticolare.

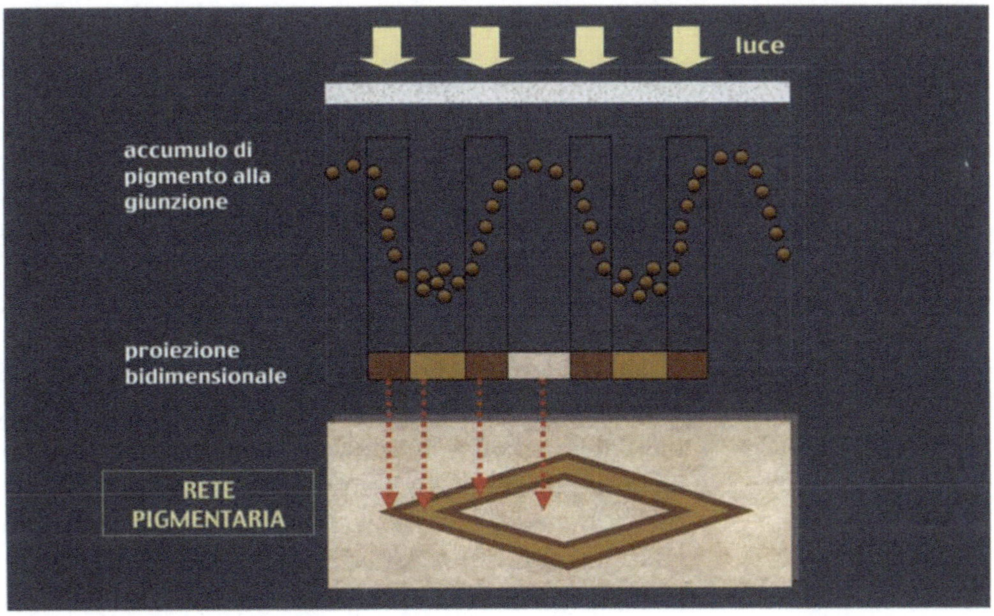

Fig. 2.4
Rappresentazione schematica della rete pigmentaria.

L'aspetto della rete è determinato, quindi, dalle dimensioni, dalla distribuzione e dalla pigmentazione degli zaffi interpapillari.
A livelli di magnificazione particolarmente elevati (50X ed oltre) è possibile peraltro osservare che le linee della rete presentano frequentemente una struttura *a binario*, costituita cioè da due linee esterne più scure (proiezioni dei versanti iperpigmentati delle creste) separate da una linea più chiara (proiezione dell'apice delle stesse) (Figg. 2.4, 2.5). Il reperto è del tutto normale, ed anzi di per sé indicativo di particolare ordine architetturale della giunzione.
La ricerca della rete pigmentaria rappresenta senza dubbio il momento più importante della prima fase: la presenza di questo pattern indica infatti che la lesione è quasi sicuramente di natura melanocitaria e che ha un'alta probabilità di essere un nevo giunzionale lentigginoso (con zaffi interpapillari allungati e ipermelanosi dello strato basale).

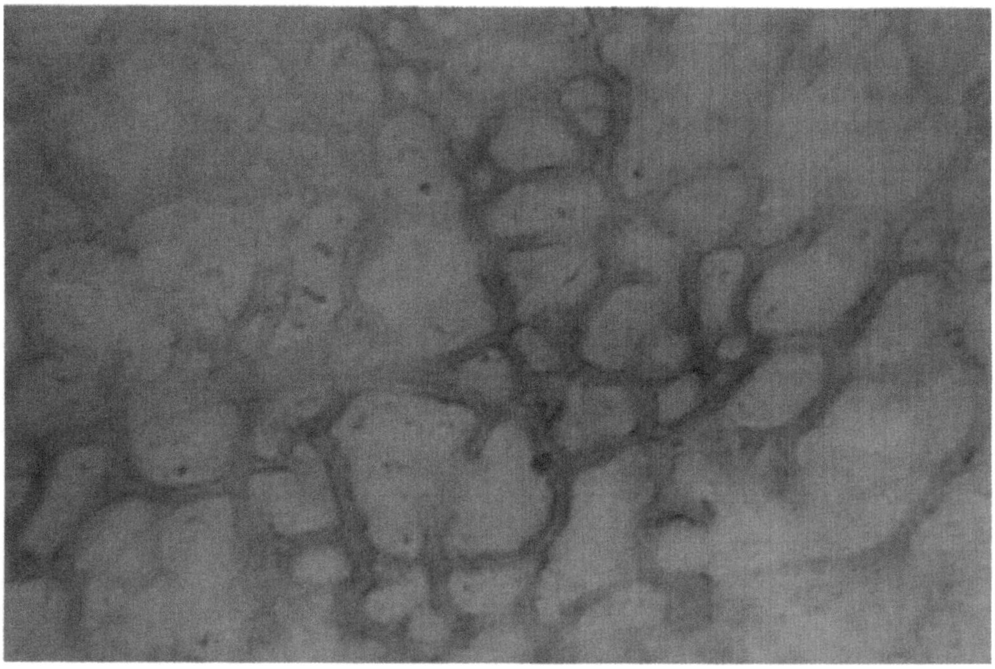

Fig. 2.5
Aspetto "a binario" della rete pigmentaria.

Uniche eccezioni a questa regola sono rappresentate dalla *cheratosi seborroica adenoide pigmentata*, che occasionalmente può presentare una piccola zona con rete, dal *dermatofibroma*, alla periferia del quale può essere osservato un fine reticolo pigmentario (iperplasia epidermica con aumento della pigmentazione basale) (Fig. 2.6) e dal *capezzolo soprannumerario*, che similmente a quest'ultimo, mostra in genere una sorta di sottile rete pigmentaria.
Va comunque sottolineato che l'assenza della rete non esclude automaticamente la natura melanocitaria della lesione: lesioni pigmentate prive di componente lentigginosa e quindi senza una rete evidente possono infatti essere, come avremo modo di vedere, dei nevi composti o dei nevi dermici, dei nevi blu o dei melanomi nodulari.
Di conseguenza l'aspetto qualitativo della rete viene ad assumere pari o addirittura maggiore importanza diagnostica della semplice presenza o assenza di quest'ultima. L'attenzione andrà quindi focalizzata sulle sue variabili morfologiche, di cui parleremo nel capitolo dedicato ai pattern locali.

Fig. 2.6
Fine reticolo pigmentario alla periferia di un dermatofibroma.

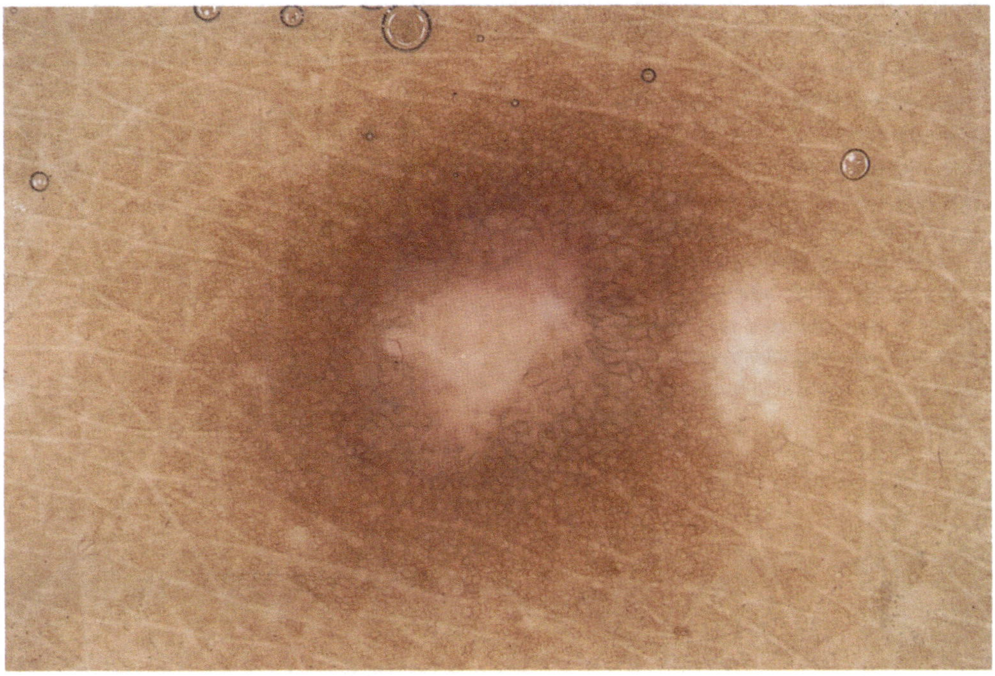

Di recente è stato descritto un nuovo criterio: il *reticolo nero superficiale*. Con questo termine non si intende in realtà una vera e propria rete pigmentaria, ma il sovrapporsi massivo di punti neri (vedi) allineati a disegnare una rete (Fig. 2.7). Caratteristicamente, questa sorta di rete superficiale, essendo costituita da eliminazioni puntiformi di pigmento, può essere eliminata totalmente o in parte mediante la tecnica dello *stripping*.
Il reticolo nero superficiale può essere riscontrato anche nel 10% circa dei nevi di Reed.

Come vedremo più avanti, nelle regioni palmo-plantari il pigmento degli zaffi interpapillari, per una diversa conformazione anatomica degli stessi, non dà luogo ad un reticolo, ma a linee parallele e a configurazioni correlate all'andamento dei dermatoglifi, tipici della regione.

Fig. 2.7
Reticolo nero superficiale in un nevo melanocitico composto.

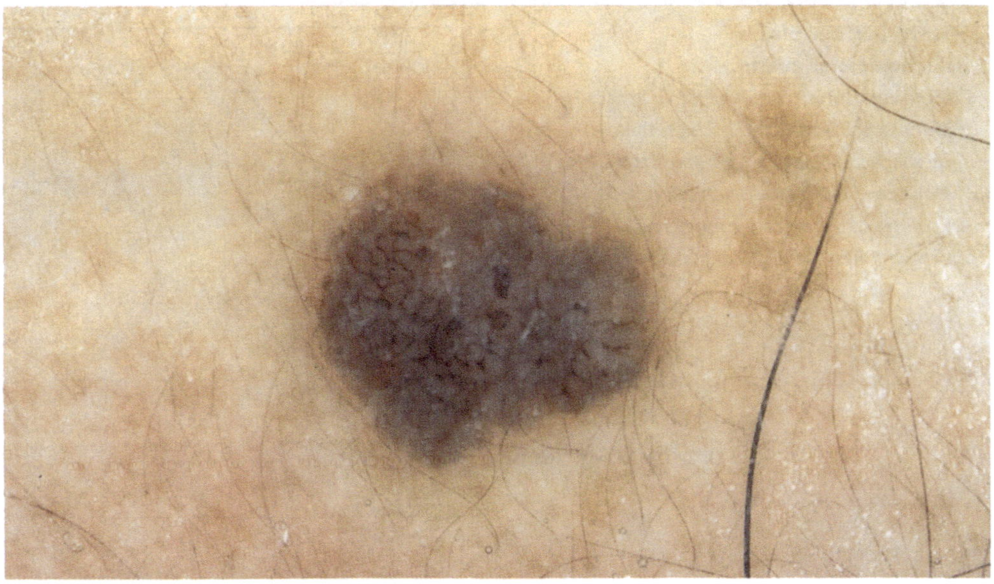

Correlati istologici

Pattern globale reticolare

*Istologicamente, le linee della rete corrispondono agli zaffi interpapillari iperpigmentati, mentre gli spazi chiari all'interno delle maglie corrispondono all'apice delle papille dermiche (**foto A**). Sezionando orizzontalmente un nevo lentigginoso, si ottiene un pattern reticolare ove le linee sono costituite da segmenti di epitelio (creste interpapillari) e gli spazi chiari rappresentati dalle papille dermiche (**foto B**).*

(A)

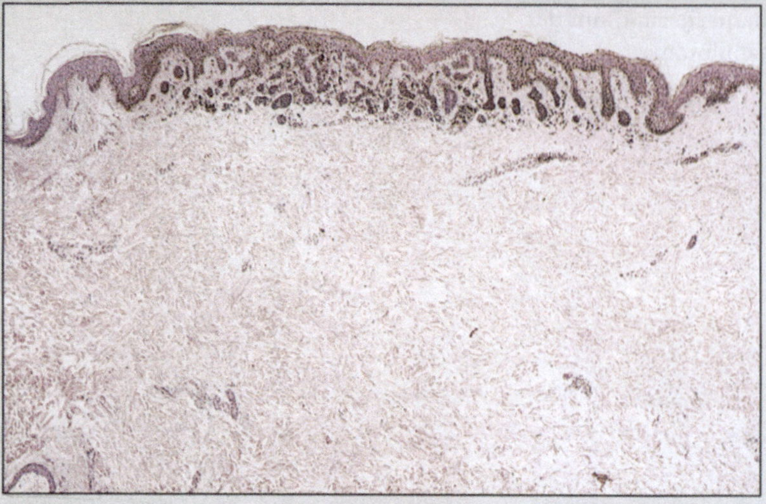

(B)

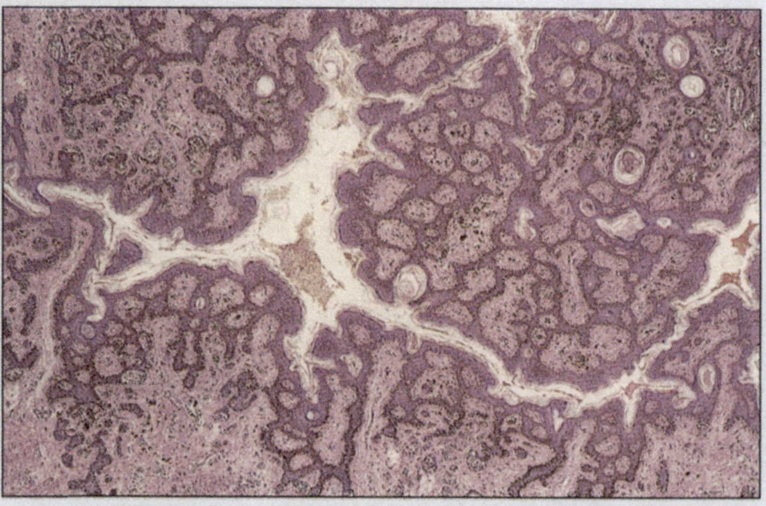

Correlati istologici

Struttura "a binario" della rete pigmentaria

*La correlazione istologica di tale aspetto dermoscopico (vedi testo) è facilmente osservabile nelle sezioni orizzontali (**foto C**) di numerosi nevi melanocitici giunzionali o composti. Il reperto è indicativo di "ordine architetturale" della giunzione.*

(C)

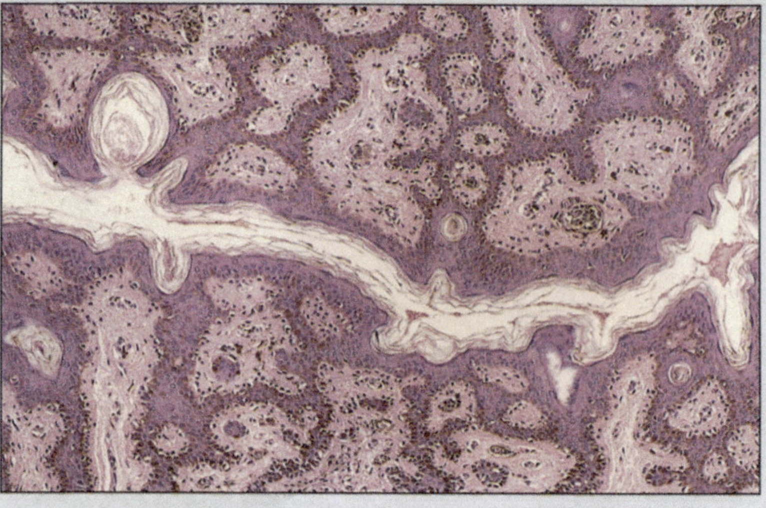

Pattern globulare

Ci troviamo in presenza di un pattern globale di tipo globulare quando la lesione è caratterizzata da aggregati multipli di pigmento, di forma rotondeggiante od ovalare (Fig. 2.8).

Anatomicamente questi globuli corrispondono a nidi di cellule neviche pigmentate, con diametro uguale o superiore a 0,1 mm, localizzati alla giunzione o nel derma papillare.

Comunemente, infatti, il pigmento melanico va ad accumularsi nella porzione più superficiale dei nidi, disegnando quella che viene denominata *calotta o cappuccio*, la cui proiezione ortogonale sulla superficie cutanea, dal punto di vista dermoscopico, appare appunto di aspetto globulare.

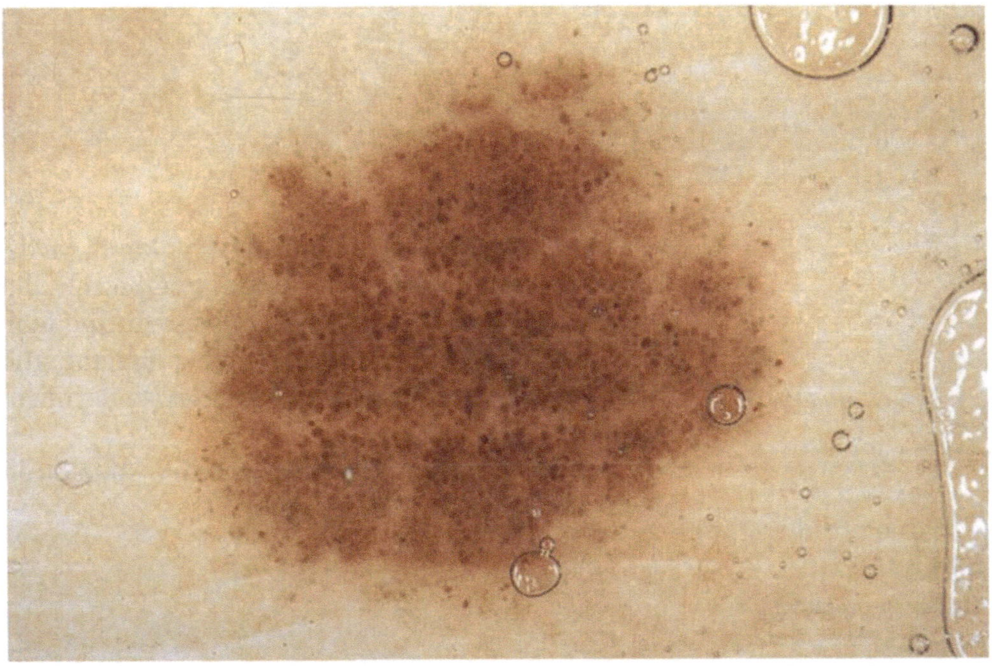

Fig. 2.8
Nevo melanocitico composto caratterizzato esclusivamente dalla presenza di globuli marrone aggregati.

CORRELATI ISTOLOGICI

Pattern globale globulare

I globuli sono rappresentati da teche melanocitarie disposte alla giunzione dermo-epidermica o nel derma papillare. ***(foto A).***

(A)

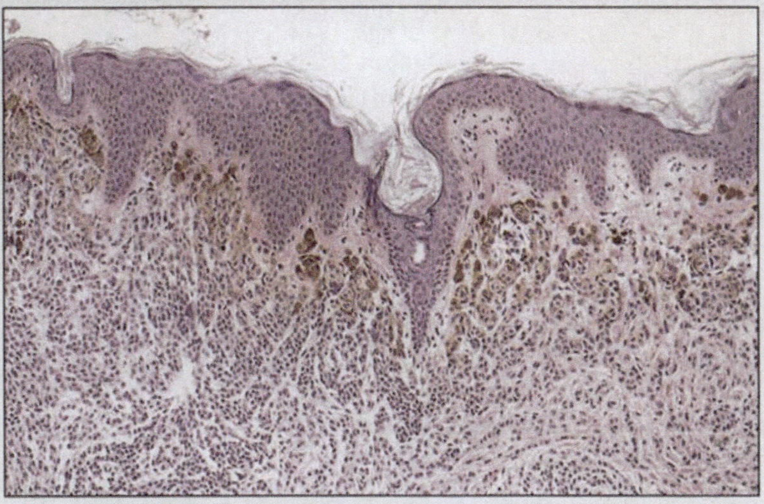

CORRELATI ISTOLOGICI

Pattern globale globulare *(continua)*
*Le sezioni istologiche orizzontali ancor meglio evidenziano la correlazione fra le teche melanocitarie e gli elementi globulari che, dermoscopicamente, caratterizzano questo pattern (**foto B**).*

(B)

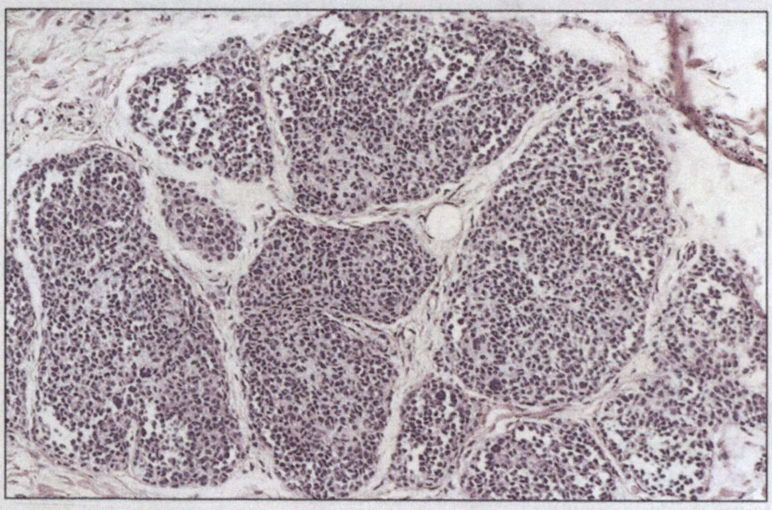

Per quanto concerne le dimensioni dei globuli, va detto che i nidi giunzionali danno generalmente luogo a globuli più piccoli di quelli papillari.
Quando osserviamo un pattern globale di tipo globulare, con molta probabilità ci troviamo di fronte ad un nevo melanocitico benigno di tipo composto (privo di componente lentigginosa) o dermico (aspetto a zolle o ***"ad acciottolato"*** - Fig. 2.9).
L'aspetto "ad acciottolato" recentemente è stato da alcuni Autori proposto come un pattern globale a sé stante.

Fig. 2.9
Globuli di grossolane dimensioni configurano in questo nevo papillomatoso un tipico pattern "ad acciottolato".

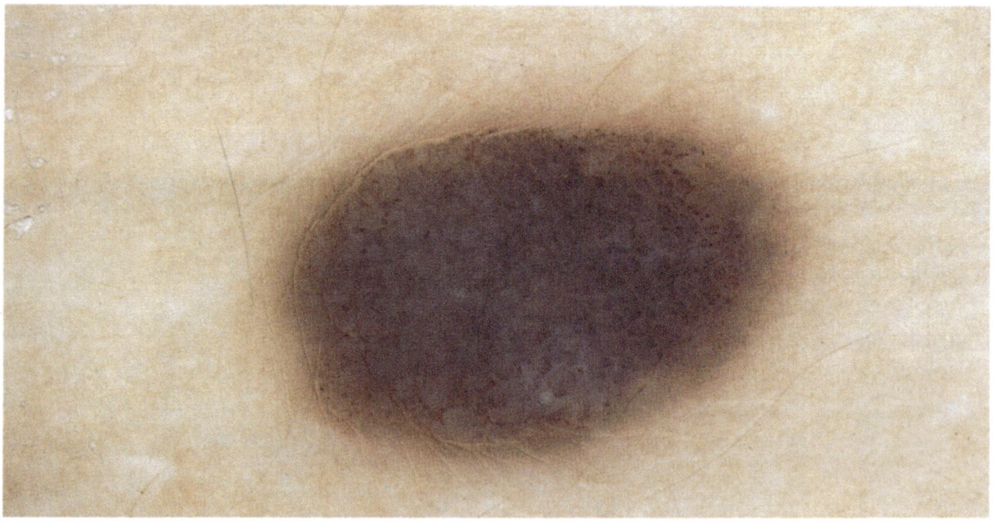

Pattern composto e pattern multicomponente

All'osservazione d'insieme la lesione presenta un pattern composto qualora siano rilevabili nel suo ambito due distinti pattern globali.

Rientrano in questo pattern, ad esempio, quei nevi che presentano contemporaneamente un pattern globulare ed un pattern a rete (Fig. 2.10), oppure un pattern globulare ed un pattern omogeneo. Al riguardo, uno dei due pattern può essere identificato ed indicato come prevalente.

Fig. 2.10
Pattern composto dovuto alla combinazione di un pattern globale di tipo reticolare (⟶) e di tipo globulare (→) in un nevo melanocitico comune.

Si ha invece un pattern multicomponente o polimorfo quando siano rilevabili nell'ambito della lesione almeno tre regioni con differenti aspetti dermoscopici (Fig. 2.11).

Si tratta di un pattern particolarmente importante, poiché secondo diversi Autori possiede una buona specificità per il melanoma; quest'ultima peraltro risulta il più delle volte legata alla presenza di una regione con rete francamente irregolare o atipica. Una volta appurato di trovarci al cospetto di un pattern multicomponente, dovremo prestare particolare attenzione ad alcuni aspetti dermoscopici di cui parleremo più avanti: aspetti locali e caratteristiche della rete che possono essere suggestivi per il melanoma.

Fig. 2.11
Pattern multicomponente in un melanoma a diffusione superficiale, in cui si apprezzano più regioni con differenti aspetti dermoscopici, inclusa un'area con rete atipica.

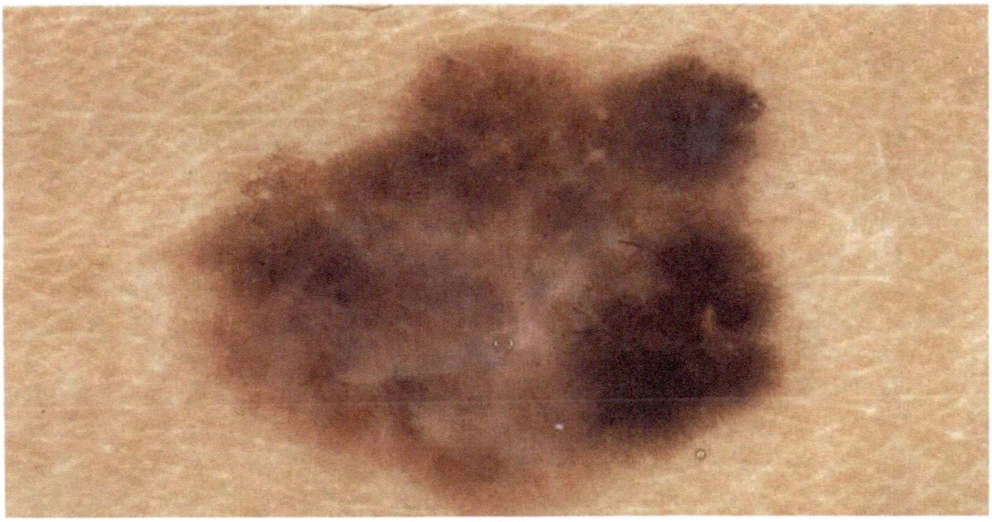

Pattern omogeneo

Il pattern omogeneo è caratterizzato da una pigmentazione diffusa omogenea che occupa l'intera lesione, in assenza di rete.

Il suo colore può essere marrone chiaro/scuro, blu o nero-bluastro.

Una pigmentazione omogenea marrone rappresenta il pattern comune di alcuni nevi dermici; quella bluastra è tipica del *nevo blu* (Fig. 2.12), mentre una pigmentazione nero-bluastra o francamente nerastra si può osservare comunemente nel melanoma nodulare.

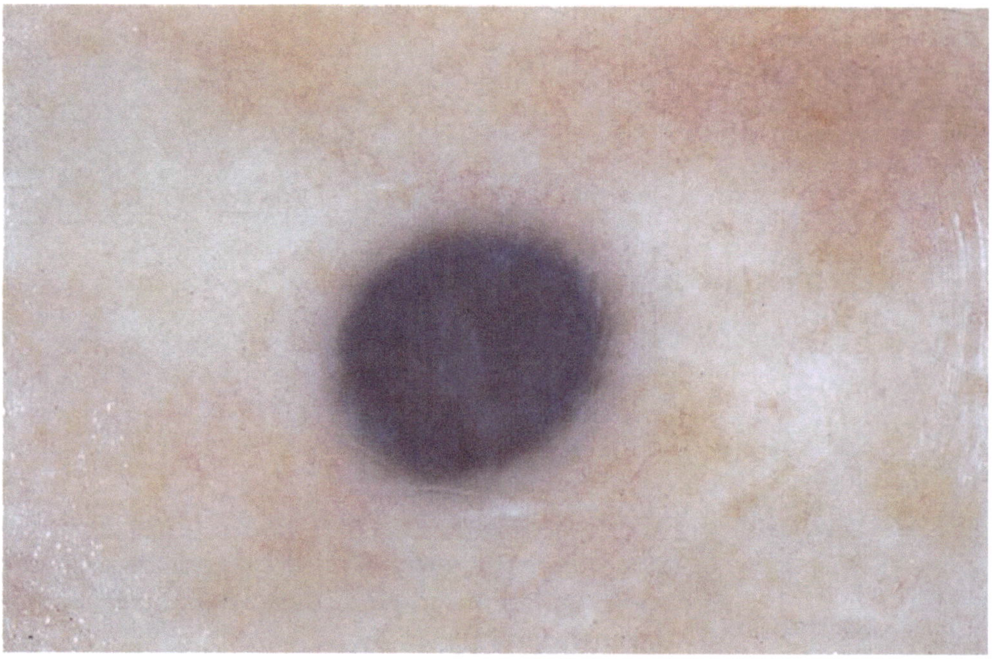

Fig. 2.12
Pattern omogeneo caratterizzato da una pigmentazione diffusa omogenea bluastra in un nevo blu.

Dal punto di vista istologico, la pigmentazione omogenea bluastra, tipica del nevo blu, è l'espressione di una massiccia proliferazione dermica di melanociti dendritici iperpigmentati.

Una pigmentazione diffusa omogenea bluastra si osserva comunemente anche nelle metastasi intradermiche di melanoma, nei tatuaggi decorativi od accidentali (depositi di pigmento esogeno nel derma) ed occasionalmente in alcuni emoangiomi e nell'epitelioma basocellulare pigmentato.

CORRELATI ISTOLOGICI

Pattern globale omogeneo

Foto A - *Nevo blu a cellule dendritiche iperpigmentate, immerse in un collagene fibroso. Caratteristica è la sottile "grenz zone" sub-epidermica, che, apportando una minima riflessione, giustifica l'aspetto come "di gel" che caratterizza la superficie di un nevo blu osservata con il dermoscopio.*

Foto B - *Sezione istologica orizzontale di nevo blu con evidenza di proliferazione di cellule dendritiche contenenti zolle di melanina piuttosto fini.*

(A)

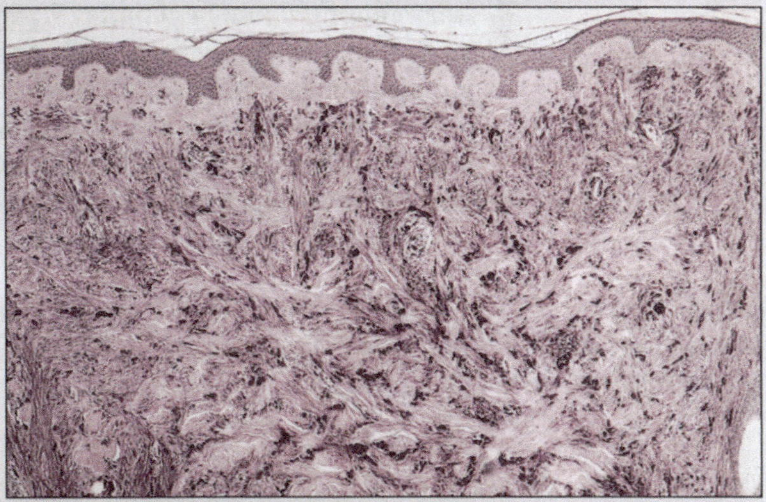

(B)

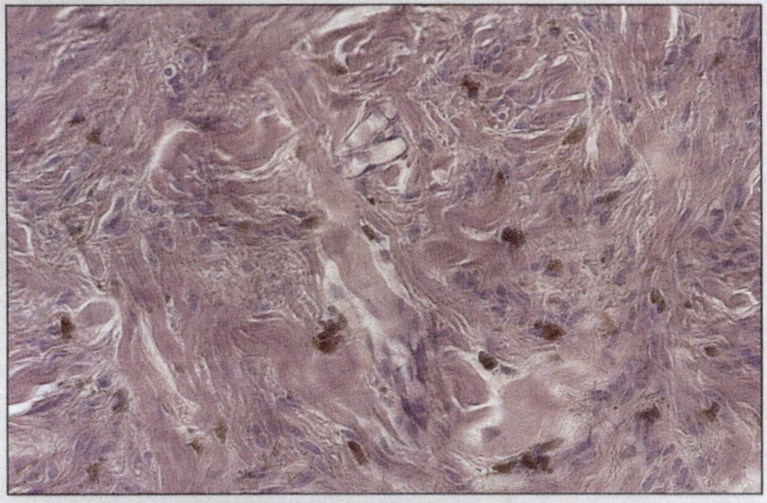

Pattern parallelo

Alle regioni palmari e plantari il pigmento degli zaffi interpapillari, per la particolare conformazione degli stessi (che determina il caratteristico disegno di superficie glifico *a solchi e rilievi*), ***non dà luogo ad una rete, bensì ad un pattern a linee parallele*** (Fig. 2.13), ***in cui la pigmentazione può disporsi sia lungo i solchi che lungo i rilievi.*** Tipico delle lesioni melanocitarie, questo pattern, con tutte le sue varianti morfologiche, verrà estesamente analizzato nel capitolo dedicato alla D. topografica.

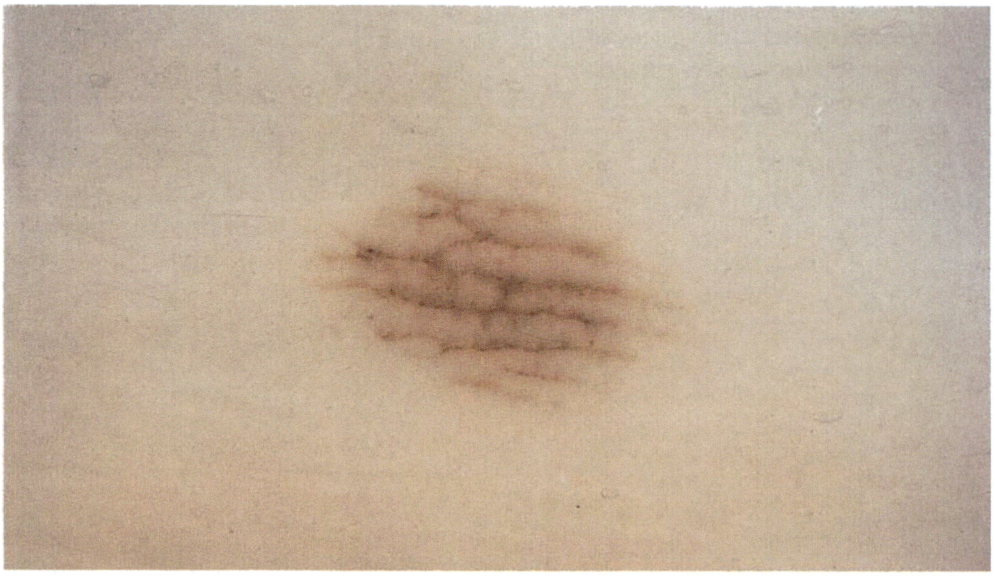

Fig. 2.13
Pattern a linee parallele in un nevo melanocitico plantare.

Pattern "starbust"

Il pattern "starbust" (letteralmente: "ad esplosione stellare") ***è caratterizzato dalla presenza di proiezioni periferiche lineari ad orientamento nettamente radiale, di tipo striato, digitiforme o "a bacchetta di tamburo".***
Tale pattern è tipico del nevo di Reed (v. oltre)(Fig. 2.14).

Fig. 2.14
Nevo di Reed con tipico aspetto ad "esplosione stellare".

Pattern lacunare

Alla osservazione globale un pattern lacunare (definito anche sacciforme) è caratterizzato da gruppi di "sacche" di colore rosso o rosso-blu ben circoscritte, di forma più o meno tondeggiante, sovente delimitate da tralci fibrosi bianco-grigiastri (Fig. 2.15).

Anatomicamente questo pattern corrisponde alla presenza di lacune vascolari situate soprattutto nel derma papillare.

Un colore prevalentemente blu scuro indica una localizzazione delle lacune più in profondità nel derma, mentre quello francamente nerastro che assumono talvolta alcuni sacculi è dovuto alla formazione di trombi ematici.

Il pattern sacciforme possiede un'alta specificità per le lesioni vascolari, quali gli angiomi e gli angiocheratomi, che clinicamente possono, in alcuni casi, porre qualche problema di diagnosi differenziale con il melanoma.

Requisito fondamentale per questa specificità è la completa assenza della rete pigmentaria e di altri criteri indicativi di una natura melanocitaria.

Fig. 2.15
Pattern lacunare in un emangioma.

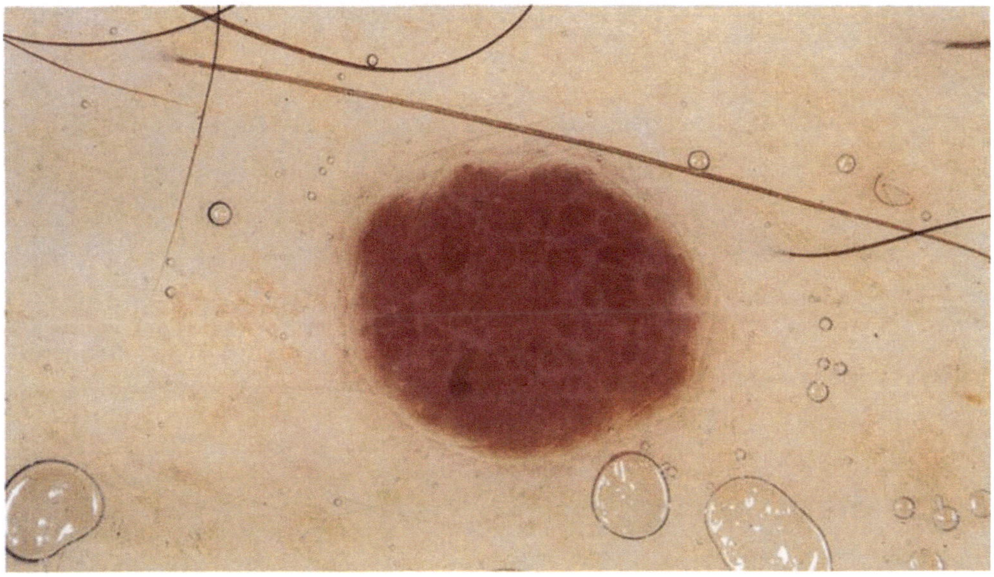

CORRELATI ISTOLOGICI

Pattern globale lacunare

Foto A *- Angiocheratoma. Epidermide ipercheratosica con grossolane lacune ematiche aggregate e ben circoscritte nel derma papillare.*

(A)

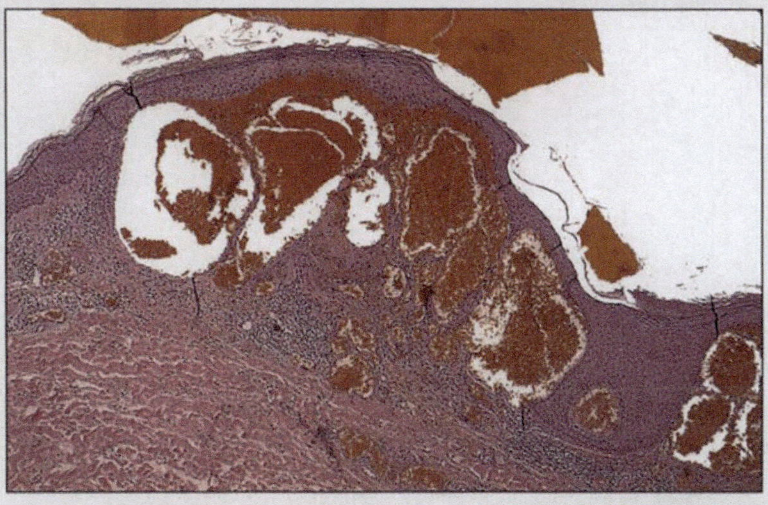

Pattern aspecifico

Alcune lesioni, all'esame dermoscopico, presentano aspetti che non sono inquadrabili in alcuno dei pattern globali sopra elencati.
È il caso di lesioni dall'aspetto generale non ben delineato (Fig. 2.16), ***a volte scarsamente pigmentate.***
Questo pattern, di difficile interpretazione, è non di rado riscontrabile in caso di melanoma invasivo.

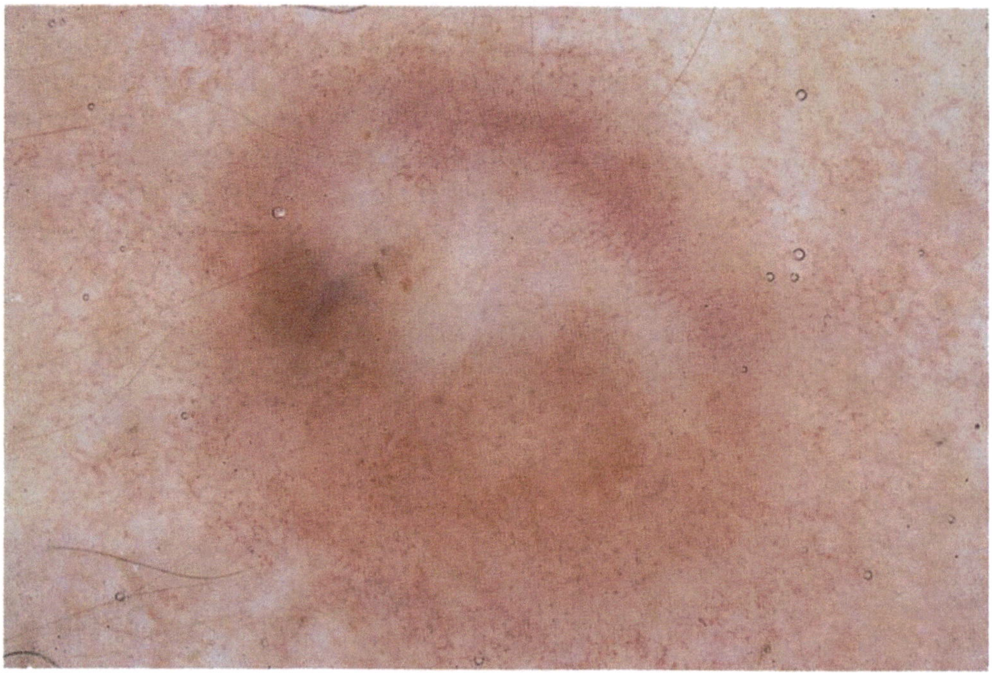

Fig. 2.16
Pattern aspecifico in un melanoma ipopigmentato, nel quale non è possibile riconoscere alcun pattern globale.

Caratteristiche locali

Superata la fase dell'osservazione globale della lesione, possiamo passare alla valutazione delle caratteristiche locali, ovvero all'analisi sistematica di criteri morfologici più precisi, che permettono una più accurata correlazione istologica.

Rete pigmentaria

Della rete pigmentaria in generale abbiamo già trattato nel capitolo delle caratteristiche globali (*pattern globale reticolare*) (vedi pag. 31).
Volendo qui entrare nello specifico, ricordiamo come la *Consensus Conference* di Amburgo (1989) avesse individuato, per questo fondamentale criterio, numerose variabili morfologiche (rete pigmentaria *discreta, prominente, regolare, irregolare, larga, stretta, delicata, spessa*); viceversa, l'analisi di pattern modificata proposta nel recente *Consensus Net Meeting* (2000) si limita a distinguere le caratteristiche della rete in *tipica* ed *atipica.*

Se tale processo di semplificazione trova conforto nella scarsa riproducibilità di tante "sfumature" morfologiche, va chiaramente detto che la "decisa" sintesi diagnostica di rete *tipica* o *atipica*, per essere effettuata, necessita comunque a monte di un'analisi dettagliata dei singoli aspetti morfologici della rete stessa.
Abbiamo pertanto ritenuto opportuno dedicare a tale argomento una trattazione più ampia.

Possiamo genericamente affermare che una rete tipica si riscontra generalmente nelle lesioni melanocitarie benigne (Fig. 2.17), ***al contrario delle lesioni maligne e dei nevi displastici*** (Fig. 2.18), ***dove appare atipica.***
Anatomicamente il criterio di rete atipica corrisponde alla presenza di zaffi interpapillari pigmentati distribuiti irregolarmente o, più precisamente, ad

Fig. 2.17
Nevo giunzionale caratterizzato da una rete pigmentaria tipica.

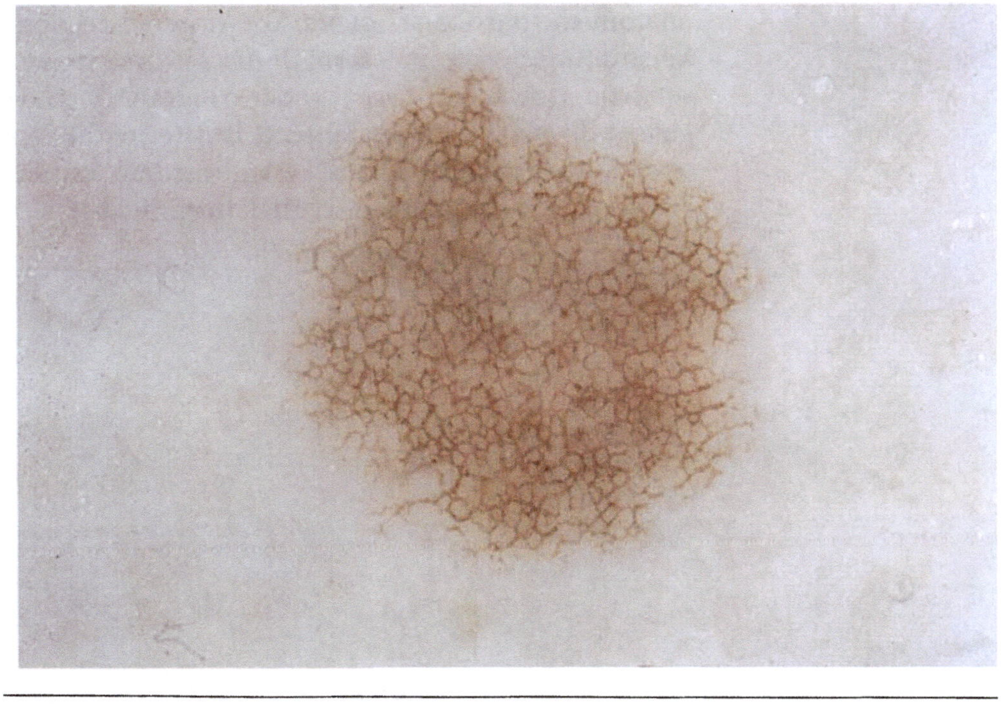

Fig. 2.18
Nevo displastico in cui la rete pigmentaria si presenta atipica.

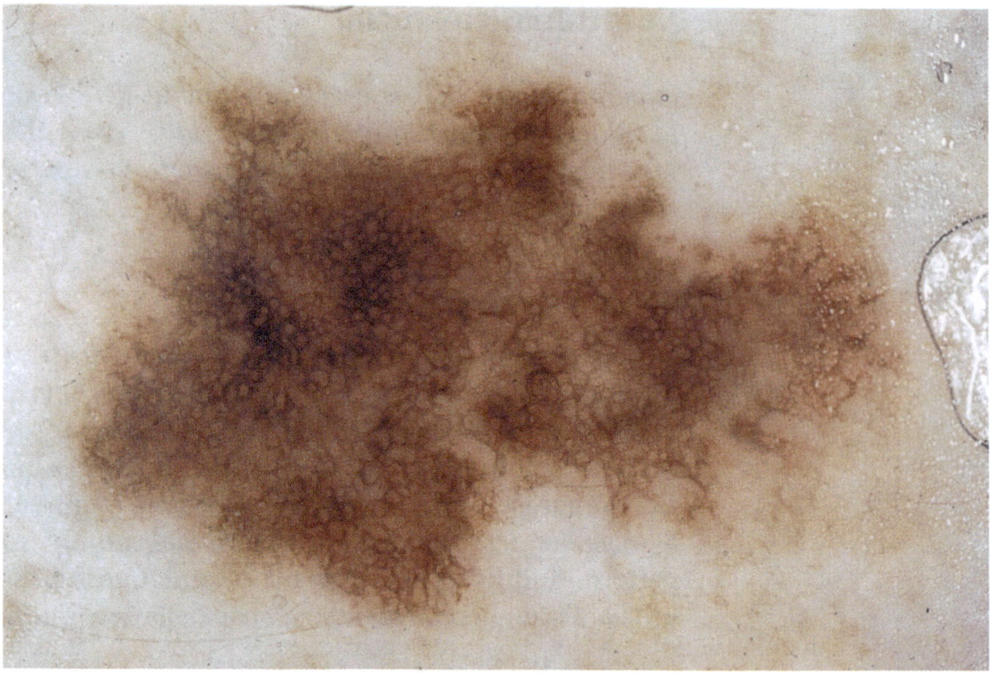

un'irregolare distribuzione a tale livello dei melanociti giunzionali, per un alternarsi di teche e singoli melanociti atipici.
Tale criterio non presenta la stessa specificità per il melanoma degli pseudopodi, delle strie radiali e delle aree grigio-blu, ma deve essere ricercato e valutato con attenzione, poiché questi classici criteri non sono sempre apprezzabili nel melanoma *in situ* e nel melanoma con spessore inferiore a 0,5 mm.
Il riscontro di una rete atipica può dipendere anche da situazioni non direttamente legate alla natura dei melanociti della giunzione: ad esempio, una rete irregolare si apprezza in genere nei nevi localizzati sulle *striae distensae* o nei nevi ricorrenti, dove l'aspetto della rete è modificato dalla presenza del tessuto cicatriziale, ed ancora, una rete atipica è osservabile in sedi anatomiche particolari, quale ad esempio l'areola mammaria.
Va sottolineato che in lesioni di piccole dimensioni molto pigmentate l'osservazione dermoscopica a modesto ingrandimento (8-10X) non permette in genere di valutare adeguatamente il criterio di atipia della rete: in questi casi, è indispensabile effettuare l'esame mediante sistemi che permettano di variare a piacimento parametri quali magnificazione, contrasto e luminosità.

CORRELATI ISTOLOGICI

Rete pigmentaria

Poiché il criterio "atipia" è un parametro comune alla diagnostica dermoscopica ed a quella istopatologica, appare ovvio che le modificazioni della rete corrispondono a gradi di progressiva atipia architetturale.

*Attraverso sezioni microscopiche orizzontali, qui utilizzate esclusivamente a scopo illustrativo, si evidenzia, anche istologicamente, il disegno retiforme caratteristico di gran parte delle lesioni pigmentate (**foto A**). La progressiva irregolarità di una rete è dovuta, essenzialmente, al polimorfismo ed al polimetrismo delle maglie che la costituiscono. Infatti le creste interpapillari (linee della rete), sono in gran parte alterate da melanociti singoli con grado variabile di atipia (**foto B**) o aggregati in teche, a volte fuse tra loro, con tendenza alla scomparsa dell'aspetto "a binario" (**foto C**) descritto precedentemente.*

(A)

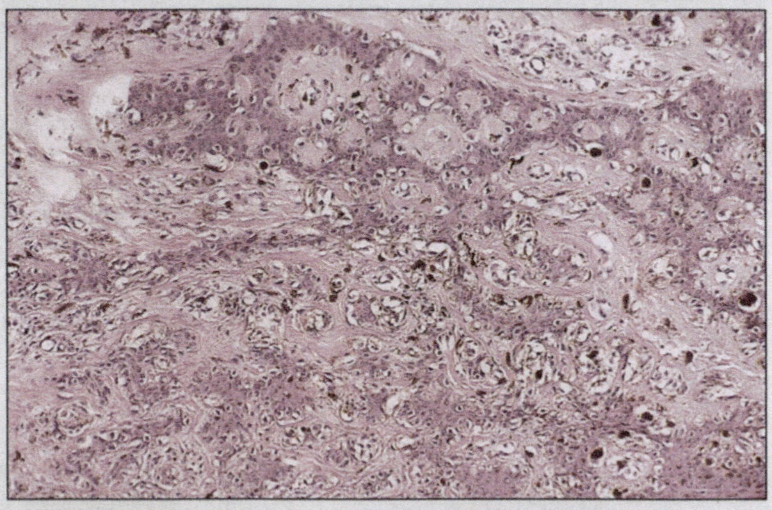

(B)

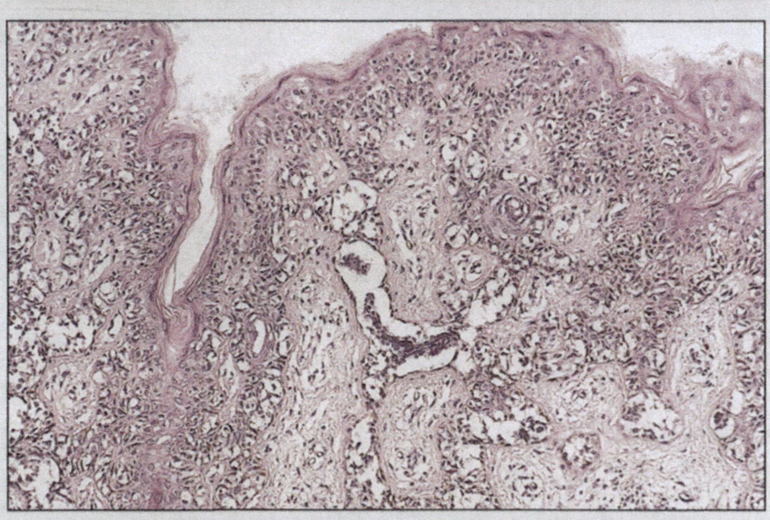

(C)

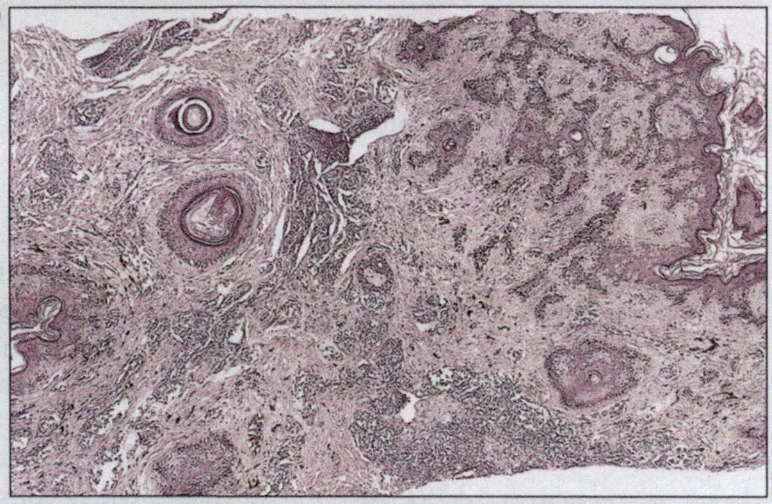

CORRELATI ISTOLOGICI

***Rete pigmentaria** (continua)*
*Il derma papillare (spazi della rete), mostra frequentemente fibrosi più o meno marcata, flogosi cronica e teche melanocitarie anche esse irregolari (**foto D**). Il quadro che ne risulta, alle sezioni istologiche orizzontali, è quello di un disegno piuttosto "confuso", o meglio "affollato" (**foto E**). Tale aspetto diventa sempre più accentuato sino a perdere qualunque tipo di strutturazione morfologica nelle forme avanzate di melanoma.*

(D)

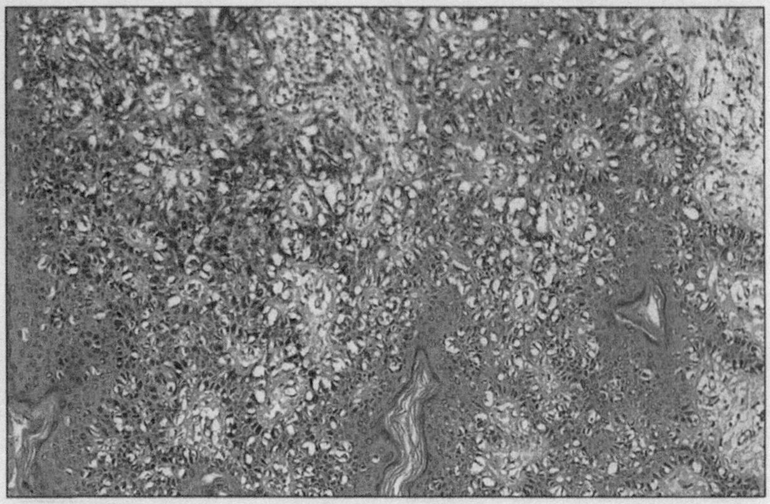

(E)

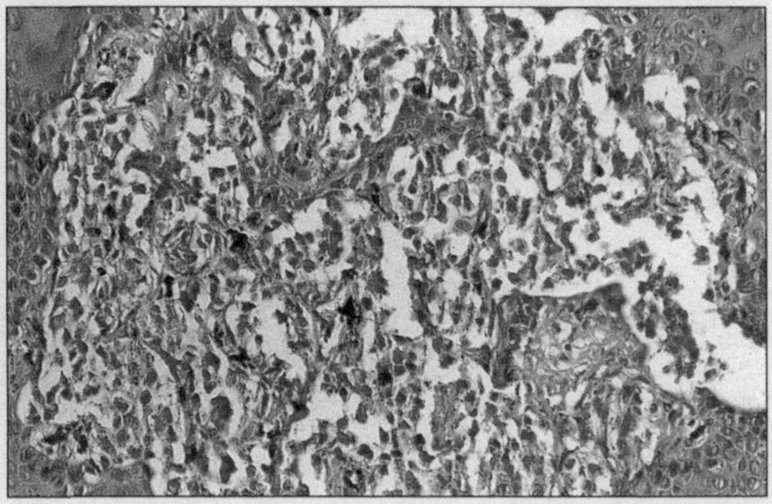

Nel valutare le caratteristiche della rete pigmentaria, è necessario prestare particolare attenzione ai seguenti aspetti morfologici:

A) Linee della rete. Anatomicamente, queste linee corrispondono, come già detto, agli zaffi interpapillari pigmentati. Linee spesse corrispondono a zaffi interpapillari ispessiti, mentre linee scure indicano zaffi intensamente pigmentati. Linee sottili di rete, scarsamente o normalmente pigmentate si riscontrano quindi nei nevi comuni, mentre linee con spessore marcato e molto scure, soprattutto se irregolarmente distribuite alla periferia, rappresentano un parametro da tenere presente nello screening dei nevi displastici (Fig. 2.19) e del melanoma. Anche la sopra ricordata struttura binaria delle linee di rete, sovente osservabile ad elevato ingrandimento a livello dei nevi comuni, sembra perdere progressivamente la sua regolarità, sino a scomparire, nel passaggio verso forme caratterizzate da maggiore disordine cito-architetturale: nel divenire irregolari e grossolane, le linee non mostrano più la caratteristica banda chiara interna, risultando costituite da compatta ed intensa pigmentazione.

Fig. 2.19
Rete pigmentaria con linee ispessite ed iperpigmentate in un nevo displastico.

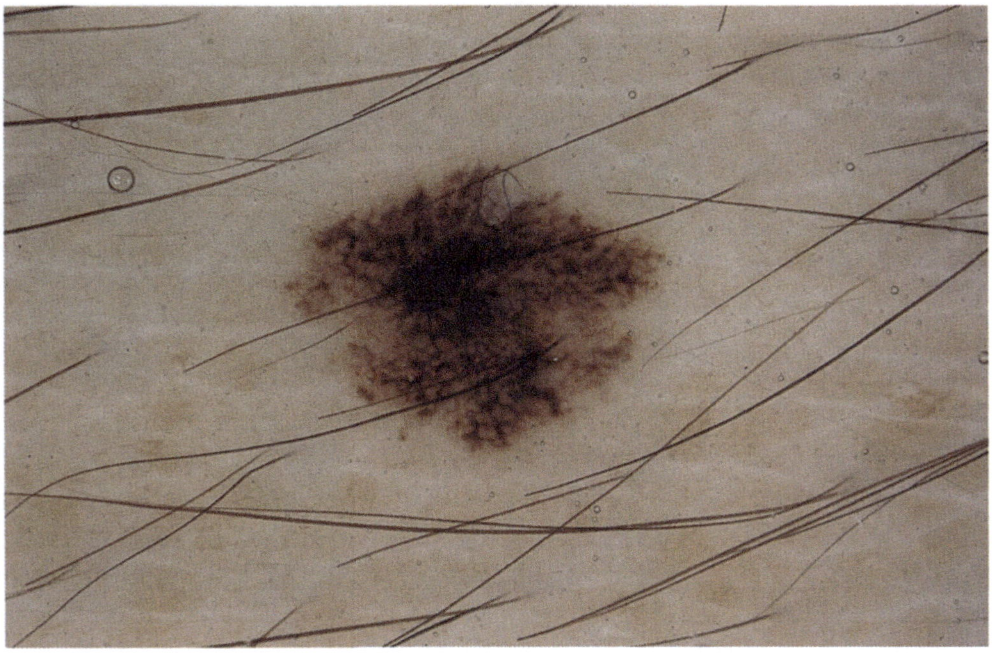

B) Chiazze della rete. Nel contesto della rete possono essere presenti chiazze più chiare o più scure, in posizione centrale o periferica. Chiazze scure di rete, distribuite al centro della lesione, si riscontrano frequentemente nei nevi melanocitari comuni (Fig. 2.20). Chiazze scure periferiche e chiazze chiare centrali, o chiazze di rete più scure disordinatamente distribuite sono spesso rilevabili nei nevi atipici (Fig. 2.21). Questa condensazione della rete, alternata ad aree più rarefatte, corrisponde anatomicamente ad un'iperplasia lentigginosa atipica, con presenza di nidi irregolari, allungati e paralleli alla superficie, ed a fibroplasia dermica.

Fig. 2.20
Un reticolo pigmentario più scuro in posizione centrale è un parametro di riscontro frequente nei nevi comuni.

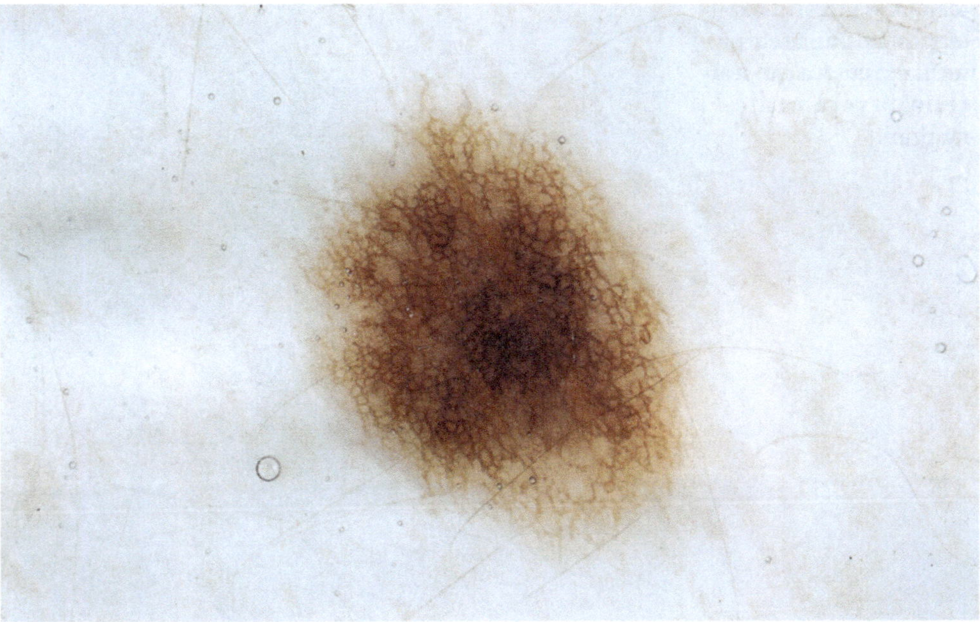

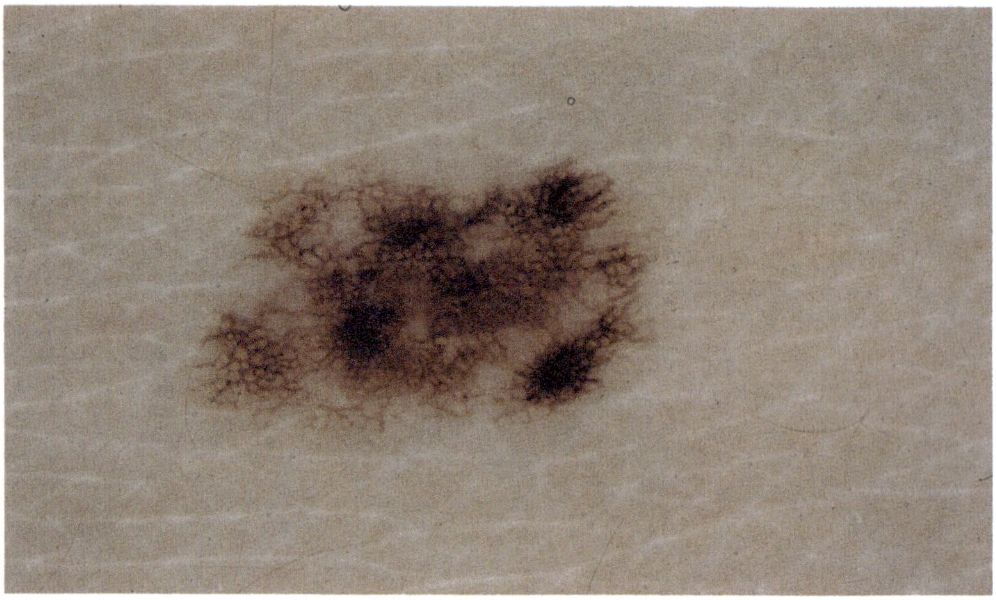

Fig. 2.21
Chiazze scure multiple della rete combinate a chiazze più chiare in un nevo atipico.

Ç) Margini della rete. Per margini della rete si intende il confine di quest'ultima con la cute sana circostante. La valutazione saliente è se la rete pigmentaria sfumi gradualmente nella cute circostante, come accade nelle lesioni benigne, o se si arresti in modo brusco. Un margine netto della rete, un arresto brusco periferico (Fig. 2.22) sembra essere, tra i caratteri della rete, il pattern più significativo per il sospetto di melanoma. Questo dato può apparire paradossale se si considera il fatto che, all'esame clinico tradizionale, un bordo netto è in genere indicativo di una lesione melanocitaria benigna.
Numerosi studi hanno evidenziato che, dermoscopicamente, margini netti sono osservabili sia nei nevi atipici che nei melanomi; tuttavia questi ultimi presentano reperti in tal senso più significativi.

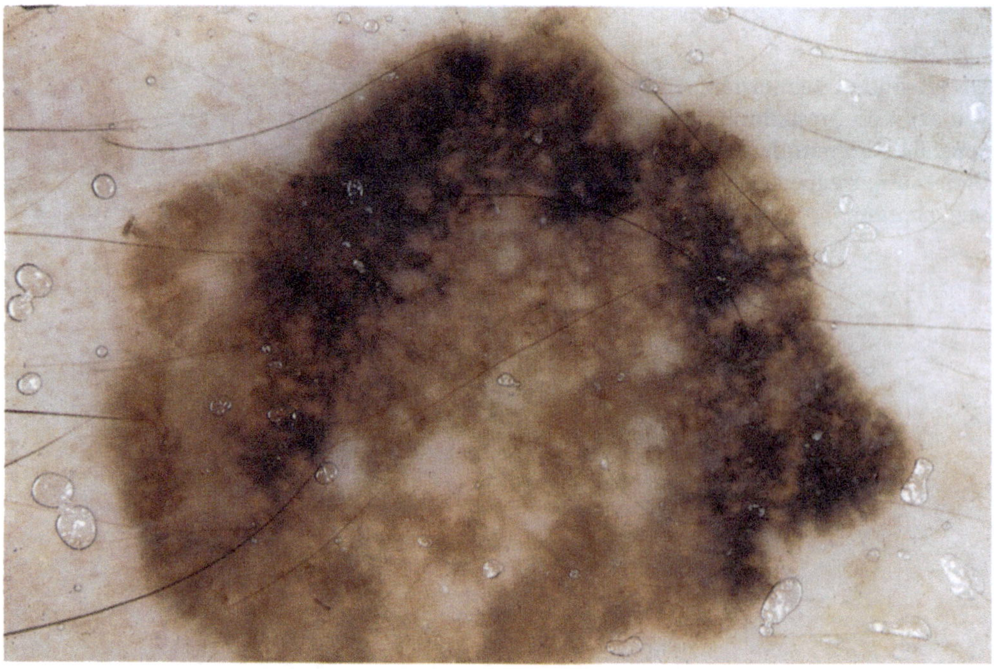

Fig. 2.22
Melanoma in situ caratterizzato da una rete pigmentaria atipica che si arresta bruscamente ai margini.

D) Diramazioni della rete. La rete pigmentaria nelle lesioni benigne dirama secondo una struttura uniforme "a nido d'ape" o reticolare regolare.
Non di rado si apprezza tuttavia una diramazione a maglie slargate e qualora tale reperto sia evidente in periferia può essere indicativo di un nevo atipico (Fig. 2.23); se questo aspetto si accompagna poi ad altri criteri suggestivi, esso può rafforzare il sospetto diagnostico di malignità.
Talora un pattern globale reticolare presenta alcune linee di rete iperpigmentate ed ispessite, che tendono a diramare dal centro verso la periferia, assumendo un andamento spiccatamente radiale (Fig. 2.24). Queste linee con

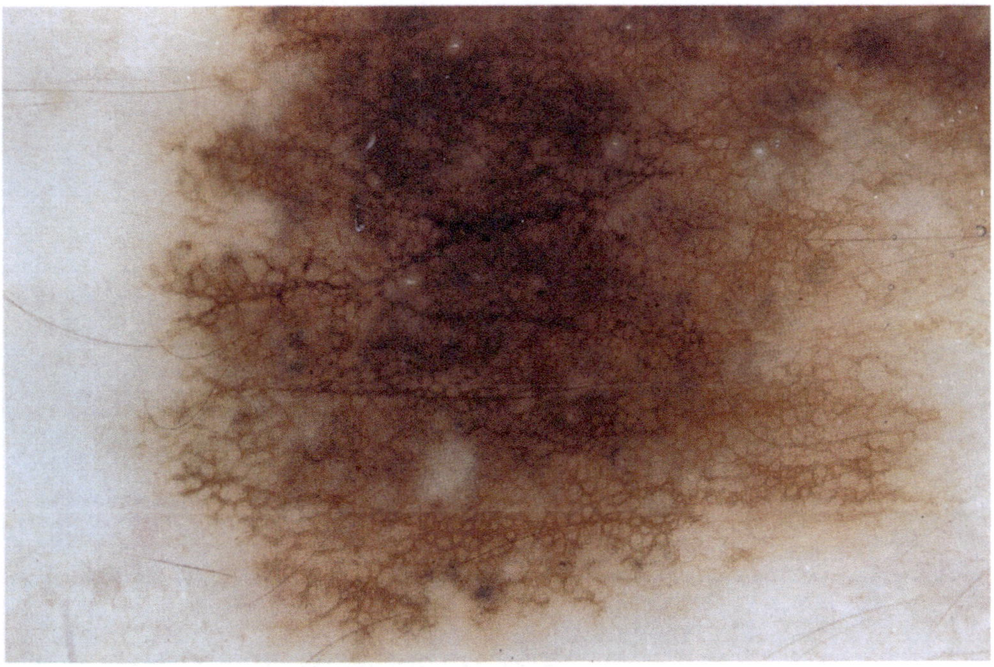

Fig. 2.23
Rete pigmentaria a maglie slargate, soprattutto in sede periferica, in un nevo atipico.

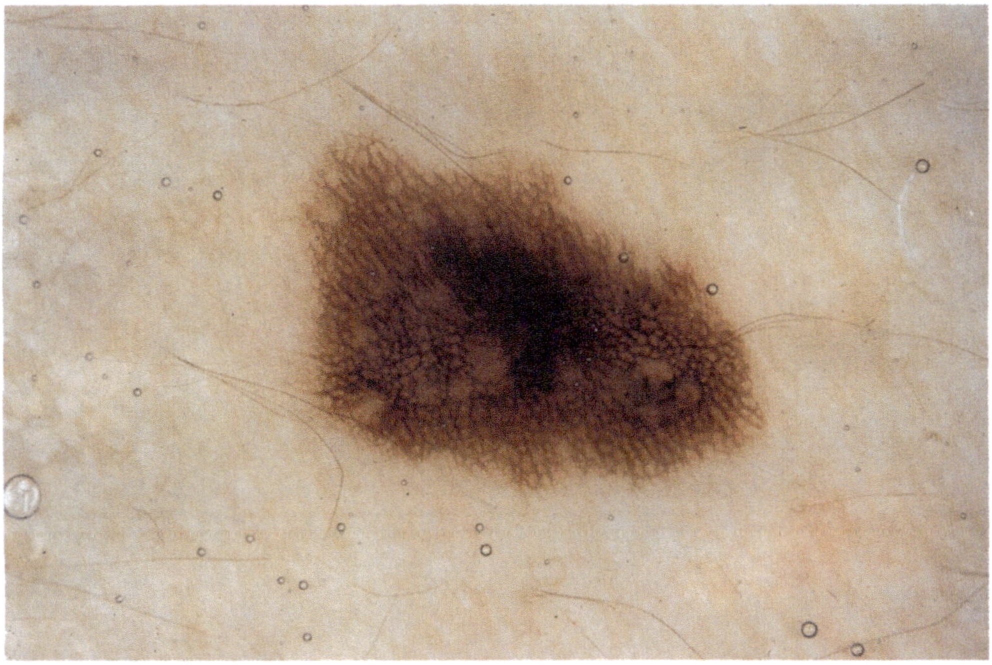

Fig. 2.24
Lesione melanocitaria atipica caratterizzata da un pattern globale reticolare con linee iperpigmentate ed ispessite a disposizione radiale.

disposizione centrifuga, spesso oscurate dalla coalescenza di numerosi punti neri, non vanno confuse con le *strie radiali*, poiché sono confinate all'interno delle lesione e tendono a sfumare ai margini. In neoformazioni pigmentarie di piccole dimensioni, queste diramazioni radiali possono indurre alla diagnosi errata di nevo di Reed.
In altri casi le linee della rete possono ramificare verso la periferia della lesione in rami multipli, con una morfologia definita "ad albero" (Fig. 2.25). Nel *"treelike branching"* le linee sono sovente più spesse e/o più lunghe di quelle di un tipico pattern a rete. Questo tipo di ramificazione si osserva frequentemente nel contesto di un pattern globale multicomponente ed è pertanto un criterio da tenere presente nello *screening* del melanoma.

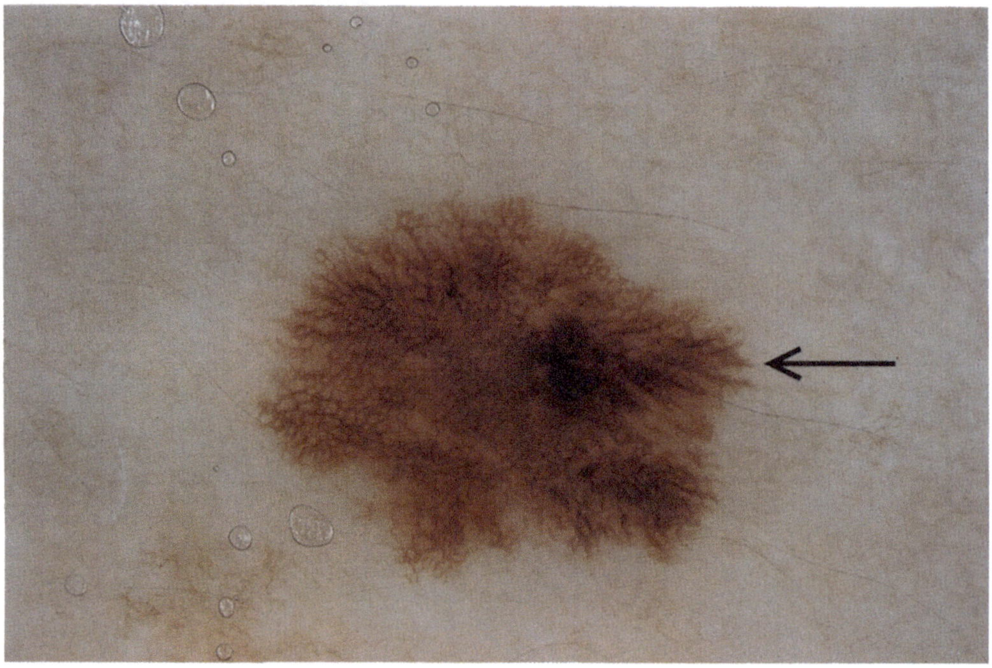

Fig. 2.25
Strie ramificate (⟶) alla periferia della rete pigmentaria in un nevo atipico.

Punti/Globuli

Come suggerito dai termini descrittivi, si tratta di strutture pigmentate circoscritte e ben delimitate, di differenti dimensioni.

In funzione della concentrazione del pigmento e della profondità della localizzazione, esse possono assumere colorazione marrone, bruna, grigia, grigio-bluastra o francamente nera. La tonalità può variare ovviamente anche in funzione dell'intensità della luce incidente.

I punti ed i globuli vengono distinti tra loro solo per le differenti dimensioni ed ultimamente sono stati accorpati, più o meno opportunamente, *in un singolo criterio ("punti/globuli").*

I ***punti neri*** vengono osservati quasi sempre nel contesto di un pattern reticolare, sovrapposti alle linee della rete (Fig. 2.26), e questo dovrebbe essere considerato il criterio più importante per la loro identificazione.

Non di rado la distinzione tra punti neri e globuli marrone risulta difficile, soprattutto quando siamo in presenza di globuli marrone molto piccoli o se vi è confluenza di più punti neri che danno luogo a formazioni più ampie (Fig. 2.27).

Anatomicamente i punti neri possono corrispondere ad accumuli focali di melanina o di cellule melanocitarie, localizzati nel corneo o nello strato superficiale del granuloso (in questo caso avranno colore marrone scuro). Si potrebbe quindi semplificare, affermando che essi sono generica espressione di un'eliminazione transepidermica di pigmento; maggiore è l'entità di quest'ultima, più estesa è la formazione, per coalescenza di più punti neri, di *lamelle nerastre* che possono arrivare ad oscurare la visione di parte dei criteri sottostanti (Fig. 2.28). In questi casi si potrà tentare di eliminare interamente o parzialmente la squama mediante *stripping.*

Le strutture nere puntiformi, isolate o multiple che siano, a livello delle lesioni melanocitiche benigne sono di norma rilevabili nelle zone centrali ed hanno forma e dimensioni regolari; nelle lesioni maligne si dispongono in-

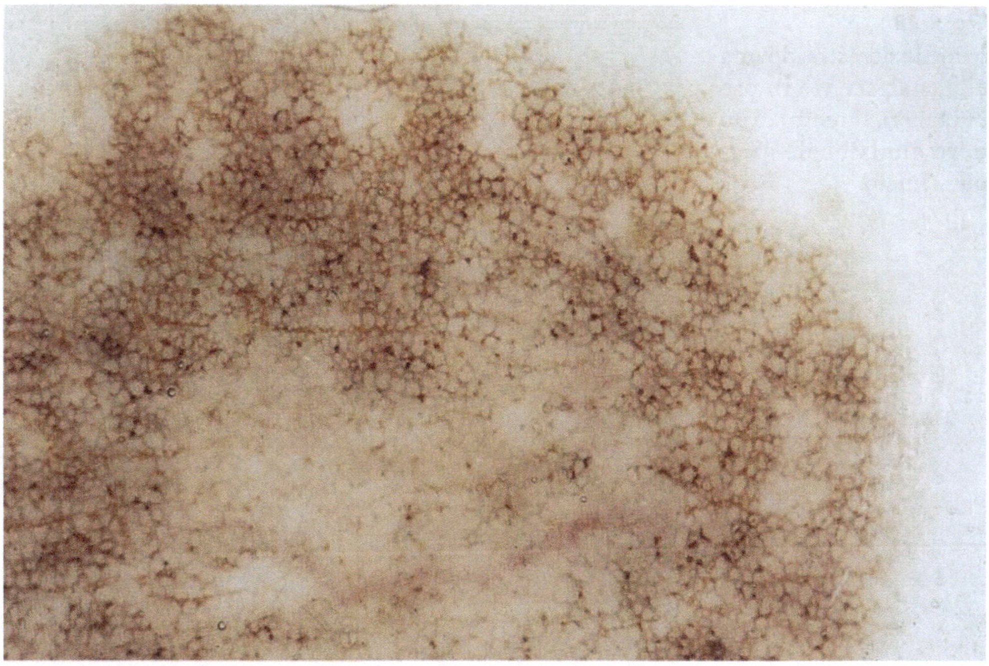

Fig. 2.26
Punti neri sovrapposti alle linee della rete pigmentaria.

vece perlopiù in periferia e presentano dimensioni e distribuzione irregolari (Fig. 2.29).

Istologicamente, i punti neri irregolari sono dovuti alla presenza di melanociti atipici che tendono a risalire verso l'alto, distribuendosi in maniera disordinata, ed a produrre grandi quantità di melanina; questa finisce per accumularsi nel corneo, dando luogo a punti neri irregolari per forma e distribuzione, poiché atipici sono i melanociti che li hanno prodotti.

Punti grigio-bluastri, espressione della presenza di melanociti o di melanofagi nel derma superficiale, sono riscontrabili sia in lesioni melanocitarie benigne, che, soprattutto, maligne. Qualora essi siano presenti nell'ambito di

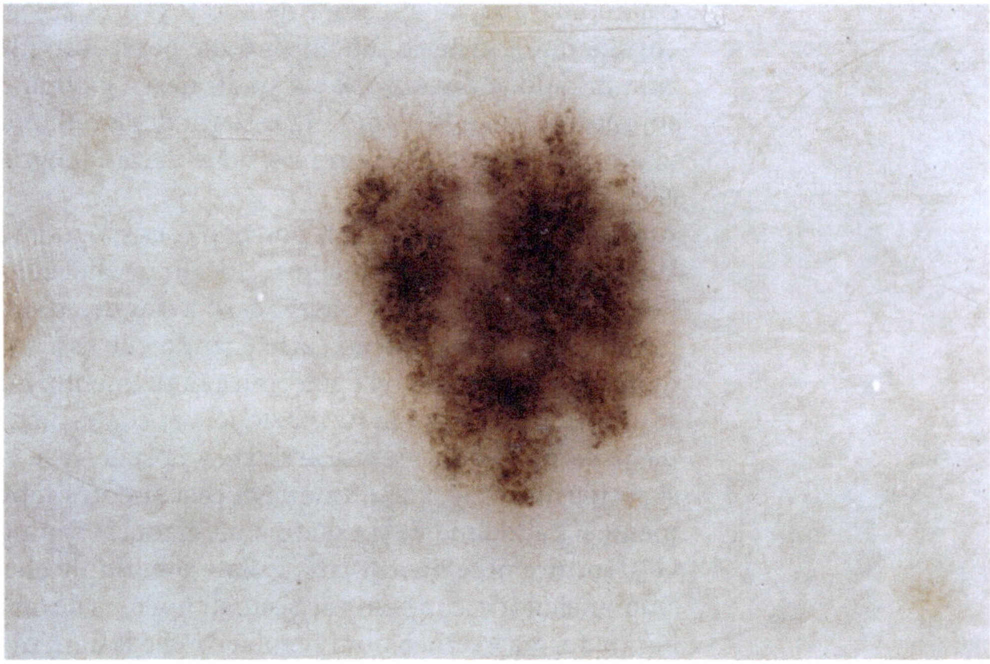

Fig. 2.27
Punti neri e globuli marrone di diverse dimensioni nella medesima lesione. Alcuni punti neri appaiono di dimensioni uguali o superiori ai globuli marrone.

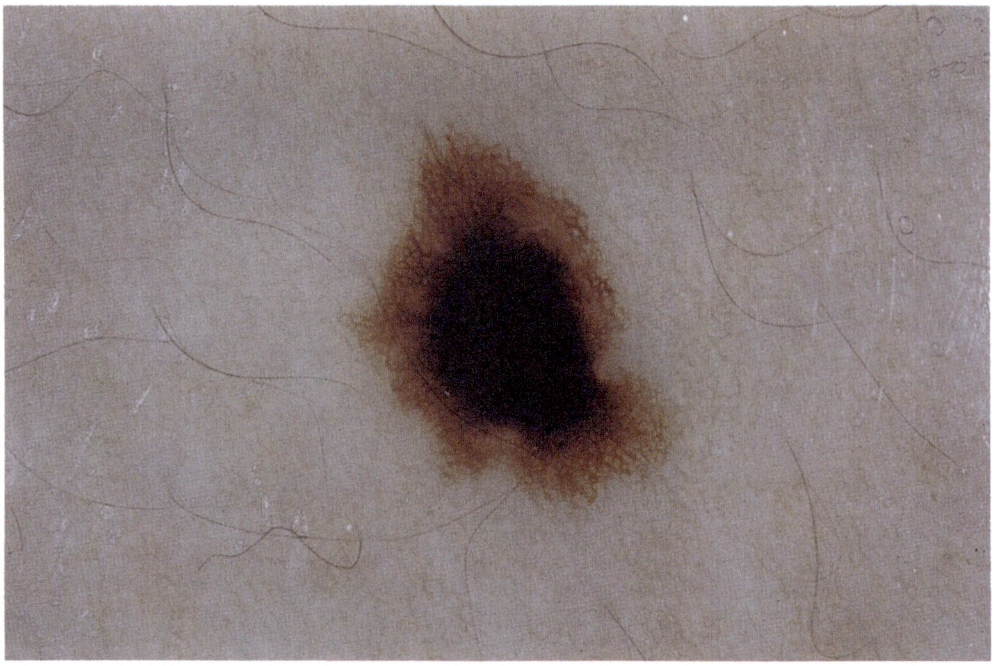

Fig. 2.28
Lamella nerastra, dovuta alla coalescenza di più punti neri, al centro di un nevo giunzionale iperpigmentato.

aree di regressione, rappresentano un criterio altamente suggestivo di malignità. Punti grigio-bluastri, multipli ed in aggregazione, configurano in questi casi il cosiddetto fenomeno del ***peppering*** (vedi pag. 67).
Dei ***globuli marrone*** (Fig. 2.30) abbiamo già detto a proposito del pattern globale globulare. Come accennato, queste strutture vengono dermoscopicamente distinte dai *punti* essenzialmente in base alla loro grandezza.
In passato era convenzionalmente stabilito che gli aggregati pigmentari aventi un diametro uguale o maggiore di 0,1 mm. fossero verosimilmente da considerarsi globuli, mentre quelli aventi un diametro inferiore dovessero ritenersi *punti*.

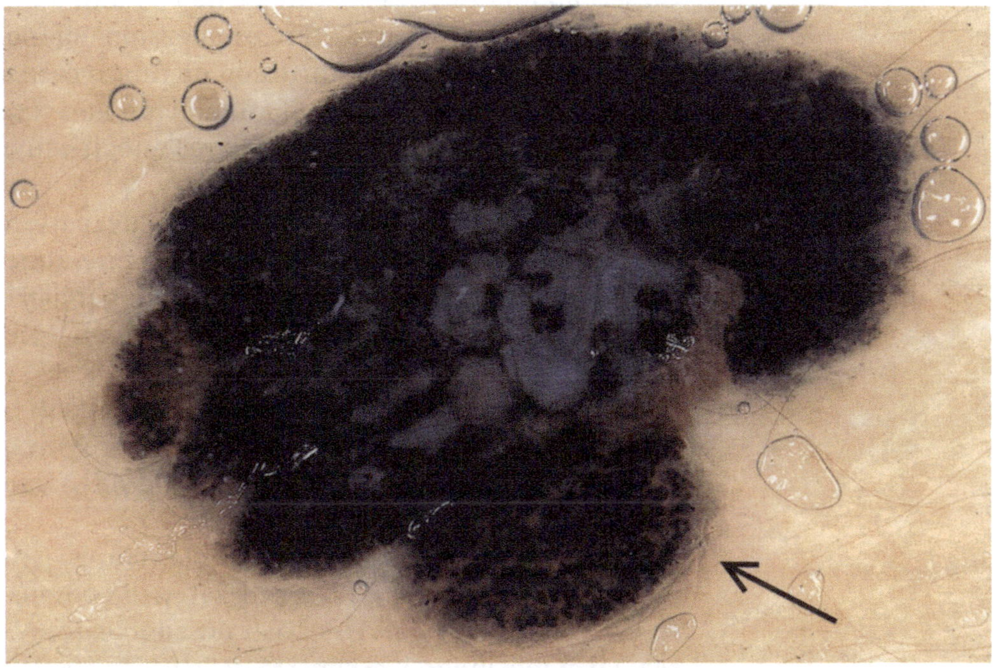

Fig. 2.29
Punti neri irregolari per forma e dimensioni, a distribuzione periferica (⟶), in un melanoma a diffusione superficiale con componente nodulare.

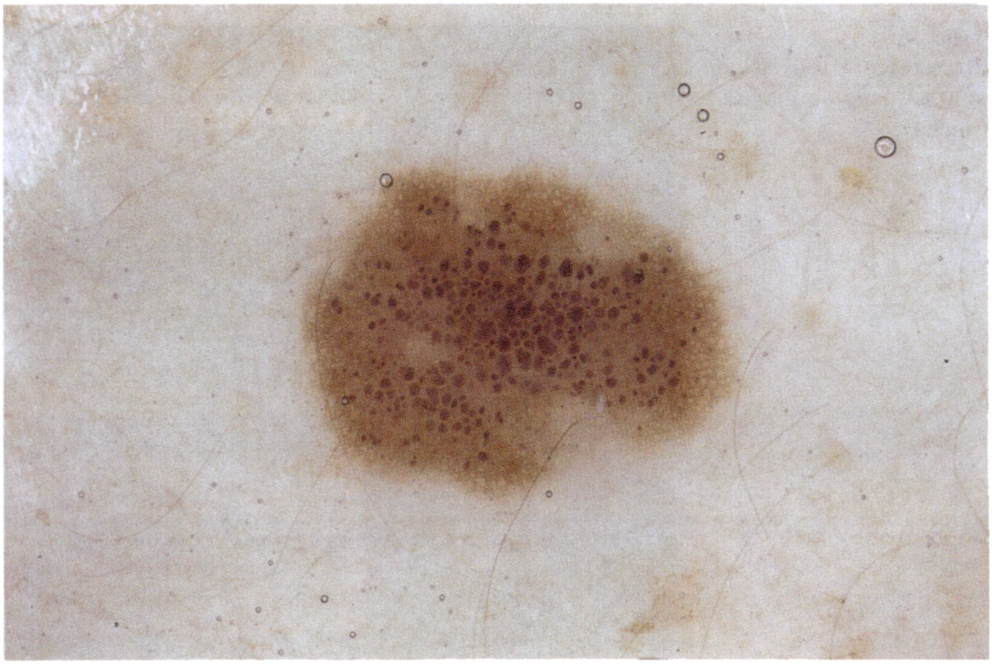

Fig. 2.30
Globuli marrone di dimensioni variabili nel contesto di un nevo melanocitico composto.

In realtà questa distinzione non si rivela sempre così semplice, soprattutto allorché prendiamo in esame i globuli nel contesto di una lesione che presenta anche un pattern a rete. È questo uno dei motivi che ha portato ad accorpare i due criteri.

È rimarchevole notare che in questa particolare situazione istomorfologica, impiegando tecniche di *microscopia di superficie amplificata* (ASM) che sfruttano ingrandimenti di 200-400x, si possono identificare due distinti tipi di globuli (Fig. 2.31).

Un *primo tipo* si localizza a livello delle maglie della rete, presenta dimensioni maggiori, colore marrone tenue e corrisponde istologicamente ad un nido di melanociti situato nelle porzioni superiori del derma papillare.

Un *secondo tipo* si localizza invece in prossimità o sulle linee della rete, presenta colorito marrone più scuro e dimensioni inferiori al tipo precedente, tanto da essere facilmente confuso con un punto nero a livelli d'ingrandimento inferiori ai 40x. Questo secondo tipo di globulo corrisponde istologicamente ad un nido giunzionale isolato di melanociti situato a livello degli zaffi interpapillari.

In effetti, come già anticipato a proposito del pattern globulare, è noto che le dimensioni delle teche giunzionali sono generalmente più limitate e danno quindi luogo a globuli più piccoli di quelli papillari.

Qualora persista il dubbio tra punti neri e globuli, il più volte citato *stripping* può rivelarsi di grande aiuto.

I globuli possono presentare differenti tonalità di colore, dal marrone chiaro, al bruno-nerastro, sino al blu. Se nel Caucasico il colore più comune è il marrone, in individui con pelle scura i globuli hanno frequentemente un colore blu ardesia o nerastro.

Nelle lesioni benigne i globuli presentano forma, dimensione e distribuzione regolare e sono perlopiù localizzati nella porzione centrale.

In una variante di nevi composti possono essere osservati globuli disposti regolarmente lungo il perimetro della lesione, a definire il bordo. Si tratta in

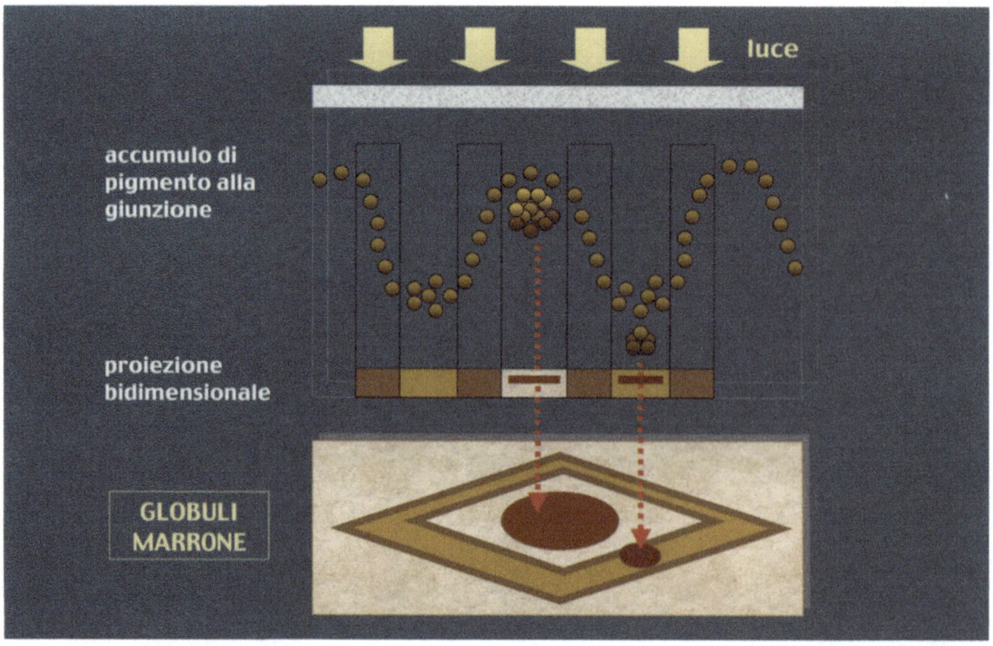

Fig. 2.31
Rappresentazione schematica dei globuli marrone.

genere di nevi melanocitici colti in una fase di rapida crescita radiale, ma dalla cito-architettura benigna (Fig. 2.32).
Globuli marrone aggregati, di grossolane dimensioni (pattern "ad acciottolato") si riscontrano in molti nevi melanocitari papillomatosi.
Globuli marrone o bruno-nerastri, non aggregati, di dimensioni non uniformi ed irregolarmente disposti alla periferia possono viceversa riscontrarsi nei nevi con displasia severa o nel melanoma (Fig. 2.33).
In quest'ultimo non è infrequente il riscontro di ***globuli rosso-lattescenti***, corrispondenti a nidi di melanociti maligni ben vascolarizzati.
Strutture globulari, talora anche di dimensioni pressoché puntiformi, di color grigio ardesia sono spesso rilevabili nell'ambito dell'epitelioma basocellulare pigmentato (vedi pag. 144).

Fig. 2.32
Globuli marrone disposti lungo tutto il bordo della lesione.

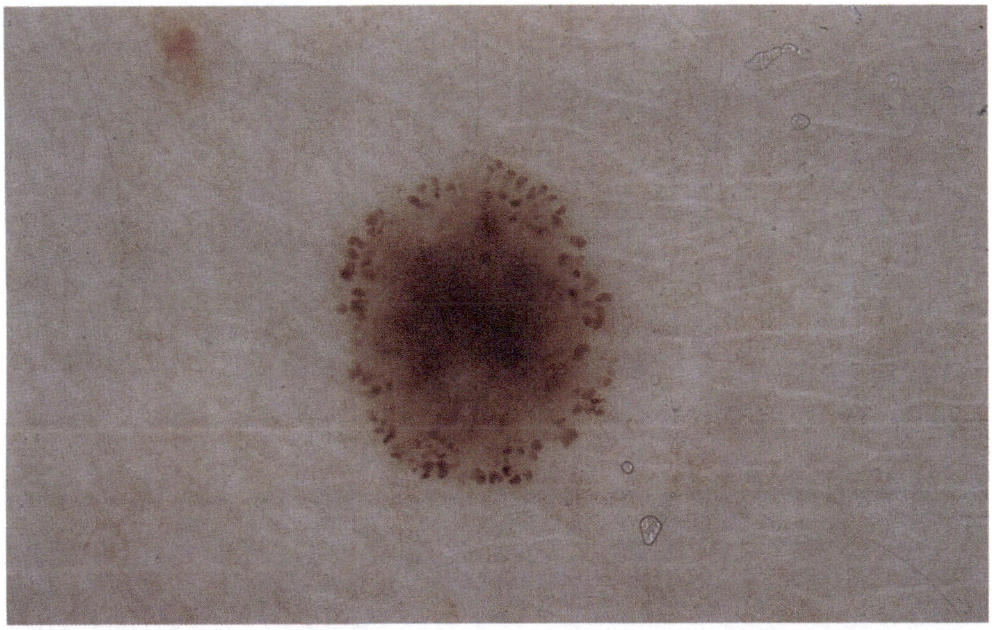

Fig. 2.33
Globuli marrone o bruno-nerastri di dimensioni e distribuzione irregolari in un melanoma invasivo.

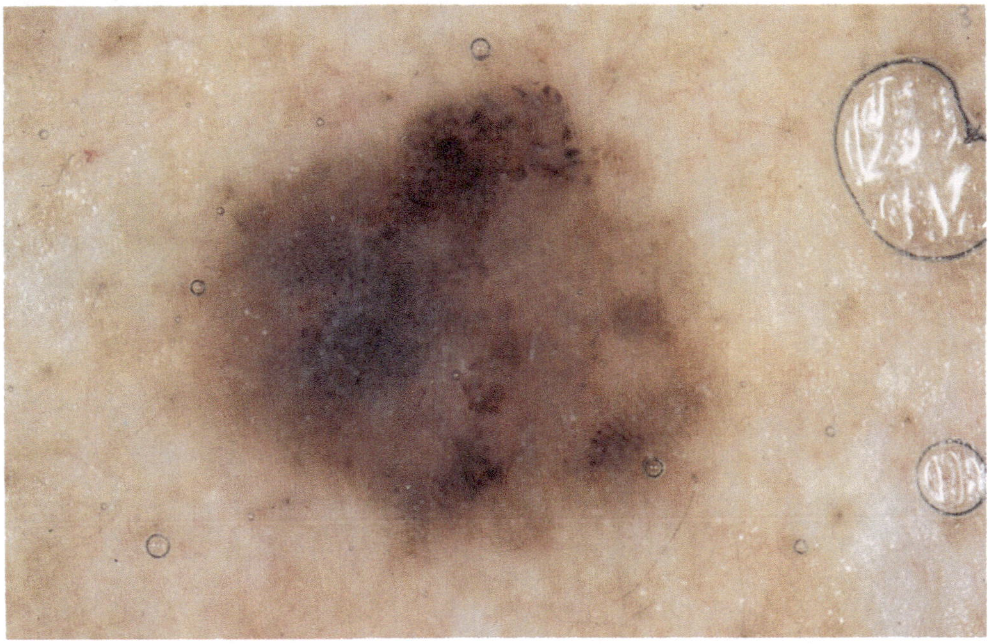

CORRELATI ISTOLOGICI

Punti/globuli

Foto A *- Aggregati di melanina in seno al corneo, di dimensioni estremamente piccole (< 0,1 mm), in un nevo lentigginoso iperpigmentato.*

Foto B *- Piccola teca intraepidermica in via di eliminazione in un nevo plantare.*

Foto C *- Nevo melanocitico composto a cellule fusate iperpigmentate (nevo di Reed). I caratteristici "pseudopodi" che conferiscono l'aspetto "ad esplosione stellare" sono in realtà globuli più o meno iperpigmentati sovrapposti gli uni agli altri a livello epidermico e del derma superficiale.*

(A) (B) (C)

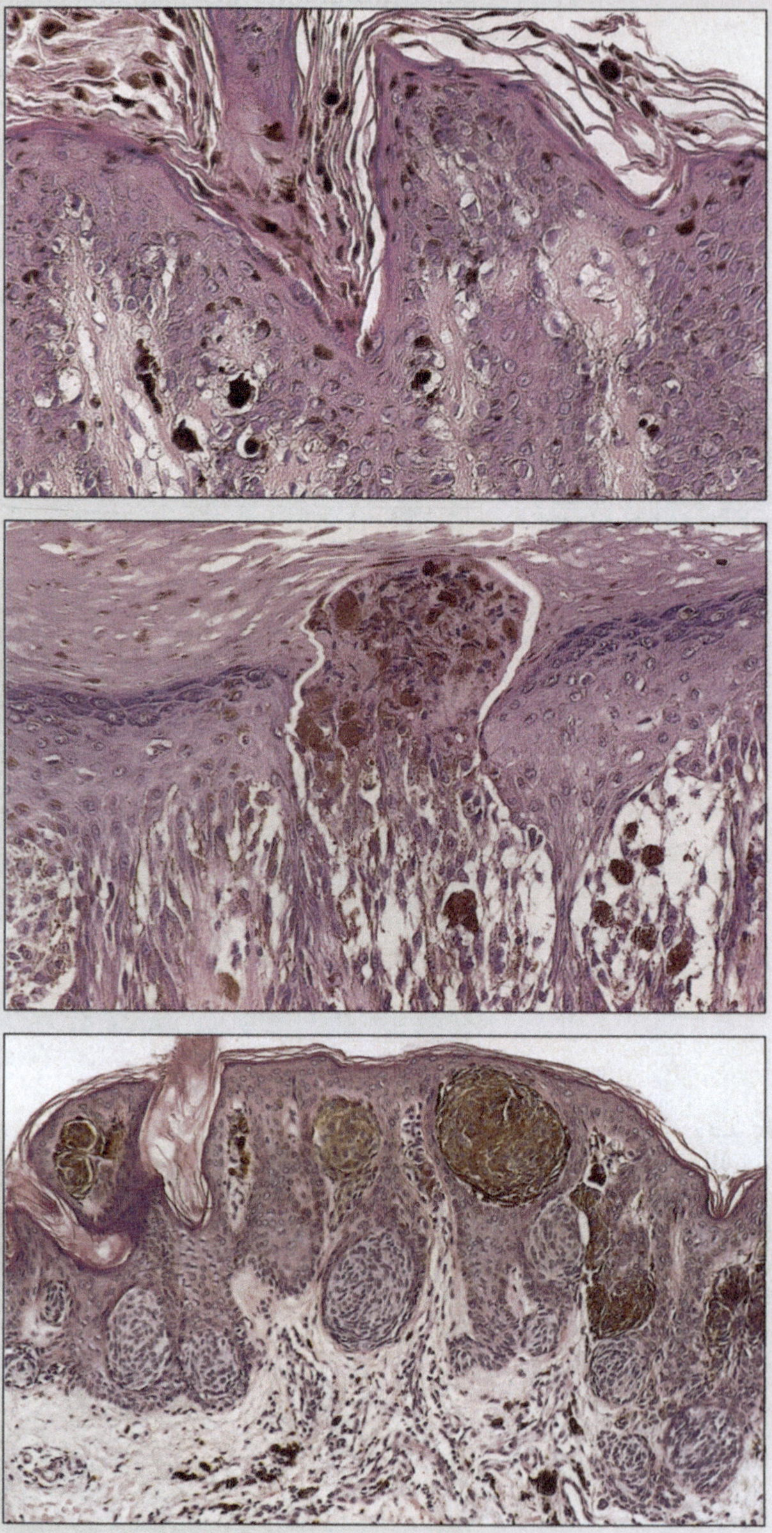

Pseudopodi e strie radiali

Si tratta, in entrambi i casi, di aspetti con alta specificità per il melanoma, di cui rappresentano differenti espressioni morfologiche della fase di crescita radiale.

Gli pseudopodi si presentano come estroflessioni digitiformi periferiche. Possono assumere l'aspetto di proiezioni a bulbo alla fine di un'estensione lineare della rete (Fig. 2.34) *oppure di proiezioni connesse al corpo del tumore* (Fig. 2.35).

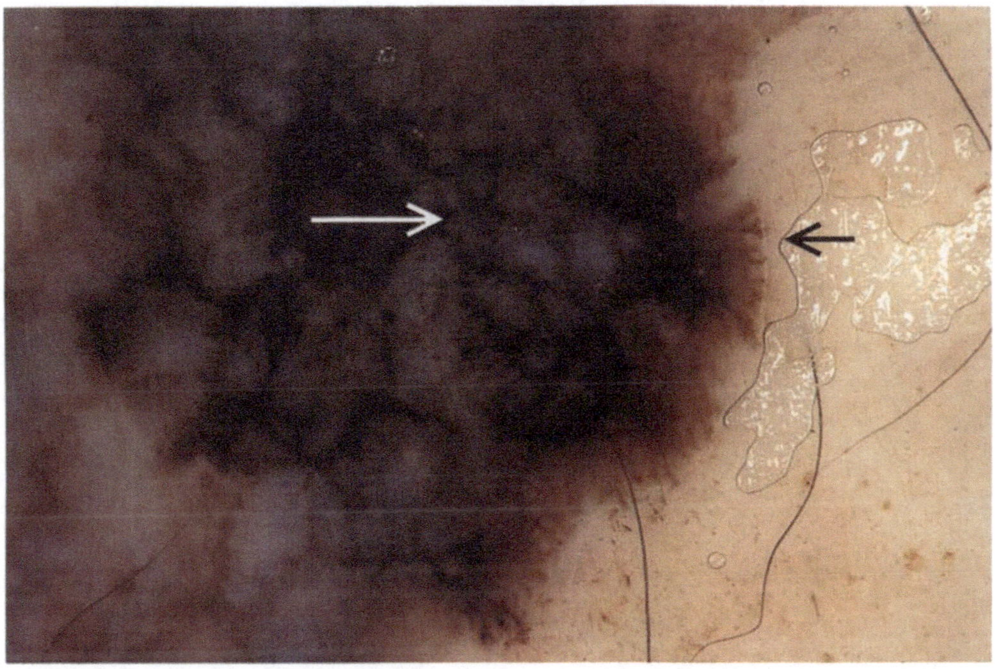

Fig. 2.34
Pseudopodi (→) con spetto di proiezioni a bulbo che originano alla periferia di una rete pigmentaria fortemente atipica. All'interno di questo melanoma a diffusione superficiale si apprezzano inoltre delle estensioni irregolari (⟶).

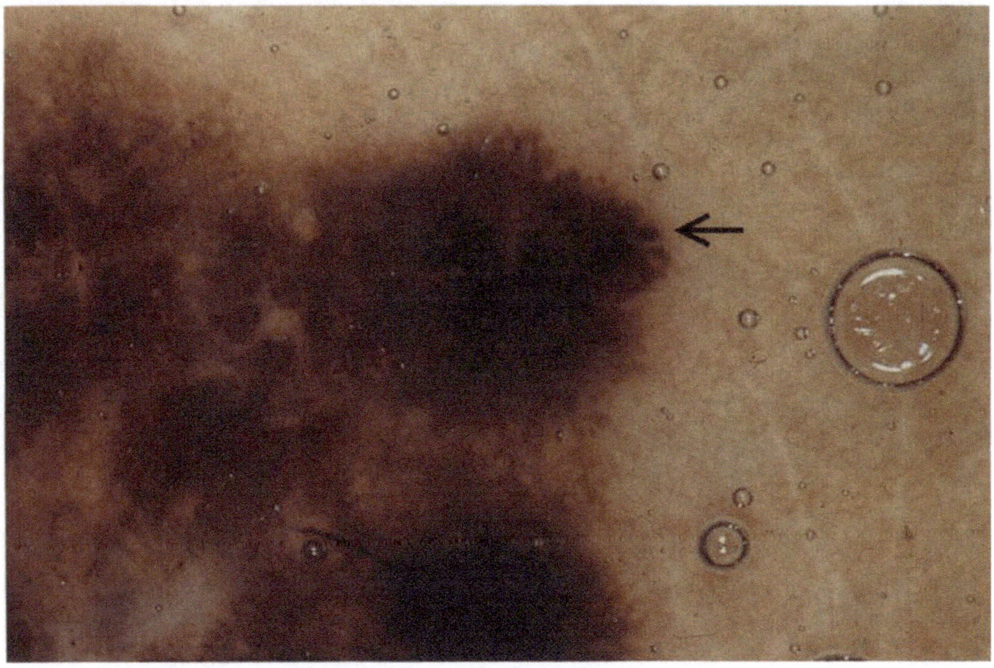

Fig. 2.35
Classici pseudopodi direttamente connessi al corpo del tumore (→).

In accordo con i criteri morfologici definiti da Menzies (Fig. 2.36), le strutture a bulbo che originano dalla rete, per rispondere ai requisiti di veri pseudopodi, devono presentare una larghezza maggiore rispetto alle linee delle rete stessa e all'incirca doppia della proiezione da cui originano. Le proiezioni che originano dal corpo del tumore non devono essere separate dal bordo, ma connesse a quest'ultimo con un angolo acuto (Fig. 2.35); qualora non sussistano tali prerogative, non si tratta di veri pseudopodi (Fig. 2.37).

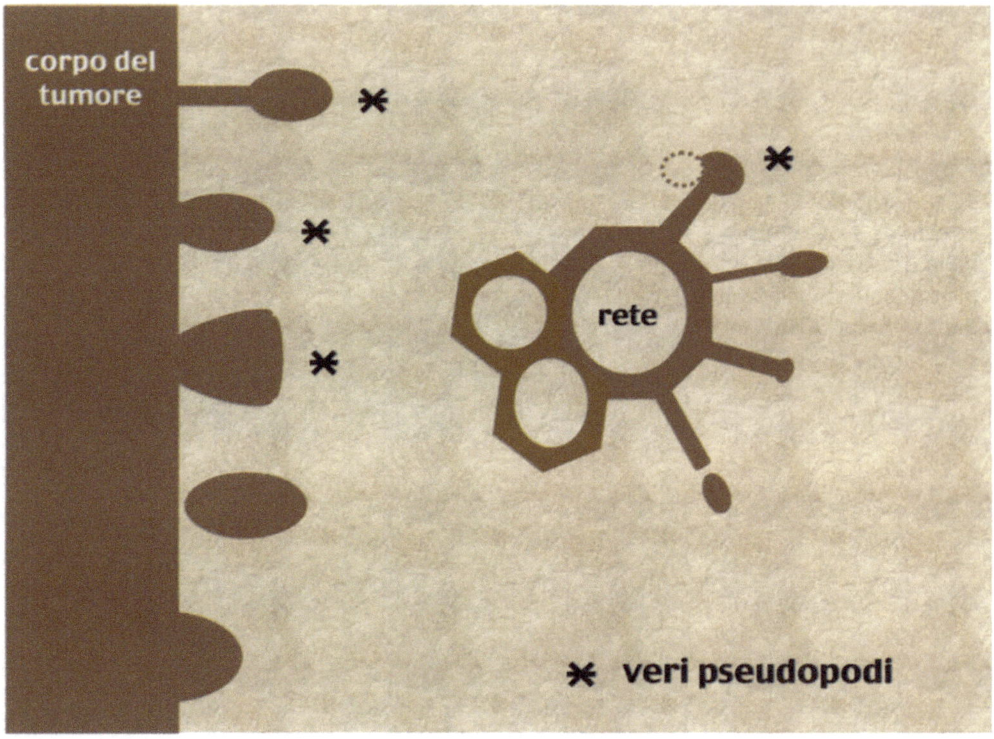

Fig. 2.36
Rappresentazione schematica degli pseudopodi *(da* [22], *mod.).*

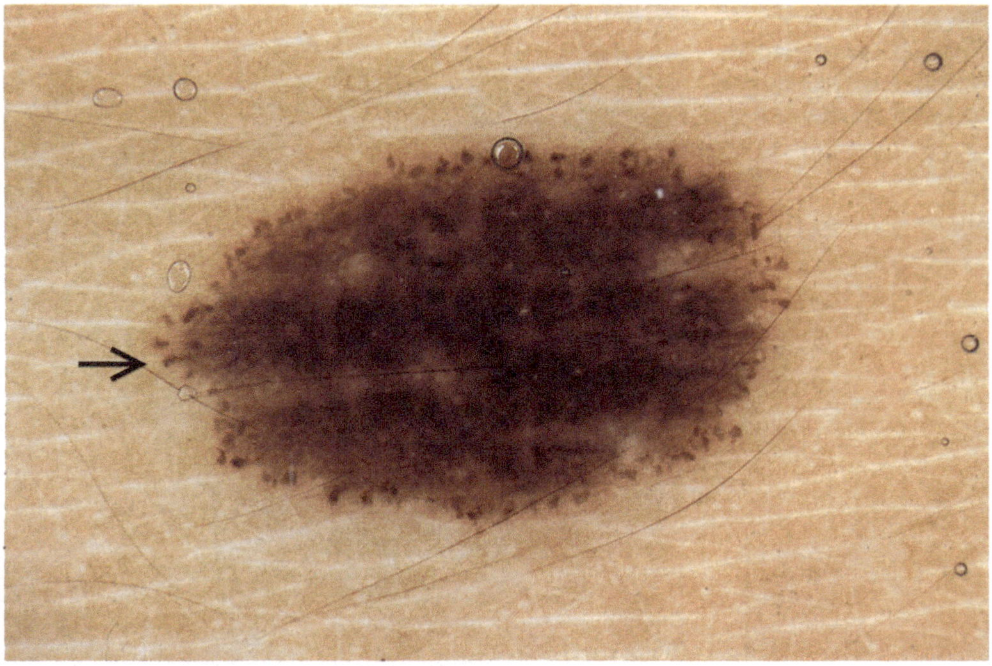

Fig. 2.37
Strutture simili agli pseudopodi alla periferia di un nevo melanocitico composto. In realtà si tratta di globuli marrone (→) separati dal corpo del tumore.

Le strie radiali appaiono invece come sottili striature pigmentate, ravvicinate e parallele, disposte radialmente sul bordo della lesione ("bordo a spazzola") (Fig. 2.38).

Delle estensioni lineari possono tuttavia osservarsi non solo alla periferia della lesione, ma anche al suo interno (Fig. 2.39). Va precisato che devono essere indicate con il termine di strie radiali e che rappresentano un aspetto significativo per la diagnosi di melanoma solo quelle disposte, *asimmetricamente*, sul bordo della lesione.

Anatomicamente, gli pseudopodi corrispondono a nidi giunzionali di mela-

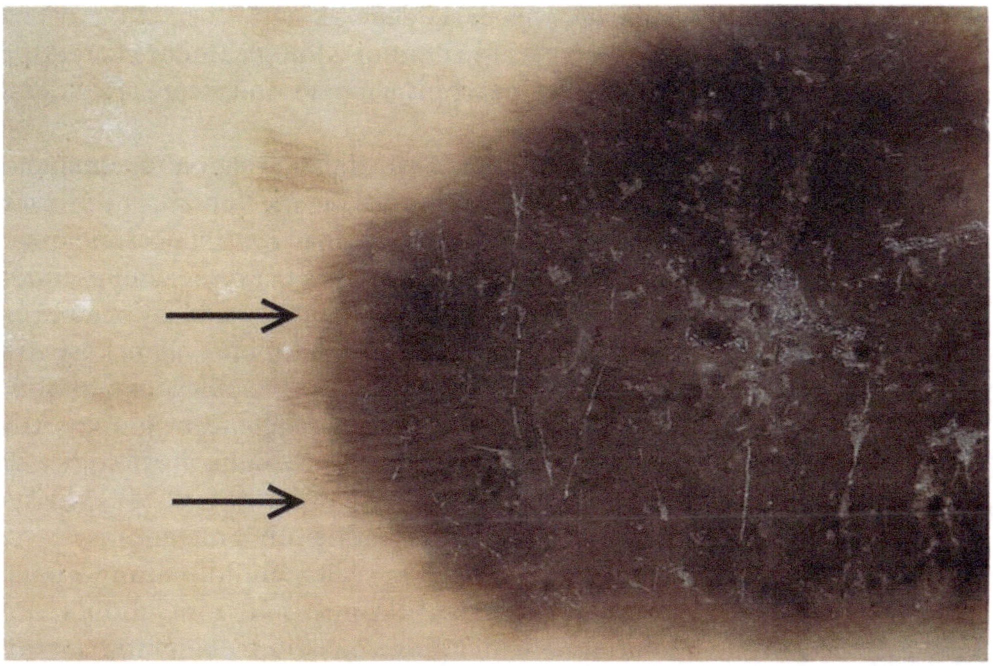

Fig. 2.38
Strie radiali (⟶), in forma di sottili striature pigmentate, ravvicinate e parallele, disposte asimmetricamente al bordo di un melanoma a diffusione superficiale.

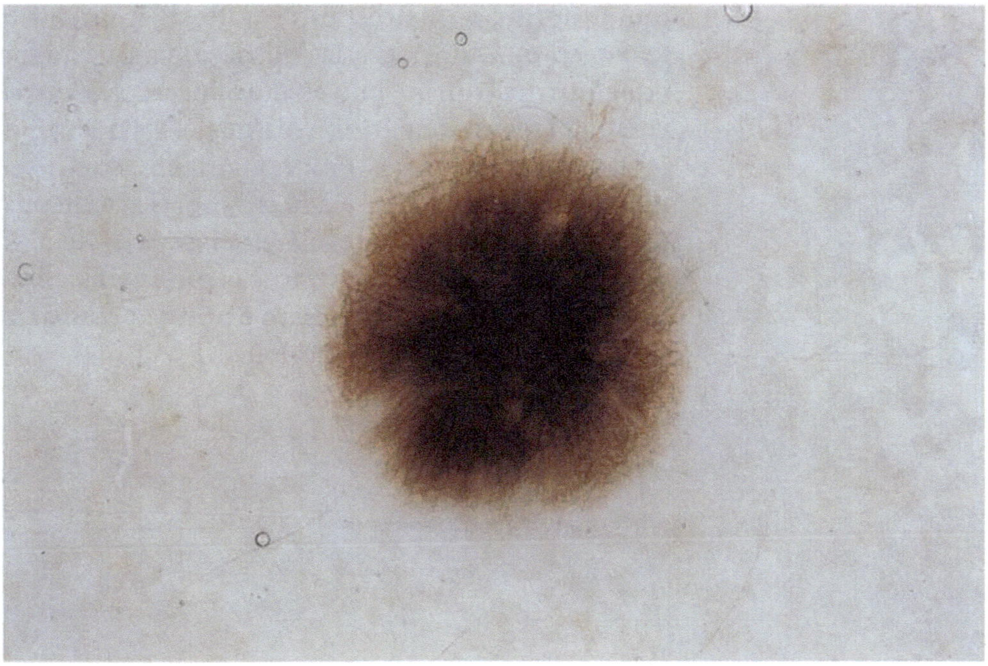

Fig. 2.39
Strie lineari pigmentate a disposizione pressoché radiale, disposte all'interno di un nevo giunzionale iperpigmentato senza aggettare in periferia.

nociti atipici confluenti in periferia e pertanto assumono un evidente significato di invasione dei tessuti sani circostanti.

A loro volta, le strie radiali corrispondono a serie di singoli melanociti neoplastici o a teche di questi ultimi, disposti radialmente alla giunzione. Entrambe le strutture sembrano legate alla caratteristica modalità di distribuzione delle teche melanocitiche alla giunzione, di tipo tubulare e parallela alla superficie cutanea.

Da un punto di vista istologico le differenze tra le due strutture sono quindi sfumate, tanto che alcuni Autori hanno proposto per pseudopodi e strie radiali il termine comune di *"strie"*, distinguendo semplicemente tra *strie regolari* e *strie irregolari* in funzione della loro più o meno ordinata distribuzione alla periferia della lesione.

Ciò può essere ritenuto istologicamente corretto; è comunque utile, nella pratica dermoscopica, saper riconoscere le loro distinte caratteristiche morfologiche.

Gli pseudopodi e le strie radiali vengono frequentemente riscontrati nella lentigo maligna melanoma e nel melanoma a diffusione superficiale. Nella lentigo maligna e nel melanoma *in situ* si possono osservare a volte delle strie radiali, mentre è piuttosto rara la presenza di pseudopodi. Ciò non deve stupire più di tanto, poiché nella lentigo maligna, che è comunque un melanoma intraepiteliale in crescita radiale, il prevalente aspetto istologico consiste nella presenza di singoli melanociti neoplastici o piccoli nidi di questi in sede soprabasale e non di più grossolane teche giunzionali confluenti in periferia.

Strutture che mimano l'espressione morfologica degli pseudopodi possono essere osservate nel nevo di Reed (Fig. 2.14) che spesso, clinicamente, si pone in diagnosi differenziale con il melanoma.

Per questa lesione, in realtà, non dovremmo parlare di pseudopodi veri e propri, in quanto, al contrario del melanoma, dove gli pseudopodi corrispondono a nidi giunzionali di melanociti neoplastici, qui corrispondono a teche intraepiteliali e dermiche che vengono a situarsi su differenti livelli di profondità. Non si tratta pertanto di pseudopodi, ma di globuli con differente stratificazione, disposti caratteristicamente a formare una sorta di orlo o di corona alla periferia della lesione. Questa fondamentale differenza tra i due tipi di strutture può essere apprezzata dermoscopicamente solo attraverso l'osservazione tridimensionale della lesione mediante uno stereomicroscopio. Quello che, comunque, anche con il semplice dermoscopio manuale possiamo valutare è la caratteristica disposizione di questa sorta di pseudopodi a raggiera regolare nel nevo di Reed (configurando il già ricordato pattern "starbust"), mentre nel melanoma gli pseudopodi sono distribuiti in periferia in modo irregolare e non appaiono precisamente orientati lungo gli assi principali della lesione.

Estensioni irregolari

Oltre agli pseudopodi ed alle strie radiali, alcuni Autori considerano espressione della fase di crescita radiale del melanoma un altro criterio: le estensioni irregolari.

Queste sono delle grossolane strutture lineari, intensamente pigmentate, che, all'interno della lesione, presentano interruzioni brusche ed irregolari; si realizzano per la confluenza di una rete pigmentaria marcatamente ispessita, su cui frequentemente si addensano dei punti neri (Fig. 2.34).
Dal punto di vista istologico, esse corrispondono alla presenza di elementi melanocitari atipici, confluenti a livello della giunzione dermo-epidermica.

CORRELATI ISTOLOGICI

Pseudopodi e strie radiali
Porzione periferica di melanoma a diffusione superficiale che mostra teche o singoli melanociti atipici intraepidermici confluenti, verosimile espressione della progressione periferica della neoplasia.

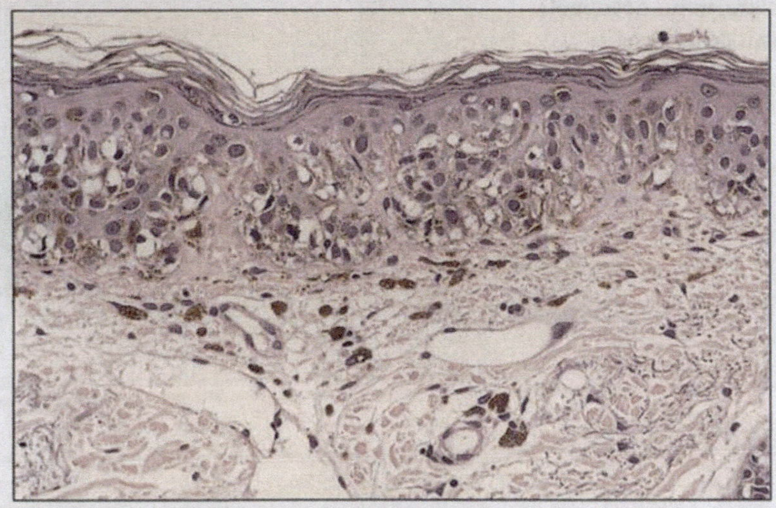

Pigmentazione diffusa ("blotches")

Con il termine di pigmentazione diffusa vengono definite delle aree pigmentate non strutturate, di colore variabile dal marrone al bruno-nerastro, spesso con aspetto chiazzato ("blotches"), localizzate (Fig. 2.40) ***od estese ad occupare gran parte della lesione*** (Fig. 2.41), ***tanto da rendere difficile talvolta il rilievo di altri criteri dermoscopici.***

Tale reperto è dovuto alla diffusa presenza di melanina nel corneo, nell'epidermide e nel derma; esso può accompagnarsi ad appiattimento delle cre-

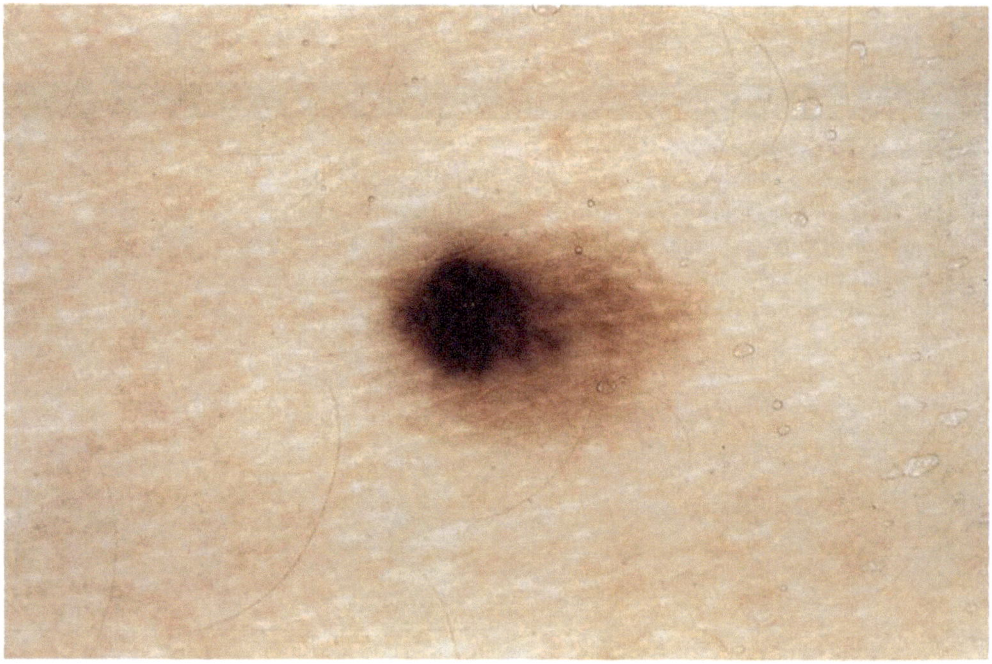

Fig. 2.40
Area bruno-nerastra di pigmentazione diffusa ("blotch") localizzata, regolare, in un nevo melanocitico atipico.

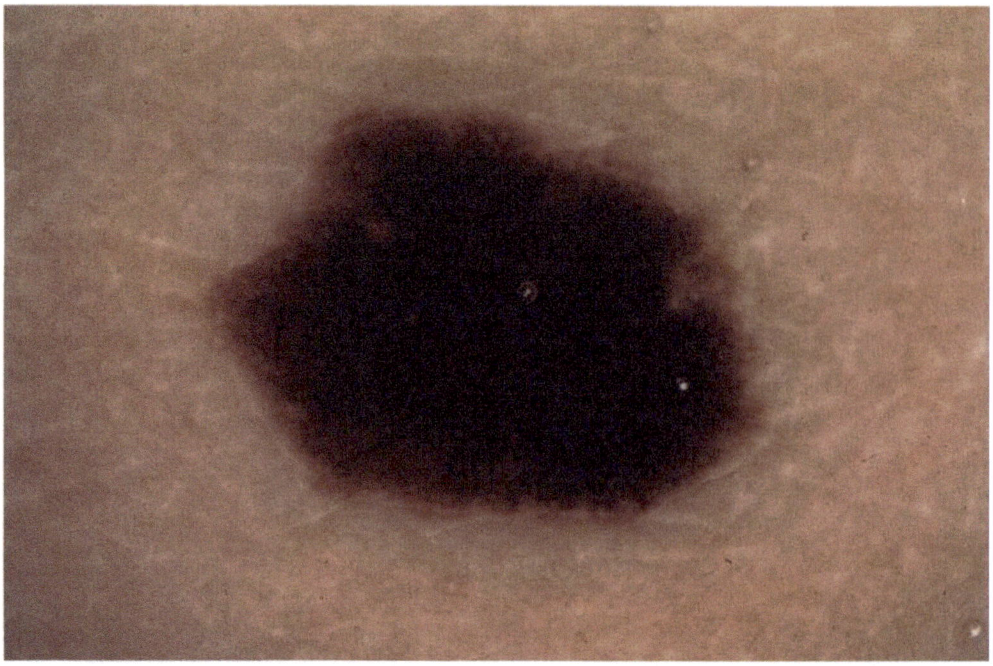

Fig. 2.41
Pigmentazione diffusa brunastra, regolare ed estesa ad occupare gran parte di un nevo melanocitico comune.

ste interpapillari ed il suo colore varia, per quanto detto in precedenza, in base alla localizzazione ed alla densità del pigmento stesso.
Ultimamente viene inserito in questo criterio anche la *"lamella nerastra"* che, di fatto, consiste in un aggregato compatto di punti neri (vedi pag. 51).
Le aree di pigmentazione diffusa nelle lesioni melanocitarie benigne presentano un colore omogeneo, dei limiti ben sfumati e una distribuzione prevalentemente centrale (***pigmentazione diffusa regolare***). Nelle lesioni atipiche o maligne presentano invece tonalità di colore variabili ed una dis-

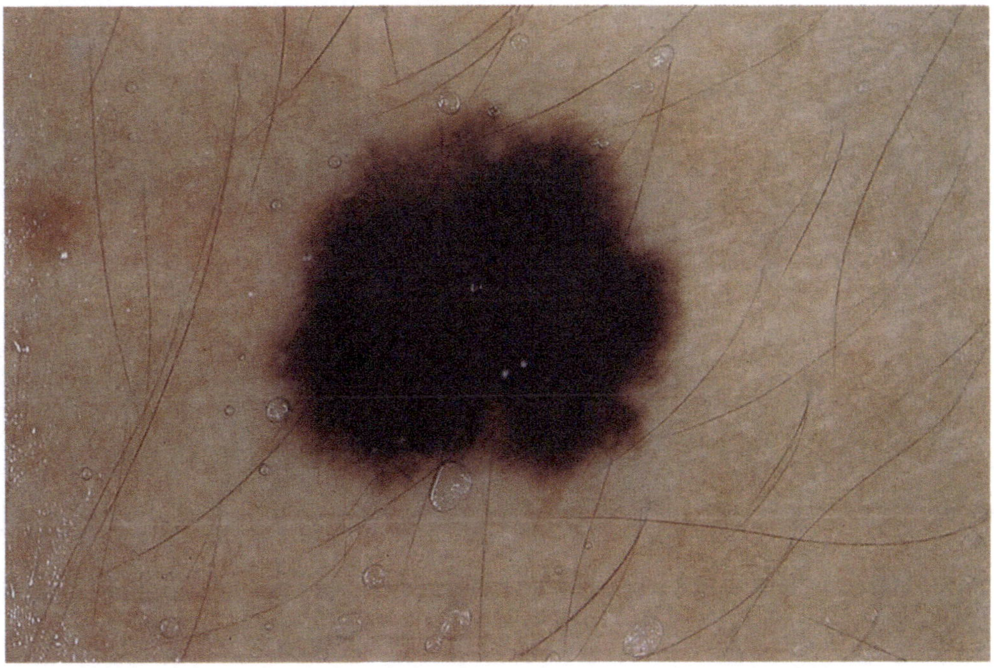

Fig. 2.42
Aree di pigmentazione diffusa localizzate, grigiastre e nerastre, irregolari per forma e distribuzione in un melanoma a diffusione superficiale.

tribuzione spesso periferica ed asimmetrica (Fig. 2.42) (***pigmentazione diffusa irregolare***).
Una pigmentazione diffusa, omogenea o talora distribuita irregolarmente, sempre in assenza di altri aspetti dermoscopici, è il pattern caratteristico della melanosi delle mucose, sia orale che genitale.

CORRELATI ISTOLOGICI

Pigmentazione diffusa

Tale criterio, per la sua relativa "aspecificità", può essere riscontrato in numerose lesioni pigmentarie, quale aspetto associato o accessorio ad altri pattern.

*Esso diviene invece pattern di riferimento nel caso di nevi melanocitici composti e/o dermici (**foto A**), costituiti da melanociti iperpigmentati localizzati nel derma papillare e medio, ovvero di melanomi (**foto B**) infiltranti l'epidermide ed il derma in modo piuttosto regolare.*

(A)

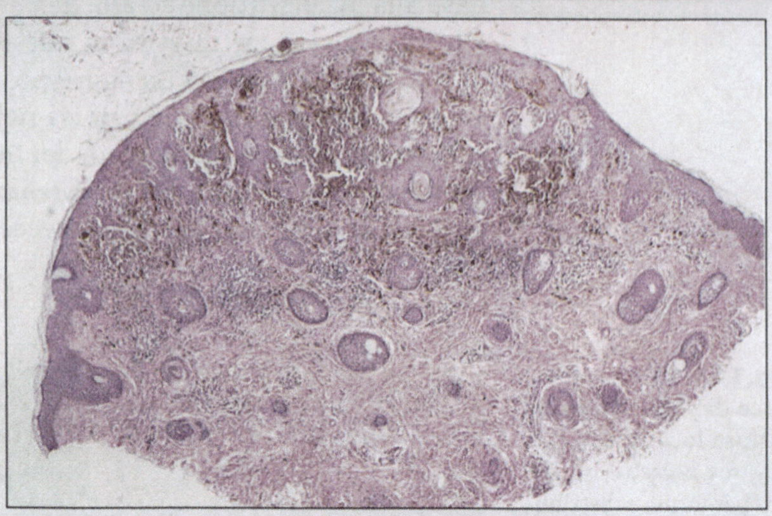

(B)

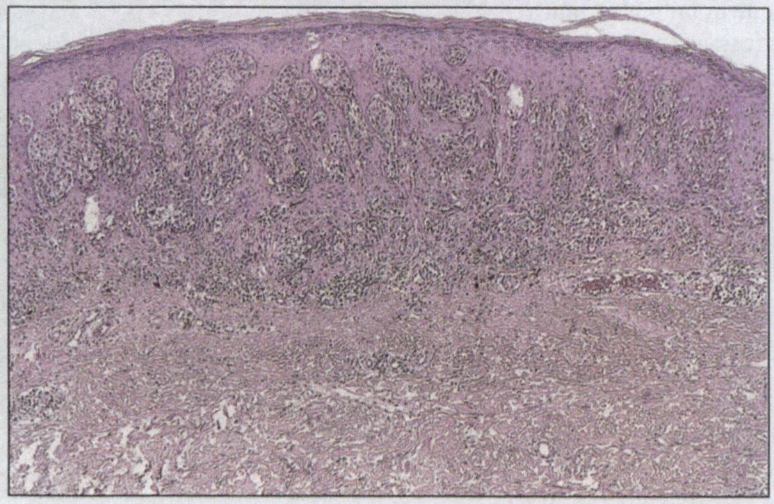

Velo biancastro. Velo blu-biancastro

Il velo biancastro viene percepito come un alone di colore bianco-sporco, a limiti mal definiti, che offusca le strutture pigmentate sottostanti (Fig. 2.43). Di norma presenta una distribuzione focale ed irregolare; più raramente appare diffuso uniformemente.
Istologicamente il velo biancastro corrisponde alla presenza di ipercheratosi ortocheratosica compatta, talvolta associata ad ipergranulosi.
Per la sua natura anatomica, tale reperto (definito dagli Autori anglosassoni "*milky-way*") è quindi una vera e propria *velatura* che si interpone tra l'osservatore e le possibili strutture sottostanti.

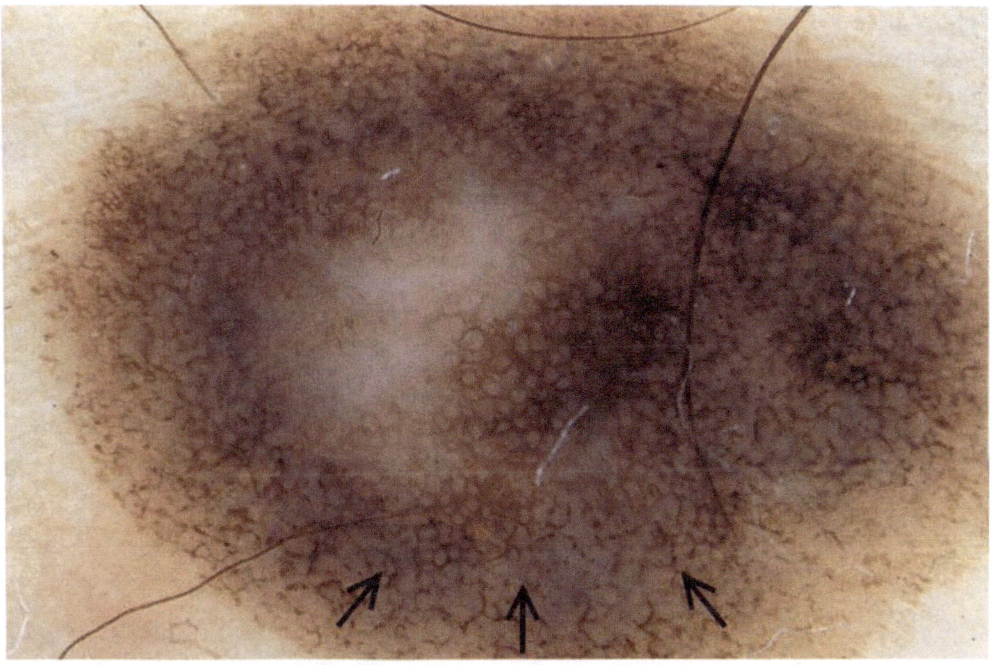

Fig. 2.43
Velo biancastro (→) apprezzabile come un alone di colore bianco-sporco, a limiti mal definiti, che offusca parte delle strutture pigmentate di un nevo melanocitico displastico. In posizione quasi centrale è presente un'area biancastra similcicatriziale.

CORRELATI ISTOLOGICI

Velo biancastro, velo blu-biancastro
Il velo biancastro è, in genere, determinato da ipercheratosi ortocheratosica.

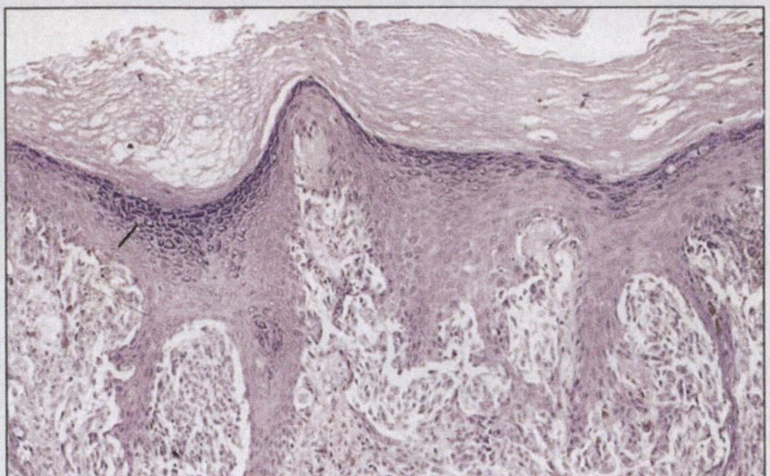

Quando un velo biancastro presenta dei riflessi azzurrini, assume allora il termine di ***velo blu-biancastro*** (Fig. 2.44): questa tonalità sembra legata a fenomeni ottici di rifrazione dovuti a melanociti intensamente pigmentati localizzati nel derma superficiale.

Il velo biancastro, secondo diversi Autori, presenta una buona specificità per il melanoma, ma a tal fine è importante la presenza di altri criteri indicativi di lesione melanocitaria, poiché un velo biancastro o blu-biancastro può riscontrarsi anche negli angiomi e negli epiteliomi basocellulari pigmentati.

Un velo biancastro si riscontra spesso anche nell'ambito di lesioni melanocitarie localizzate agli arti inferiori, in particolar modo nei soggetti con marcati fenomeni di fotoinvecchiamento ed in presenza di discreta xerosi cutanea.

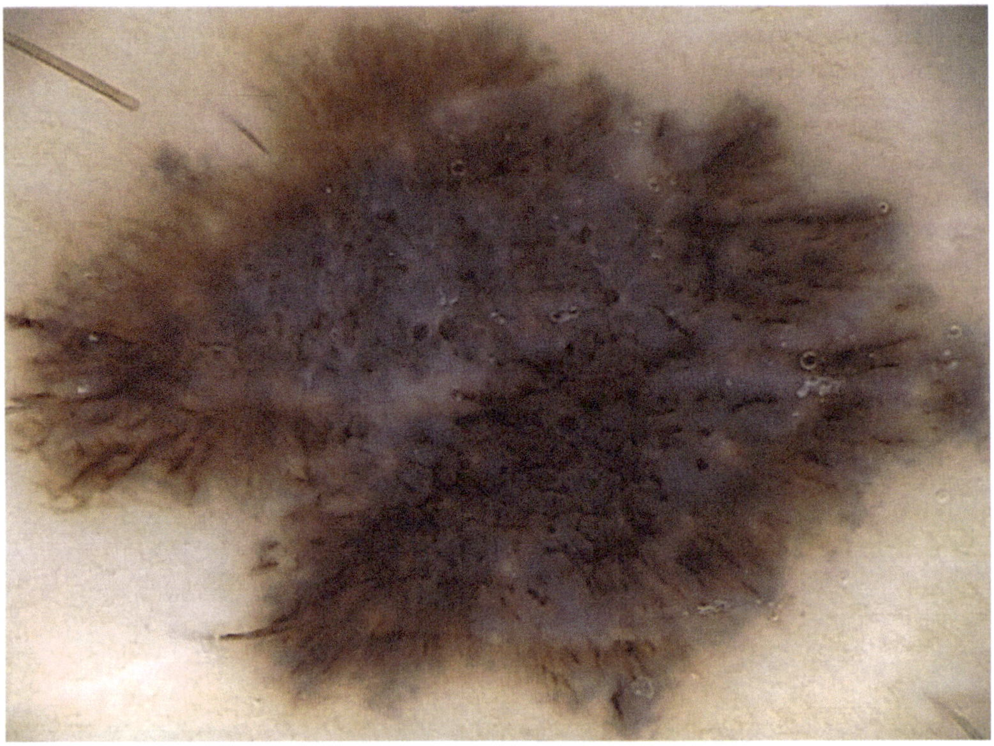

Fig. 2.44
Velo blu-biancastro in un melanoma a diffusione superficiale.

Velo grigio-blu. Aree grigio-blu

I termini *velo grigio-blu* ed *aree grigio-blu* definiscono in pratica lo stesso fenomeno morfologico o quantomeno aspetti dermoscopici molto simili e riferibili allo stesso substrato anatomico. Per questo molti Autori usano i due termini indifferentemente.

Il velo grigio-blu e le aree grigio-blu si presentano come aree irregolari di colore variabile dal grigio al blu, di aspetto torbido ed offuscato, a margini scarsamente definiti (Fig. 2.45).

Il substrato istologico è rappresentato da estesi fenomeni di fibrosi superficiale, con melanofagi più o meno dispersi e/o cellule melanomatose nel derma. Quando i melanofagi tendono ad aggregarsi si osservano alla D. delle aree con molteplici *punti grigio-blu*, che ricordano i grani del pepe (fenomeno del *"peppering"*- Fig. 2.46), aspetto dermoscopico importante che riscontriamo spesso nel melanoma, nell'ambito di aree di regressione.

La sfumatura grigio-bluastra è attribuibile all'effetto Tyndall, dovuto a fenomeni di diffusione della luce di cui sarebbe responsabile la melanina intracellulare e/o extracellulare localizzata nel derma superficiale e medio.

Le aree grigio-blu sono di riscontro più frequente nei melanomi con spessore superiore a 0,76 mm, dove rappresentano un importante segno di infiltrazione neoplastica e di flogosi profonda, con ricca quota di melanofagi.

Qualora queste aree di regressione grigio-bluastra vengano a combinarsi con zone di depigmentazione biancastra simil-cicatriziale, si realizzano delle aree bianco-bluastre pressoché indistinguibili dermoscopicamente dal velo bianco-bluastro.

Il velo e le aree grigio-blu mostrano una buona specificità per il melanoma, ma a tal fine è importante la presenza della rete pigmentaria o di altri criteri dermoscopici indicativi di una lesione melanocitaria, poiché aspetti simi-

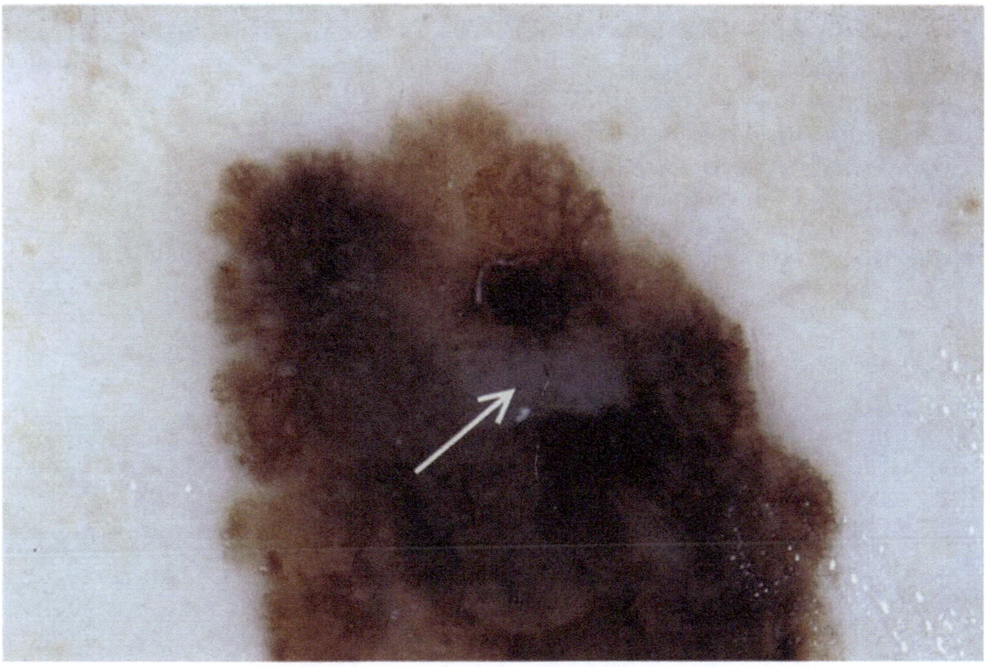

Fig. 2.45
Area grigio-blu (⟶) di aspetto torbido e margini scarsamente definiti in un melanoma a diffusione superficiale.

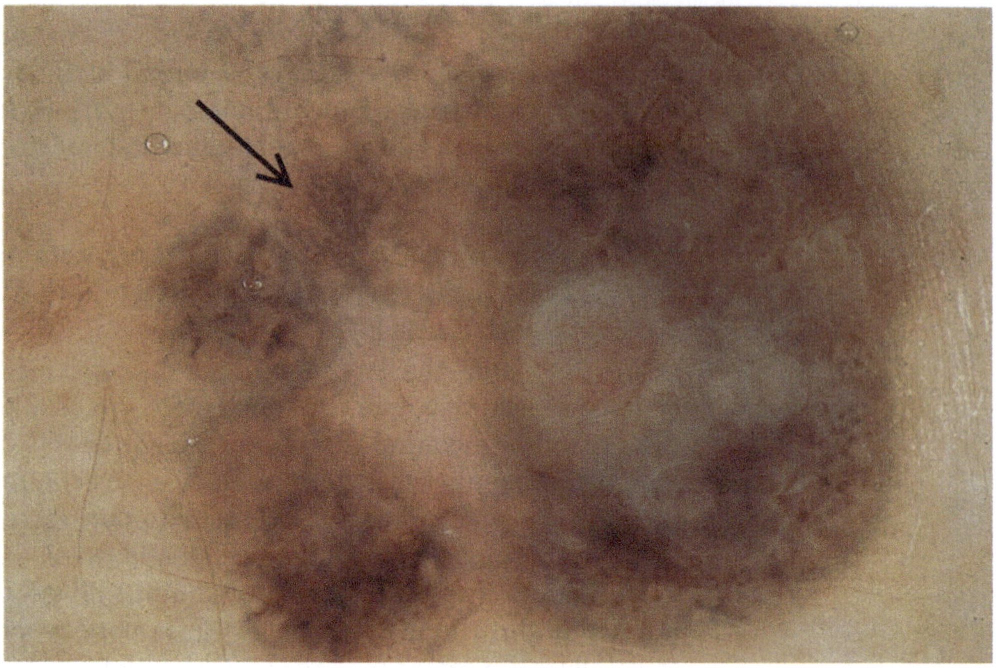

Fig. 2.46
Numerosi punti grigio-blu, dispersi come grani di pepe, configurano il quadro del "peppering" (⟶) in un melanoma invasivo.

li possono essere riscontrati anche negli angiocheratomi, nelle cisti sebacee superficiali e nell'epitelioma basocellulare pigmentato ("*aree ovoidali grigio-bluastre*").

Infrequente, ma non eccezionale, è il riscontro di aree grigio-blu nel contesto di *nevi melanocitari composti in regressione*; in questi casi la diagnosi differenziale con il melanoma in fase di regressione è possibile solo istologicamente.

CORRELATI ISTOLOGICI

Velo grigio-blu

Il velo grigio-blu è un fenomeno tipicamente dermico ed è caratterizzato da fibrosi associata alla presenza di melanofagi o melanociti atipici, dispersi singolarmente o in piccoli aggregati, in seno al derma.

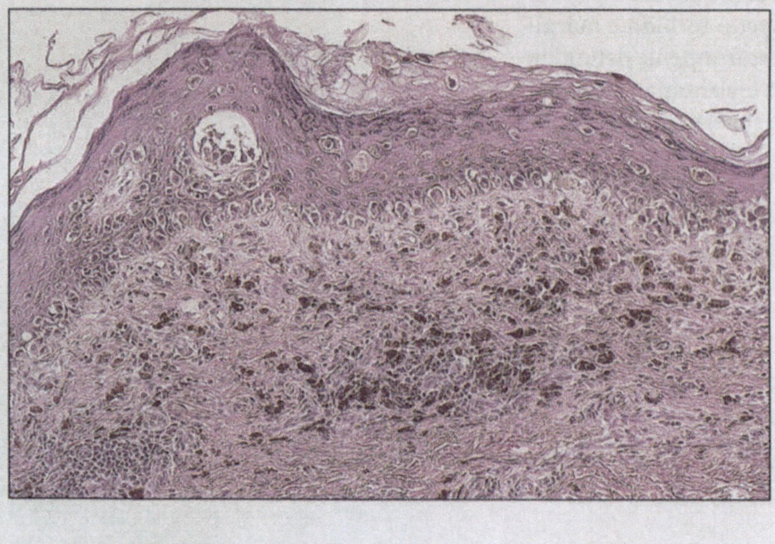

Ipopigmentazione/Depigmentazione

La ipopigmentazione/depigmentazione consiste in una evidente diminuzione od assenza di pigmento nell'ambito di una lesione pigmentata.

Tale reperto può avere carattere diffuso (Fig. 2.47) o localizzato, potendosi in quest'ultimo caso individuare inoltre una distribuzione focale (Fig. 2.48) o multifocale (Fig. 2.49).

Anatomicamente essa corrisponde ad aree in cui vi è una diminuzione più o meno marcata della carica melanica a livello epidermico e dermico, cui si associano talvolta modesti fenomeni di fibrosi.

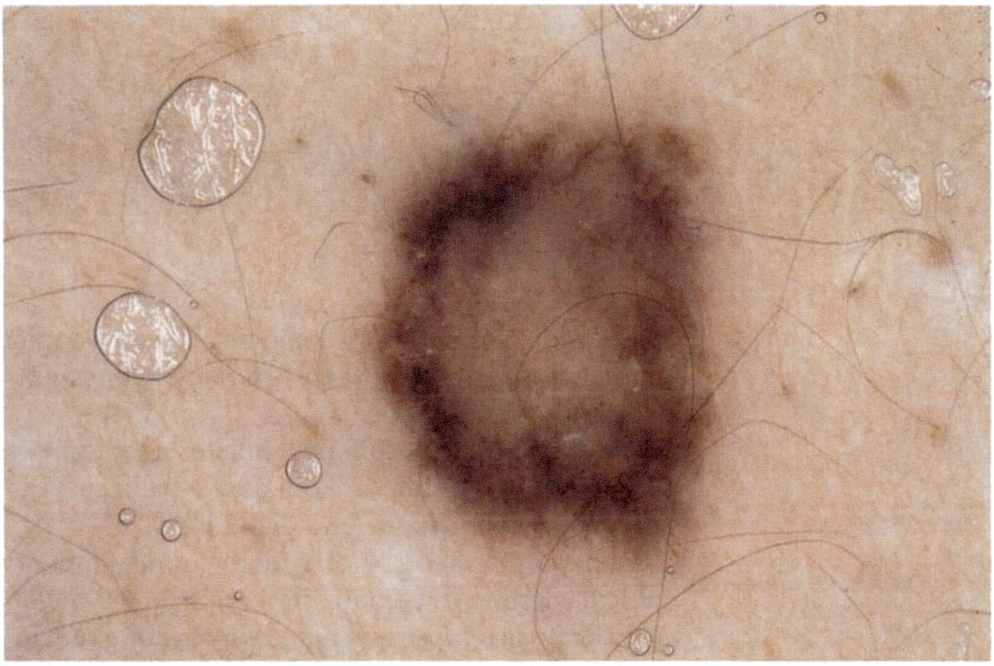

Fig. 2.47
Ipopigmentazione diffusa in un nevo melanocitico comune.

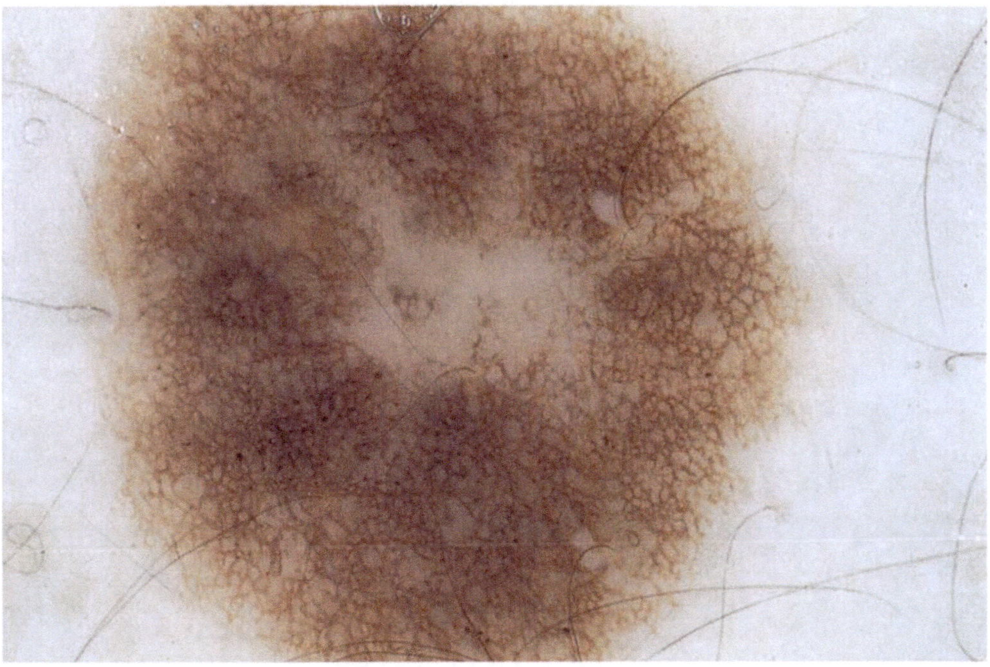

Fig. 2.48
Ipopigmentazione localizzata focale in un nevo melanocitico giunzionale.

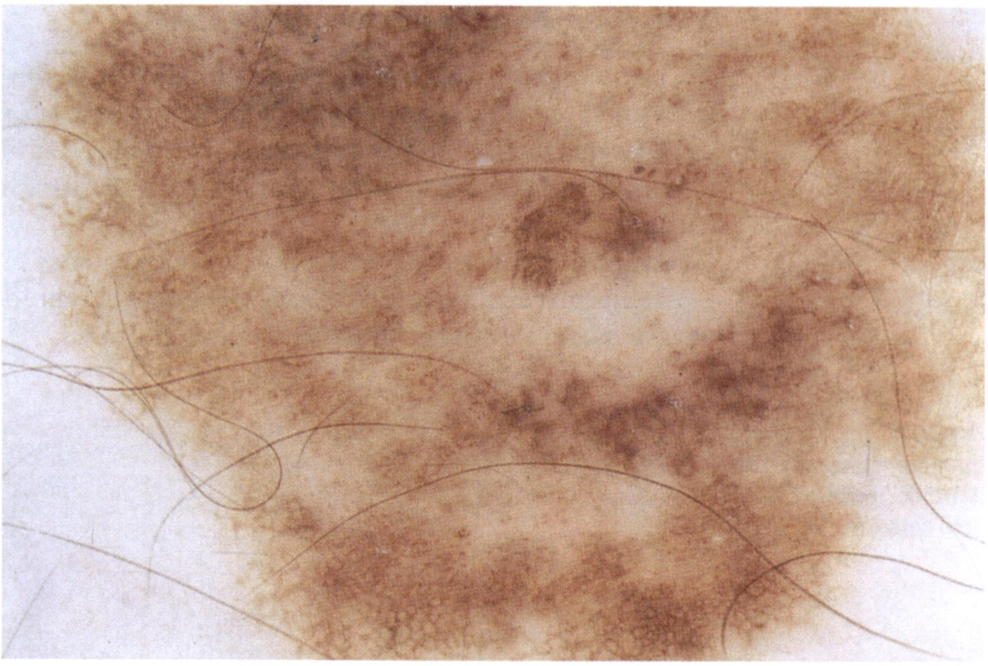

Fig. 2.49
Ipopigmentazione localizzata multifocale in un nevo melanocitico comune.

Nelle lesioni melanocitarie benigne o nei nevi atipici la depigmentazione è solitamente situata nella zona centrale della lesione e non appare più chiara della cute perilesionale.

Al contrario, nelle lesioni melanocitarie maligne essa è più spesso localizzata alla periferia e di colore più chiaro della cute circostante, essendo in questi casi più accentuati i fenomeni di fibrosi.

Aree ipopigmentate, regolarmente tondeggianti, disposte attorno agli ostii follicolari, sono di comune risconto nei nevi melanocitari congeniti e talora negli acquisiti; rappresentano l'espressione morfologica della colonizzazione delle teche melanocitarie lungo la guaina epiteliale esterna.

Area biancastra similcicatriziale

In questo criterio dermoscopico, rispetto al precedente, la depigmentazione risulta ancor più marcata, biancastra, di aspetto francamente madreperlaceo che richiama quello di una cicatrice (Fig. 2.50).
Il suo correlato istopatologico è rappresentato da spiccati fenomeni di fibrosi del derma superficiale.

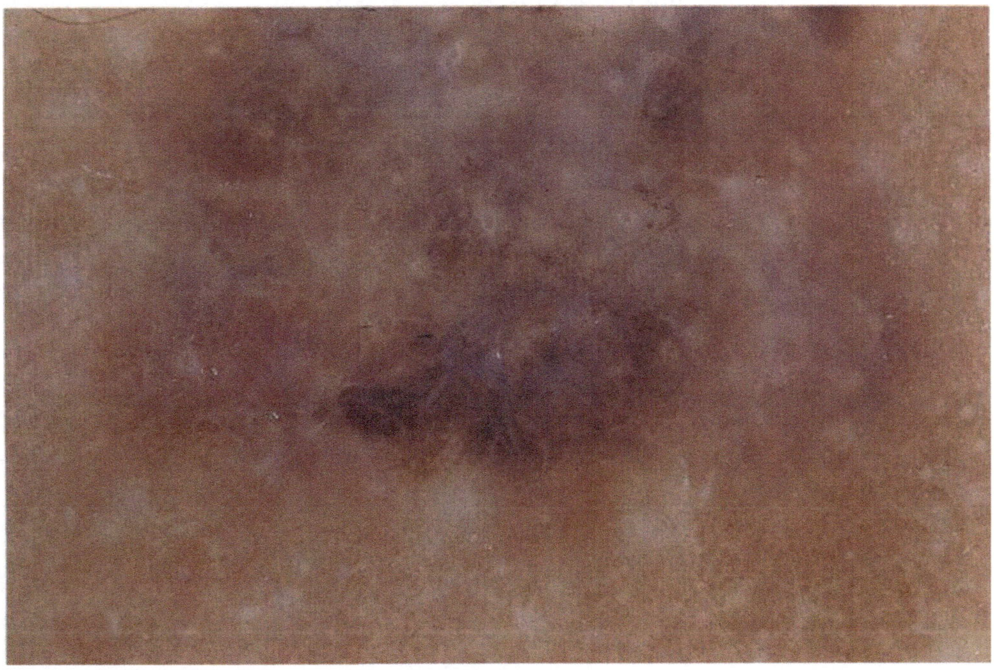

Fig. 2.50
Aree biancastre similcicatriziali nel contesto di un melanoma a diffusione superficiale.

Come accennato precedentemente a proposito del velo biancastro, anche queste aree similcicatriziali possono talvolta presentare sfumature bluastre, espressione di melanofagi dispersi nel derma superficiale. Tali sfumature sono ad esempio riscontrabili nella fase precoce di regressione del melanoma a diffusione superficiale, mentre mancano nelle fasi più avanzate, dove prevale decisamente la depigmentazione biancastra similcicatriziale.
Talvolta i fenomeni regressivi possono essere così marcati ed estesi da rendere difficile od impossibile la valutazione dermoscopica. In questi casi, particolare attenzione deve essere posta nel ricercare aspetti evocativi delle lesioni melanocitarie, quali piccole aree residue di rete e punti/globuli.
Aree biancastre similcicatriziali possono riscontrarsi anche a livello dei basaliomi pigmentati, spesso variamente associate ad aree a foglia d'acero, globuli multipli o aree ovoidali grigio-blu o grigio-ardesia.

Strutture di regressione

Sotto questo termine sono state recentemente (Consensus Net 2000) accorpati diversi parametri dermoscopici indicativi di fenomeni regressivi, osservabili soprattutto nel contesto di lesioni di natura melanocitaria.

Le strutture di regressione vengono distinte in *aree blu, aree bianche* e *aree combinate di regressione.*

Le *aree bianche* si identificano con le aree biancastre similcicatriziali, le *aree blu* includono le aree grigio-blu, il "peppering" ed i punti multipli grigio-blu. Le aree bianche e le aree blu di regressione possono frequentemente combinarsi, configurando così delle *aree bianco-bluastre* che, come già detto, sono di fatto indistinguibili dal velo blu-biancastro.

Sebbene le strutture di regressione si osservino principalmente nel melanoma, possono comunque essere riscontrate anche nei nevi comuni, in quelli atipici ed in lesioni non melanocitarie quali la cheratosi lichenoide benigna ("*lichen planus like keratosis*") e la cheratosi attinica.

CORRELATI ISTOLOGICI

Depigmentazione, area biancastra simil-cicatriziale

Si tratta di aspetti dermoscopici associati a correlati istologici piuttosto simili. Differiscono, tuttavia, per intensità ed, a volte, per estensione.

Nel primo caso, ad una ridotta quota di melanina nell'epidermide si associa una fibrosi dermica in genere piuttosto regolare, mentre nel secondo la fibrosi è fortemente espressa, sino ad assumere l'aspetto di una vera sclerosi cicatriziale.

*Una lieve fibrosi regolarmente distribuita lungo il derma papillare parallelamente all'epidermide è di frequente riscontro nei nevi displastici (**foto A**). Una marcata sclerosi cicatriziale è invece molto caratteristica nella fase avanzata di regressione di un melanoma (**foto B**).*

Nella fase più precoci è possibile osservare anche alcuni melanofagi dispersi fra le fibre collagene sclerotiche: questo aspetto può essere considerato un punto di contatto con il quadro istopatologico che sottende il velo grigio-blu.

(A)

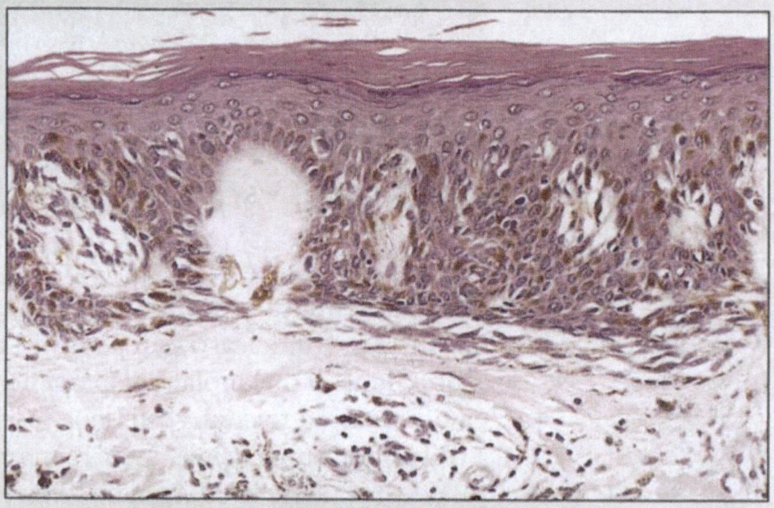

(B)

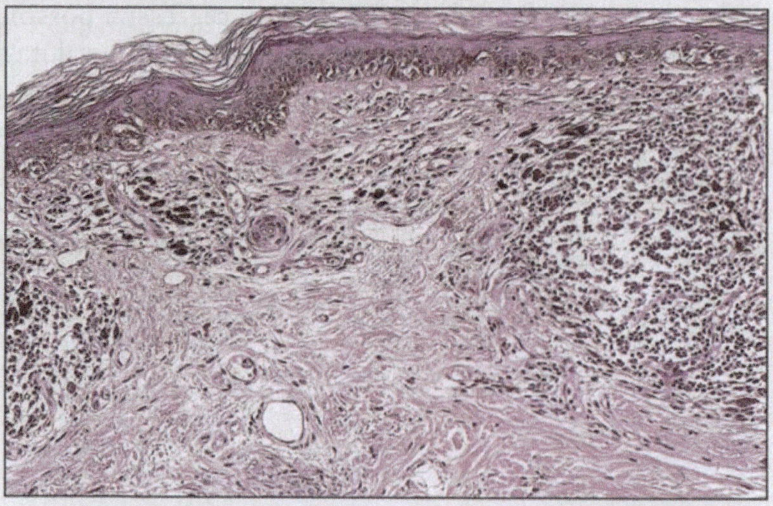

Strutture vascolari

Per la valutazione del pattern vascolare è indispensabile eseguire l'esame dermoscopico a livelli di magnificazione di almeno 30X, comprimendo il meno possibile la superficie da esaminare, onde evitare l'ischemia momentanea e la conseguente scomparsa dei reperti vascolari.
Alla osservazione dermoscopica i vasi possono apparire ben delineati o viceversa alquanto sfocati, a seconda della loro localizzazione più o meno profonda: ovviamente, quelli situati più superficialmente risultano meglio demarcati.
In base alle caratteristiche morfologiche dei vasi, possono essere individuati 6 differenti pattern (Fig. 2.51):

- per le **teleangectasie** distinguiamo:

- un ***pattern ad albero*** caratterizzato da vasi di calibro ampio (circa 0,2 mm.) da cui si dipartono ramificazioni con aspetto arborescente, ad andamento tortuoso, irregolare e con progressiva diminuzione del calibro fino a diventare capillari sottili (0,002 mm.). Questo pattern è di frequente riscontro nell'epitelioma basocellulare pigmentato (Fig. 2.52).
- un ***pattern a forcina*** caratterizzato da vasi con decorso rettilineo o poco tortuoso che configurano strette anse con andamento obliquo, di diametro pressoché costante. Tale pattern si riscontra alla periferia di neoplasie cutanee di diversa natura, ma quasi sempre di discreto spessore: cheratosi seborroiche, epiteliomi spinocellulari (Fig. 2.53), cheratoacantomi (Fig. 2.54) e talora cheratosi attiniche e melanomi. In particolare, nei carcino-

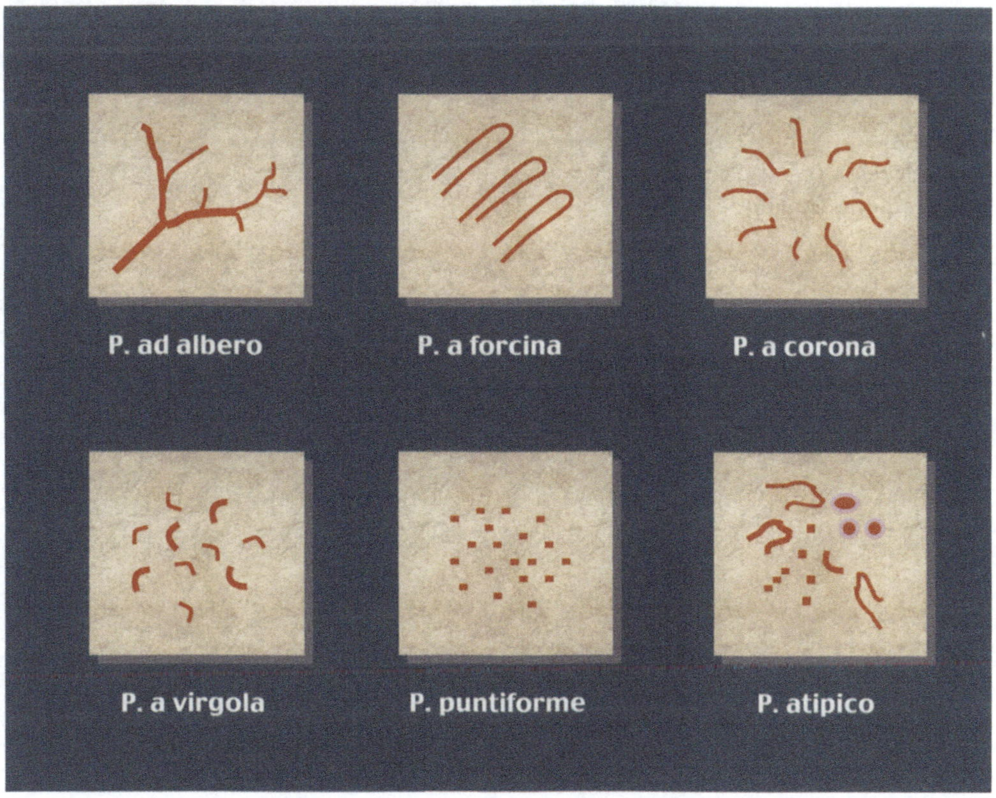

Fig. 2.51
Rappresentazione schematica dei differenti pattern vascolari.

mi squamocellulari e nei cheratoacantomi (tumori cheratinizzanti) questi vasi appaiono circondati da un caratteristico alone biancastro, per la presenza di fenomeni di cheratinizzazione. Nei melanomi, invece, questo alone biancastro è assente ed inoltre le teleangectasie a forcina appaiono di forma irregolare (Fig. 2.55).

- un ***pattern a corona*** o a ghirlanda, rappresentato da vasi con andamento rettilineo e ramificazioni scarse od assenti, disposti alla periferia quasi a circondare la neoformazione (Fig. 2.56). Tale reperto è frequente nella iperplasia sebacea, in cui, caratteristicamente, i vasi non attraversano mai il centro della lesione.

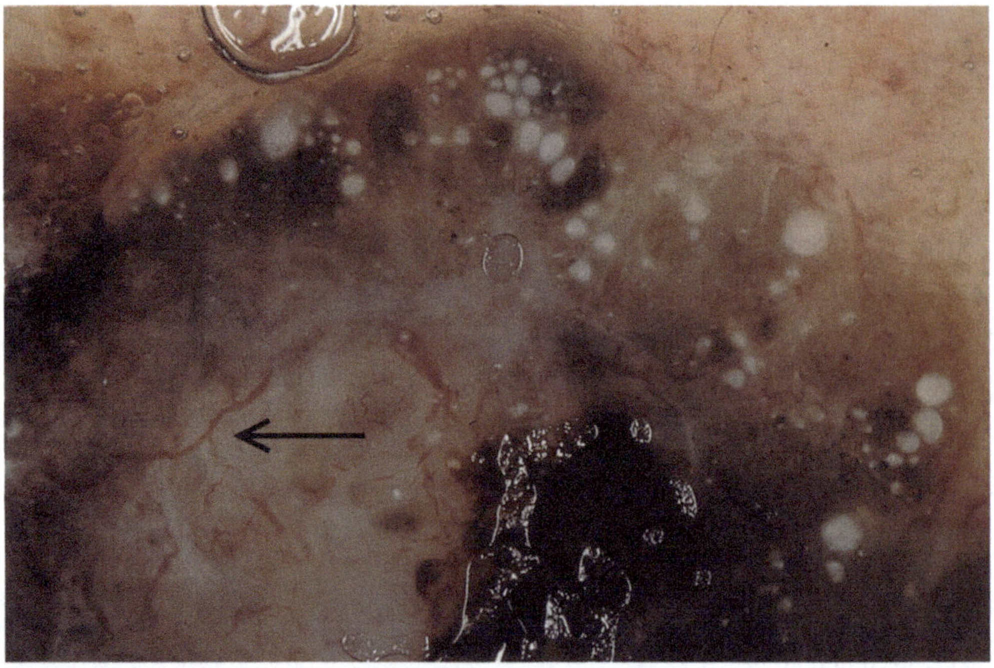

Fig. 2.52
Vasi ad albero (⟶) in un epitelioma basocellulare pigmentato.

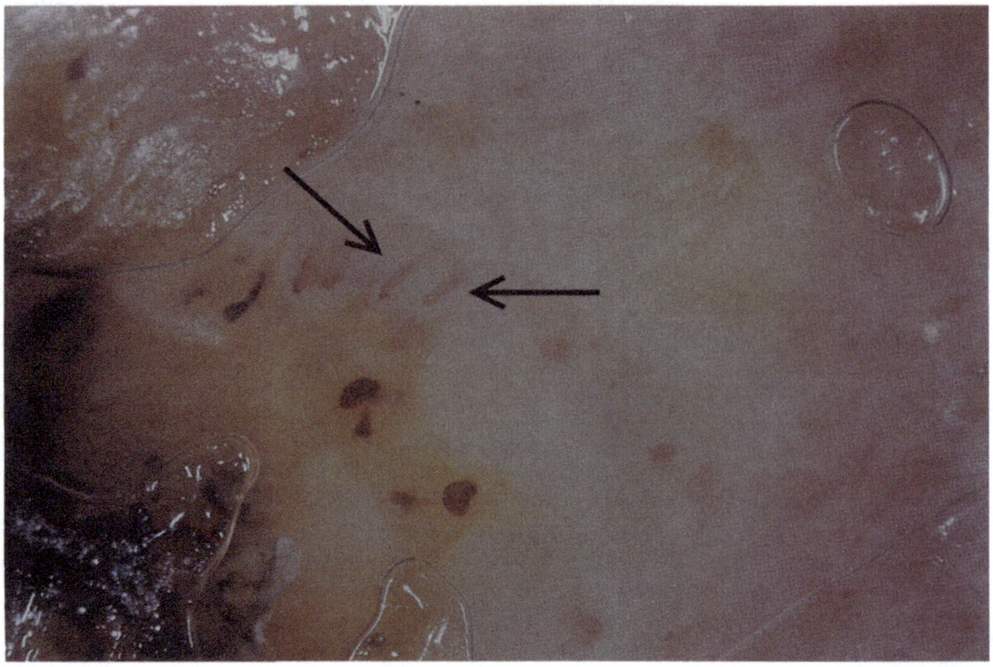

Fig. 2.53
Vasi a forcina (⟶) in un carcinoma squamocellulare.

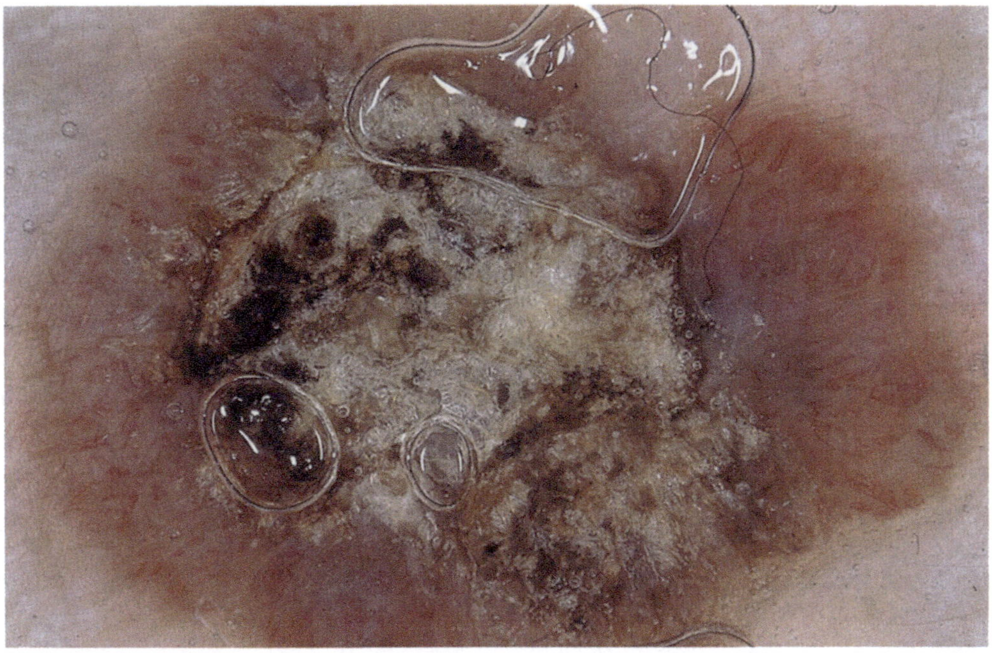

Fig. 2.54
Vasi a forcina alla periferia di un cheratoacantoma. In alcune aree i vasi appaiono circondati da un alone biancastro.

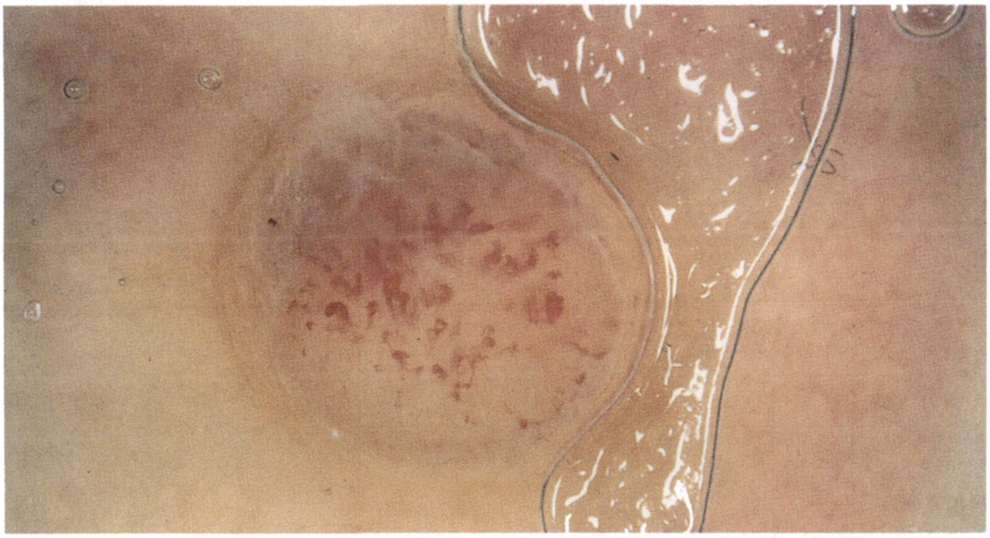

Fig. 2.55
Vasi a forcina irregolari in un melanoma nodulare amelanotico.

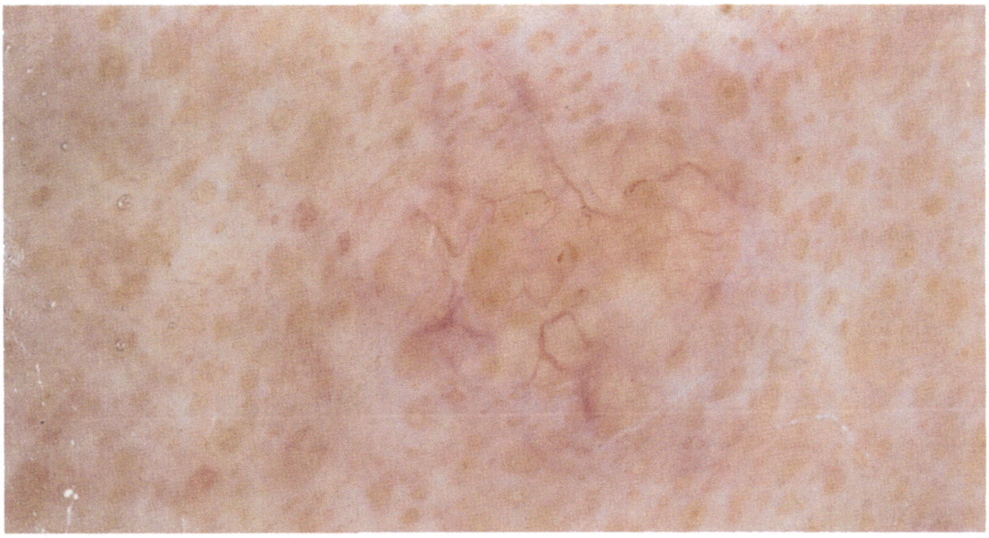

Fig. 2.56
Vasi a corona disposti alla periferia di una iperplasia sebacea.

- per quanto riguarda i **piccoli vasi** distinguiamo invece:

- un ***pattern a virgola*** con vasi disposti parallelamente al piano cutaneo, piuttosto corti, con aspetto arciforme, distribuiti irregolarmente sulla superficie della lesione (Fig. 2.57). Questo pattern è tipico dei nevi dermici.
- un ***pattern puntiforme*** con corte anse capillari disposte perpendicolarmente alla superficie cutanea, che dermoscopicamente appaiono come punti rossi fittamente distribuiti (Fig. 2.58). Si osservano in neoformazioni cheratinizzanti di spessore sottile (quali cheratosi attinica, seborroica e morbo di Bowen) e nel melanoma, soprattutto ipo- ed amelanotico. Un pattern puntiforme è osservabile talvolta anche nella zona centrale del nevo di Spitz.

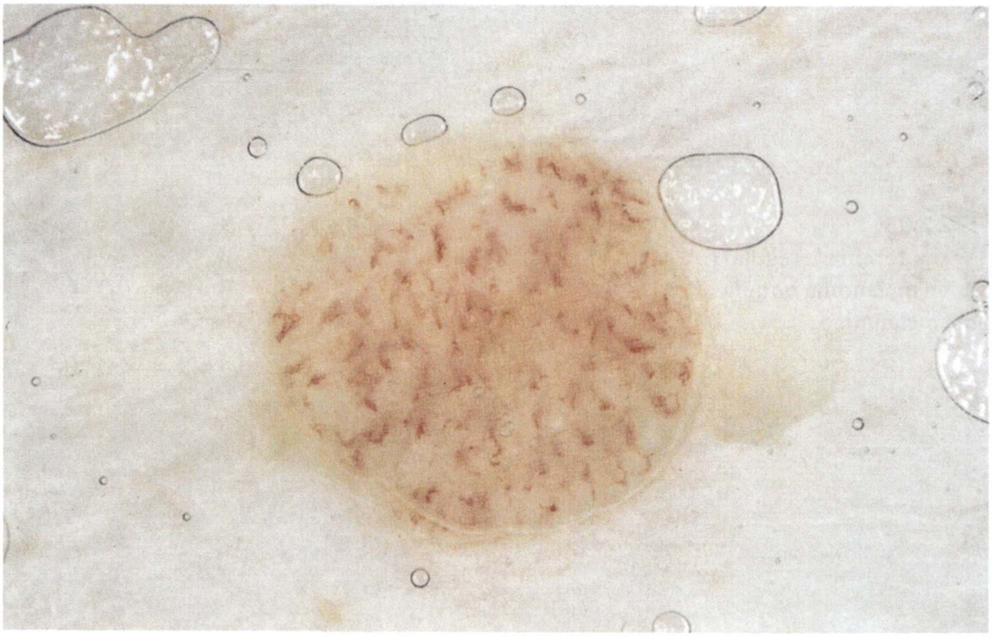

Fig. 2.57
Vasi a virgola disordinatamente distribuiti sulla superficie di un nevo dermico.

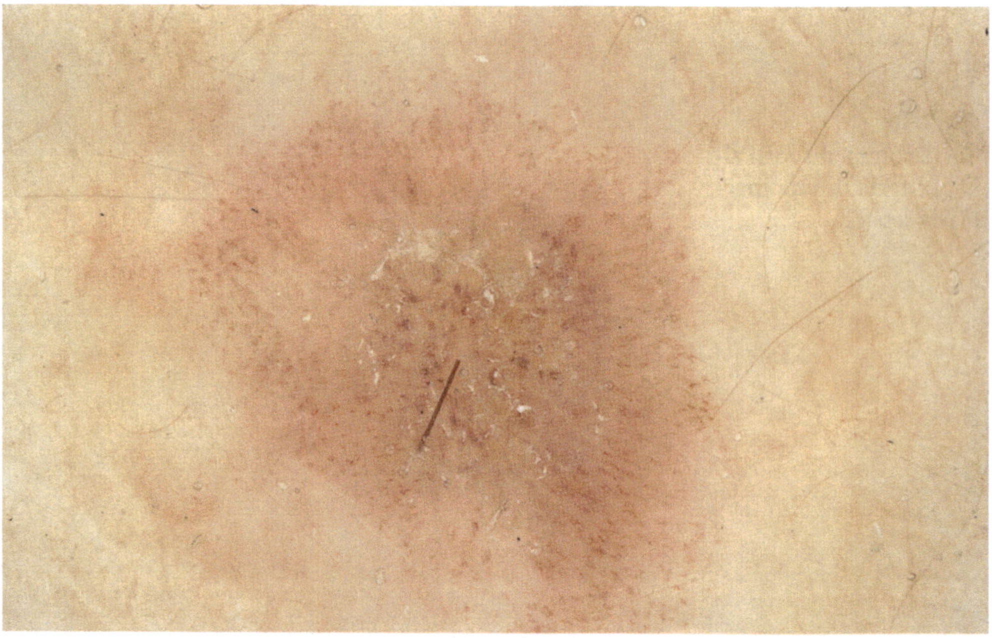

Fig. 2.58
Vasi puntiformi in una cheratosi seborroica traumatizzata.

È importante, a tale proposito, distinguere questa conformazione vasale da quella che si rileva abitualmente tra le maglie della rete pigmentaria e che corrisponde ai normali vasi delle papille dermiche.
All'interno come alla periferia di melanomi non fortemente pigmentati, in presenza ed in assenza di regressione, si può osservare un *pattern vascolare atipico* (Fig. 2.59), caratterizzato dalla disordinata concomitanza di vasi con decorso irregolarmente lineare, di vasi con aspetto punteggiato e di globuli rosso-lattescenti. Questi ultimi corrispondono a nidi di melanociti maligni ben vascolarizzati.
In assenza di altri pattern dermoscopici strutturali o di colore, i pattern vascolari possono fornire pertanto indizi interessanti, anche se non specifici, sulla natura della lesione in esame. Nel melanoma amelanotico il pattern vascolare, qualora presente, è, di fatto, il solo criterio valutabile ai fini diagnostici.

Fig. 2.59
Vasi dal decorso irregolarmente lineare, vasi puntiformi e globuli rosso-lattescenti costituiscono il pattern vascolare atipico di un melanoma invasivo.

In generale, possiamo affermare che se una neoformazione scarsamente pigmentata, identificata dermoscopicamente come melanocitaria, non presenta vasi a virgola ma piuttosto vasi puntiformi o a forcina, è lecito sospettare un melanoma o, in alternativa, un nevo di Spitz.
Va tenuto presente che, in determinate regioni, una componente vascolare teleangectasica può sovrapporsi alle lesioni senza farne parte: è il caso della cute del volto, soprattutto nei soggetti anziani. Anche in queste evenienze, tuttavia, è agevole distinguere i vasi anomali tumorali da quelli della cute circostante che, in generale, essendo posti a livello dermico, risultano, come detto, meno definiti e caratterizzati.

CORRELATI ISTOLOGICI

Strutture vascolari

*La presenza di vasi ectasici è piuttosto frequente nelle varie neoplasie melanocitarie. È difficile correlare i quadri istopatologici ai vari aspetti identificabili dermoscopicamente. Certamente, però, una componente vascolare è facilmente osservabile sia in nevi benigni: nevi papillomatosi (**foto A**), nevi di Spitz (**foto B**), sia in seno a melanomi, per lo più di cospicuo spessore (**foto C**).*

(A)

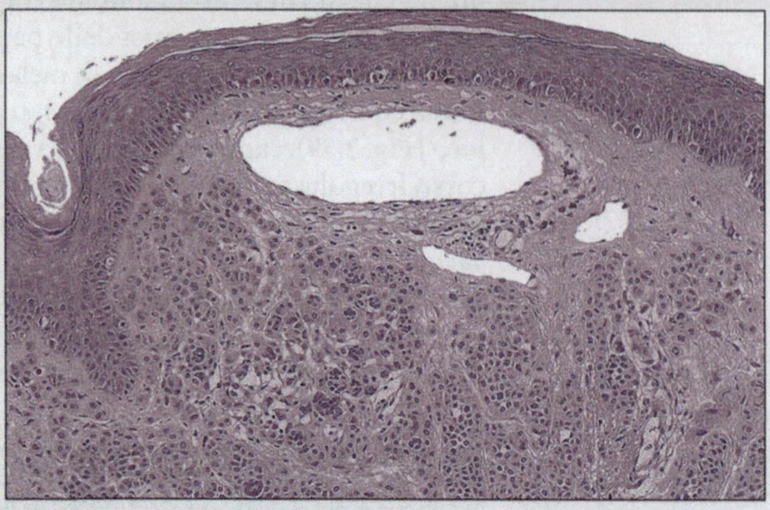

(B)

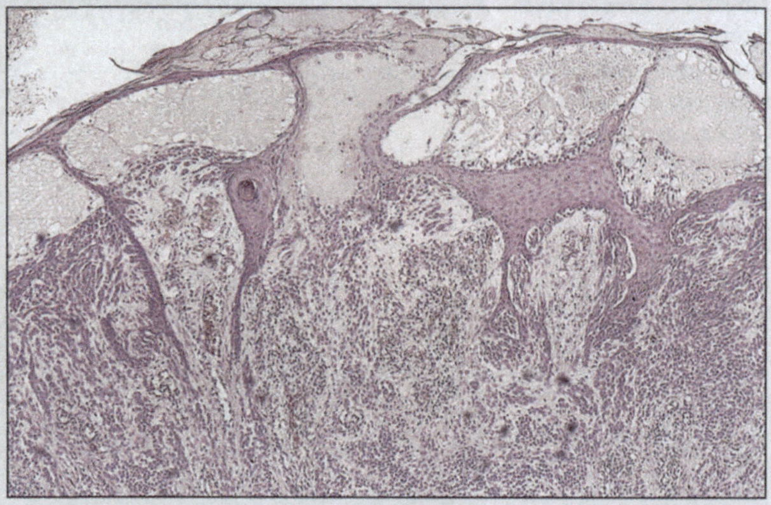

(C)

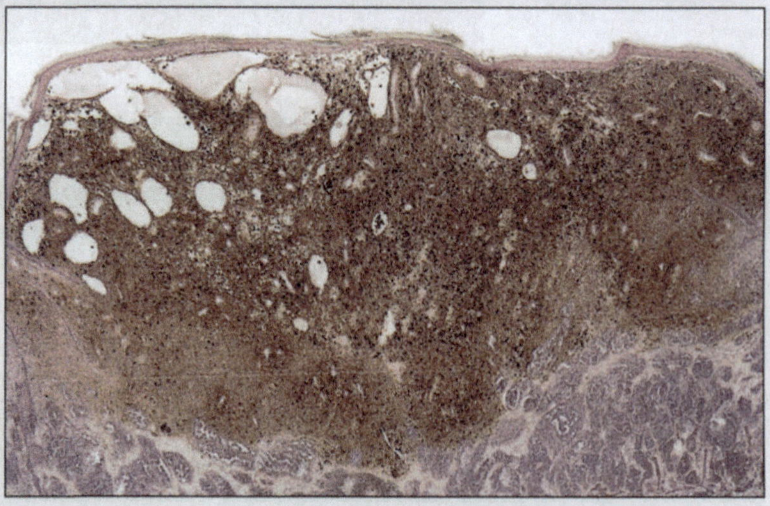

Sbocchi similcomedonici, pseudocisti cornee

Gli sbocchi similcomedonici appaiono come formazioni rotondeggianti giallo-brunastre, circondate da un alone più scuro (Fig. 2.60).
Corrispondono anatomicamente a grossolane dilatazioni follicolari, ricolme di materiale corneo affiorante in superficie.

Le pseudocisti cornee appaiono invece come formazioni rotondeggianti biancastre, dal caratteristico aspetto luminescente (Fig. 2.60).
Anatomicamente si rivelano piccole cisti intraepidermiche, contenenti cheratina lamellare (quindi altamente riflettente la luce).
Entrambi i criteri dermoscopici sono tipici delle cheratosi seborroiche, per cui il loro riscontro, su un caratteristico sfondo opaco giallo-brunastro associato alla assenza della rete pigmentaria e dei globuli marrone, solitamente aiuta a superare le difficoltà cliniche di diagnosi differenziale con le lesioni melanocitarie.
È stata peraltro dimostrata una maggiore specificità, per le cheratosi seborroiche, degli sbocchi similcomedonici rispetto alle pseudocisti cornee. Infatti queste ultime si riscontrano anche in alcune lesioni melanocitarie (frequentemente nei nevi papillomatosi), nell'epitelioma basocellulare pigmentato e, talvolta, anche nel melanoma, dove spesso assumono dimensioni grossolane.

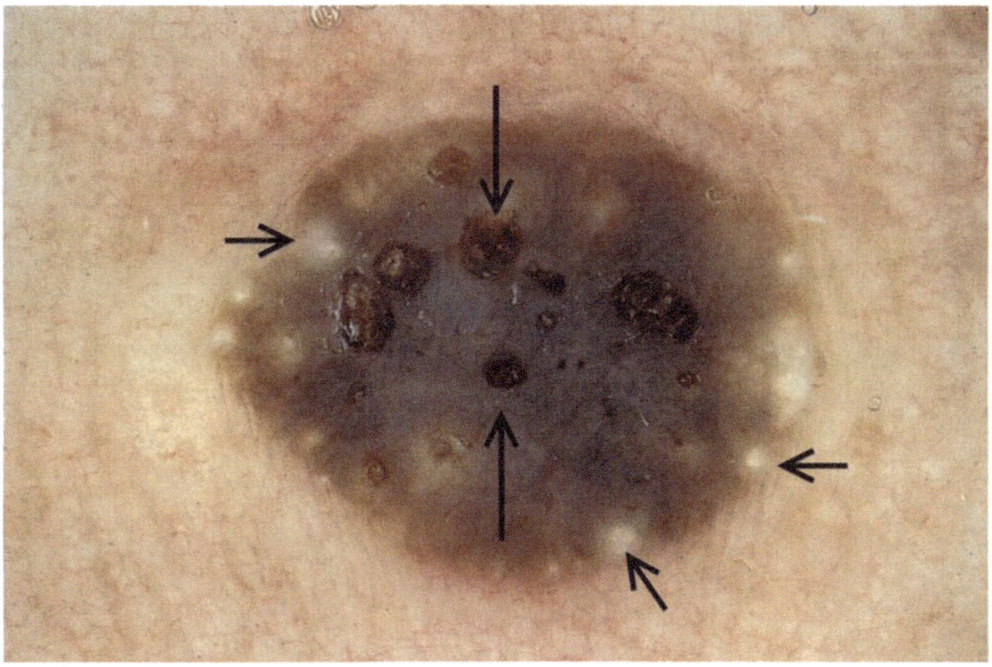

Fig. 2.60
Sbocchi similcomedonici (⟶) e pseudocisti cornee (→) in una cheratosi seborroica.

CORRELATI ISTOLOGICI

Sbocchi simil-comedonici, pseudocisti cornee

Foto A *- Cheratosi seborroica con infundibuli follicolari dilatati (sbocchi simil-comedonici) e piccole formazioni cistiche cheratiniche a sede intraepidermica (pseudo-cisti cornee).*

*Le pseudo-cisti cornee possono essere peraltro presenti in molte altre lesioni pigmentate: melanoma, basalioma, nevo melanocitico papillomatoso (**foto B**).*

(A)

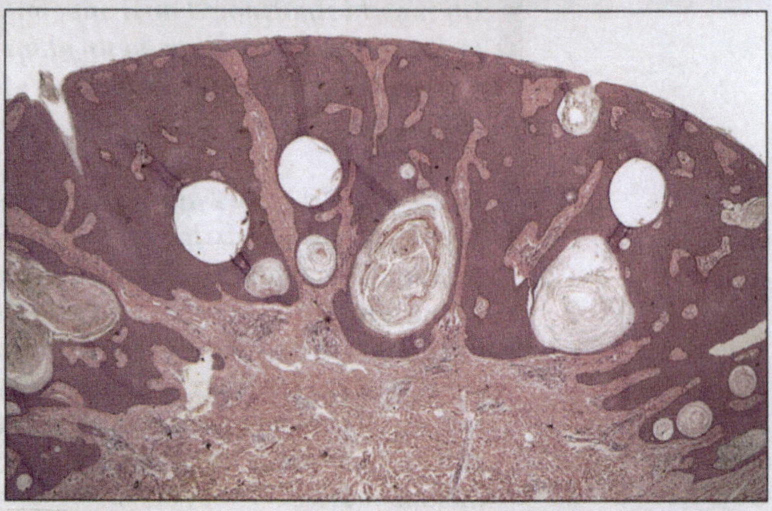

(B)

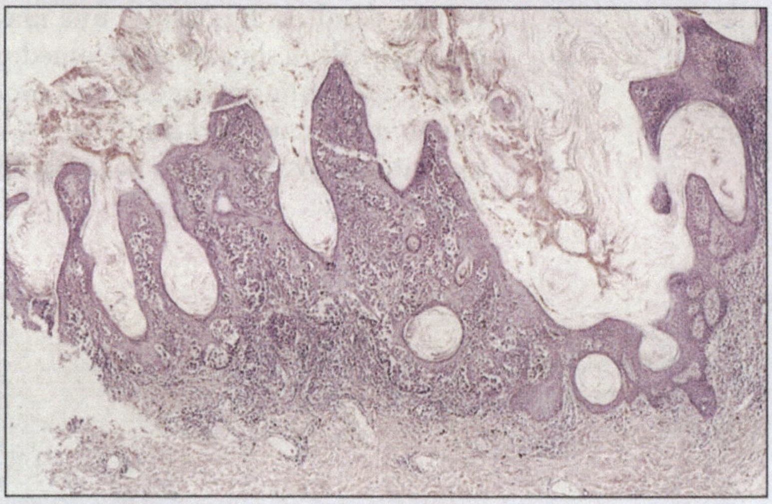

Aree a foglia d'acero

Si tratta di aree pigmentate, di forma frastagliata a ricordare la foglia dell'acero, di colorito marrone scuro, bluastro o grigio ardesia (Fig. 2.61), che si riscontrano tipicamente alla periferia dell'epitelioma basocellulare pigmentato.

Anatomicamente questo caratteristico aspetto locale è riferibile ad irregolari aggregati di cellule basaloidi iperpigmentate.

Non sempre, tuttavia, tali aggregati configurano l'esatta morfologia della foglia d'acero; spesso, infatti, danno luogo a strutture pigmentate a bulbo, digitiformi o "a corna d'alce".

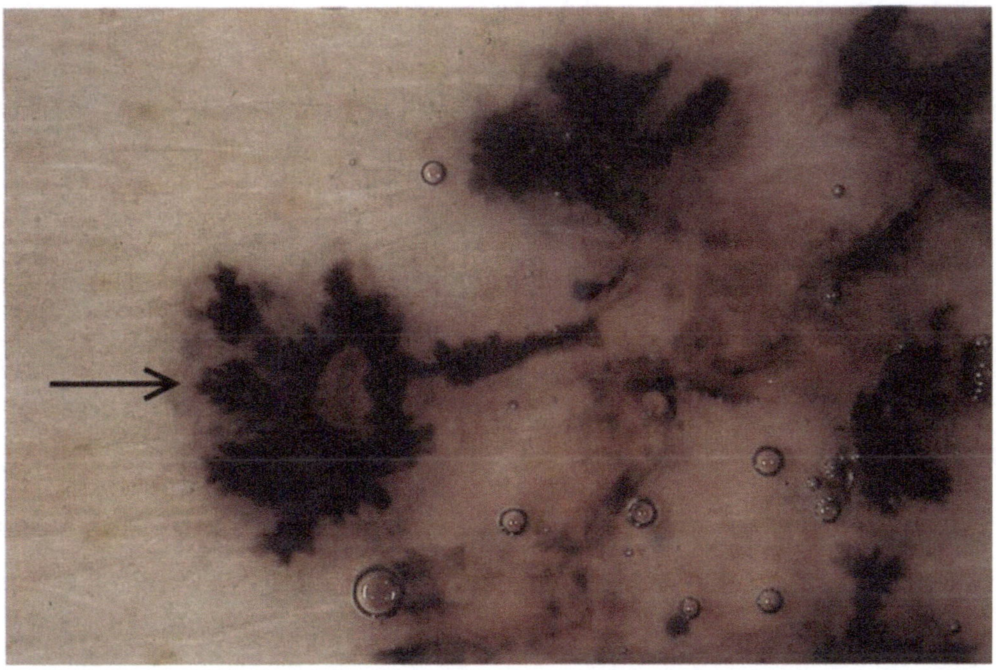

Fig. 2.61
Tipiche aree a foglia d'acero (⟶) alla periferia di un epitelioma basocellulare pigmentato.

CORRELATI ISTOLOGICI

Aree a foglia d'acero

Foto A- *Epitelioma basocellulare pigmentato con cospicuo aggregato di melanina in seno alla neoplasia.*

Foto B *-Epitelioma basocellulare pigmentato, caratterizzato da piccole zolle di pigmento disperse lungo tutta la periferia del tumore.*

(A)

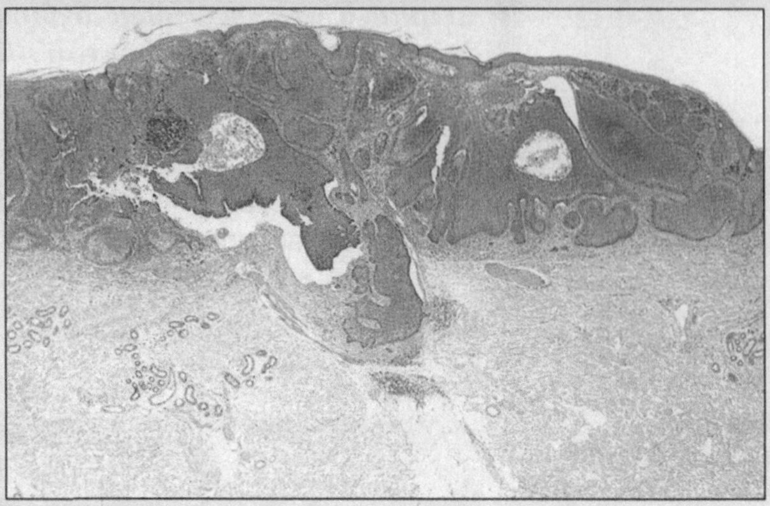

(B)

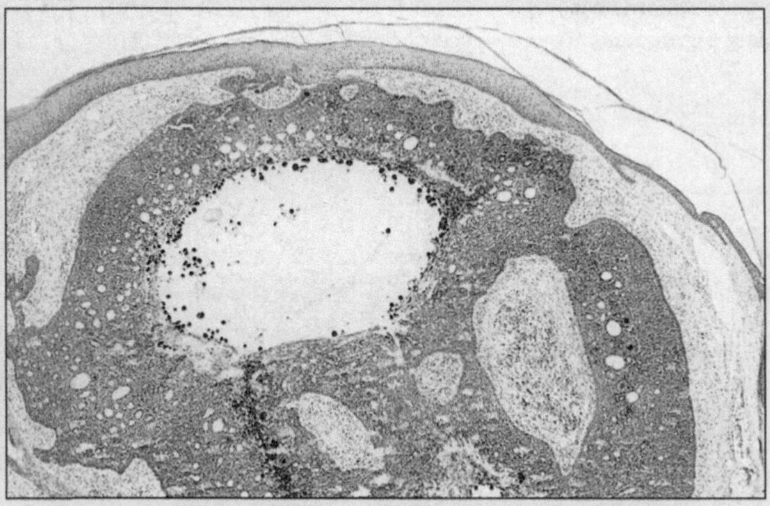

Strutture papillari esofitiche

Questo criterio dermoscopico, di recente introduzione, si riferisce a formazioni di aspetto mammellonato, che protrudono esofiticamente dalla base della lesione (Fig. 2.62).

Anatomicamente esse sono costituite da epidermide spiccatamente acantosica, che sottende papille dermiche con capillari centrali grossolani.

Tra queste strutture si riscontrano spesso degli sbocchi similcomedonici, dai quali protrudono tappi di cheratina bruno-nerastri, grossolani. Questi sbocchi, posti tra le strutture esofitiche, assumono per la loro posizione una forma irregolare, e pertanto vengono definiti *cripte irregolari* (Fig. 2.62).

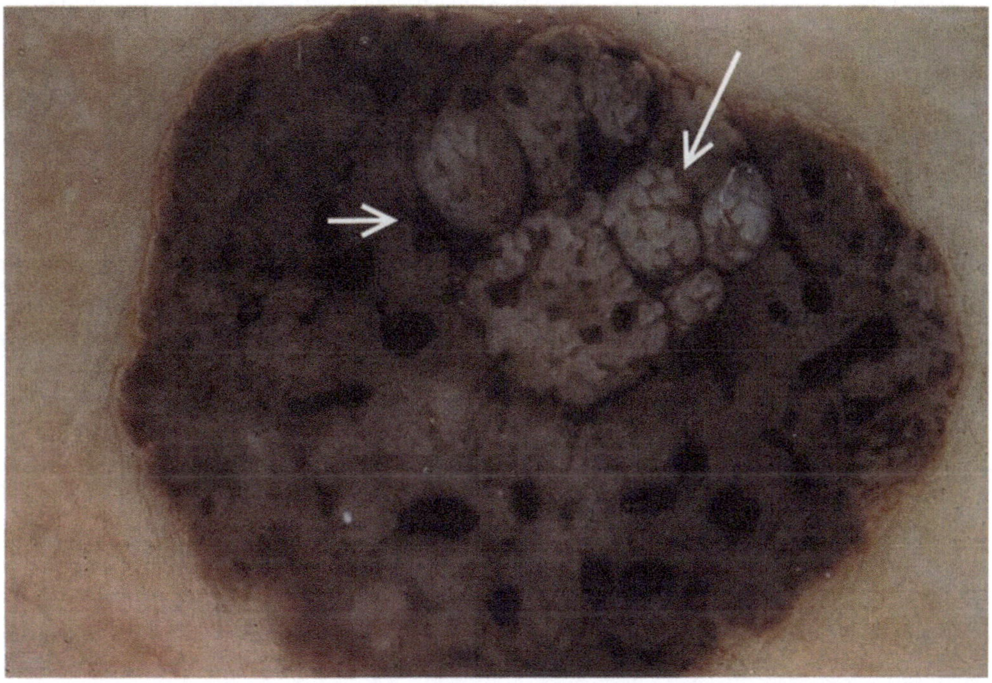

Fig. 2.62
Strutture papillari esofitiche (⟶) che protrudono dalla superficie di una cheratosi seborroica. Tra queste strutture si osservano delle cripte irregolari (→).

È questo un pattern tipico dei nevi dermici di tipo papillomatoso e delle cheratosi seborroiche; tuttavia, formazioni mammellonate simili alle strutture papillari esofitiche, secondo la nostra esperienza, possono essere riscontrate anche in melanomi di un certo spessore. Queste ultime, peraltro, presentano un colore grigiastro, mentre le cripte irregolari risultano assenti.

Tab. 2.1 – *Principali criteri dermoscopici, correlati istologici ed ipotesi diagnostiche, in base alle loro variabili*

CRITERI DERMOSCOPICI	CORRELATI ISTOLOGICI	IPOTESI DIAGNOSTICHE
Rete pigmentaria	Melanociti e pigmento melanico nello strato basale (a livello dei "rete ridges")	Tipica: lesione melanocitaria benigna Atipica: lesione melanocitaria atipica o maligna
Pseudoreticolo	Pigmento melanico disposto a livello perifollicolare (in assenza di "rete ridges")	Lesioni pigmentate del volto
Punti neri	Aggregati di melanociti o granuli di melanina nello strato corneo	Regolari (per forma, dimensione e distribuzione): lesione melanocitaria benigna Irregolari: lesione melanocitaria maligna
Punti grigio-bluastri	Melanofagi/melanina nel derma superiore	Se in aggregazione ("peppering"): lesione melanocitaria maligna
Globuli marrone	Teche melanocitarie alla giunzione o nel derma papillare	Regolari: (per forma, dimensione, distribuzione): lesione melanocitaria benigna Irregolari: lesione melanocitaria atipica o maligna
Pseudopodi e strie radiali	Aggregati di melanociti atipici confluenti o disposti radialmente alla giunzione	Regolarmente distribuiti : nevo di Reed Irregolarmente distribuiti: melanoma
Pigmentazione diffusa (blotches)	Presenza di pigmento melanico nell'epidermide e nel derma superficiale	Simmetricamente distribuita: lesione melanocitaria benigna Asimmetricamente distribuita: lesione melanocitaria atipica o maligna
Velo biancastro	Ortocheratosi compatta ed ipergranulosi	Lesione melanocitaria benigna Melanoma Epitelioma basocellulare
Velo blu-biancastro	Ortocheratosi compatta ed ipergranulosi associata a presenza di melanociti atipici iperpigmentati nel derma superificiale	Melanoma
Aree a foglia d'acero	Gettoni di cellule basaloidi pigmentate nel derma superiore	Epitelioma basocellulare
Velo grigio-blu **Aree grigio-blu**	Fibrosi del derma superificiale con melanofagi e/o melanociti atipici iperpigmentati nel derma papillare e reticolare	Melanoma
Ipopigmentazione **Depigmentazione**	Riduzione della carica melanica, iniziale fibroplasia	Regolare (centrale, non più chiara della cute circostante): lesione melanocitaria benigna Irregolare (eccentrica, più chiara della cute sana circostante): nevo atipico, melanoma
Area bianca similcicatriziale	Spiccati fenomeni di fibrosi del derma superficiale	Melanoma Epitelioma basocellulare
Lagune rosso blu	Strutture vascolari dilatate nel derma superiore e medio	Angioma Angiocheratoma
Pseudocisti cornee	Cisti cheratiniche intraepidermiche	Cheratosi seborroica Nevo papillomatoso Epitelioma basocellulare
Sbocchi similcomedonici	Osti follicolari dilatati ripieni di materiale corneo	Cheratosi seborroica Nevo papillomatoso
Strutture papillari esofitiche	Epidermide acantosica e papillomatosi	Nevo papillomatoso Cheratosi seborroica

LETTURE CONSIGLIATE

1. Argenziano G, Soyer HP, Carli P, et al. *Dai pattern alla diagnosi specifica.* Cenéstesis 2001; 2:30.
2. Argenziano G, Soyer HP, Ferrara G, et al. *Superficial black network: an additional dermoscopic clue for the diagnosis of pigmented spindle and/or epithelioid cell nevus.* Dermatology 2001; 203(4):333.
3. Ascierto PA, Palmieri G, Celentano E, et al. *Sensitivity and specificity of ELM: evaluation on a sample of 2731 excised cutaneous pigmented lesions.* Br J Dermatol 2000; 142:893.
4. Bahmer FA, Fritsh P, Kreusch J, et al. *Terminology in surface microscopy.* J Am Acad Dermatol 1990; 23:1159.
5. Bahmer FA, Fritsch P, Kreusch J, et al. *Diagnostische Kriterien in der Auflichtmikroskopie.* Hautharzt 1990; 41:513.
6. Binder M, Schwarz M, Winkler A, et al. *Epiluminescence microscopy: a useful tool for the diagnosis of pigmented skin lesions for normally trained dermatologists.* Arch Dermatol 1995; 131:286.
7. Cristofolini M, Zumiani G, Bauer P, et al. *Dermatoscopy: usefulness in the differential diagnosis of cutaneous pigmentary lesions.* Melanoma Res. 1994; 4:391.
8. Dal Pozzo V, Benelli C. *Atlante di dermoscopia.* Milano. EDRA Medical Publ & New Media 1996.
9. Elgart GW. *Seborrheic keratoses, solar lentigines, and lichenoid keratoses. Dermatoscopic features and correlation to histology and clinical signs.* Derm Clin 2001; 19:347.
10. Ferrari A, Soyer HP, Peris K, et al. *Central white scarlike patch: a dermatoscopic clue for the diagnosis of dermatofibroma.* J Am Acad Dermatol 2000; 43:1123.
11. Fritsch P, Pechlaner R. *The pigment network: a new tool for the diagnosis of pigmented lesions.* J Invest Dermatol 1980; 74:458.
12. Fritsch P, Pechlaner R. *Differentiation of benign from malignant melanocytic lesions using incident light microscopy.* In: Ackerman AB (ed). Pathology of malignant melanoma. New York, Masson, 1981:301.
13. Kenet RO, Fitzpatrick TB. *Reducing mortality and morbidity of cutaneous melanoma: a six year plan. B) Indentifying high and low risk pigmented lesions using epiluminescence microscopy.* J Dermatol 1994; 21:881.
14. Kenet RO, Kang S, Barnhill RL, et al. *Melanoma and melanoma precursors – pigment pattern characterisation in vivo using computer-assisted epiluminescence microscopy.* J Cut Path 1990; 17:304.
15. Kenet RO, Kang S, Kenet BJ, et al. *Clinical diagnosis of pigmented lesions using digital epiluminescence microscopy: grading protocol and atlas.* Arch Dermatol 1993; 129:157.
16. Kreusch J. *Vascular patterns in melanocytic and non-melanocytis lesions.* In: Malvehy J, Puig S. (eds): *Principles of Dermoscopy:* www.dermoscop.com. 2002, 155.
17. Kreusch J. *Incident light microscopy: reflections of microscopy of the living skin.* Int J Dermatol 1992;31:618.
18. Kreusch J, Rassner G. *Strukturanalyse melanozytischer Pigmentmale durch Auflichtmikroskopie: Übersicht und eigene Erfahrungen.* Hautarzt 1990; 41:27.
19. Kreusch J, Rassner G. *Das auflichtmikroskopische Bild lentiginöser Junktionsnaevi.* Hautarzt 1990;41:287.
20. Kreusch J, Rassner G. *Standardisierte auflichtmikroskopische Unterscheidung melanozytischer und nicht-melanozytischer Pigmentmale.* Hautarzt 1991; 42:77.
21. Kreusch J, Rassner G. *Auflichtmikroskopie pigmentierter Hauttumoren – Ein Bildatlas.* Stuttgart, New York, Georg Thieme Verlag 1991.
22. Menzies SW, Crotty KA, McCarthy WH. *The morphologic criteria of the pseudopod in surface microscopy.* Arch Dermatol 1995; 131:436.
23. Menzies SW, Crotty KA, Ingvar C, et al. *An atlas of surface microscopy of pigmented skin lesions.* Sydney, McGraw-Hill Int. Book, 1996.
24. Menzies SW, Ingvar C, Crotty KA, et al. *Frequency and morphologic characteristics of invasive melanomas lacking specific surface microscopy features.* Arche Dermatol 1996; 132:1178.
25. Menzies SW, Ingvar C, McCarthy WH. *A sensitivity and specificity analysis of the surface microscopy features of invasive melanoma.* Melanoma Res 1996; 6:55.
26. Menzies SW, Westerhoff K, Rabinovitz H, et al. *Surface microscopy of pigmented basal cell carcinoma.* Arch Dermatol 2000; 136:1012.
27. Olivero MC, Rabinovitz HS. *Lichen planus-like keratosis.* In: Malvehy J, Puig S. (eds): *Principles of Dermoscopy:* www.dermoscop.com. 2002, 145.
28. Pang BK, Kossard S. *Surface microscopy in the diagnosis of micropapular cutaneous metastatic melanoma.* J Am Acad Dermatol 1992; 5:775.
29. Pehamberger H, Binder M, Steiner A, et al. *In vivo epiluminescence microscopy: improvement of early diagnosis of melanoma.* J Invest Dermatol 1993; 100:356S.

LETTURE CONSIGLIATE
segue

30. Pehamberger H, Steiner A, Wolff K. *In vivo epiluminescence microscopy of pigmented skin lesions. I. Pattern analysis of pigmented skin lesions.* J Am Acad Dermatol 1987; 17:571.
31. Pizzichetta MA, Argenziano G, Talamini R, et al. *Dermoscopic criteria for melanoma in situ are similar to those for early invasive melanoma.* Cancer 2001; 91:992.
32. Puppin JrD, Salomon D, Saurat J-H. *Amplified surface microscopy. Preliminary evaluation of a 400-fold magnification in the surface microscopy of cutaneous melanocytic lesions.* J Am Acad Dermatol 1993; 28:923.
33. Soyer HP, Argenziano G, Chimenti S, et al. *Dermoscopy of pigmented lesions. An atlas based on the Consensus Net Meeting on Dermoscopy 2000.* EDRA Medical Publishing & New Media, 2001.
34. Soyer HP, Smolle J, Hodl S, et al. *Surface microscopy : a new approach to the diagnosis of cutaneous pigmented tumors.* Am J Dermatopathol 1989; 11:1.
35. Soyer HP, Smolle J, Leitinger G, et al. *Diagnostic reliability of dermoscopic criteria for detecting malignant melanoma.* Dermatology 1995; 190:25.
36. Stanganelli I, Burroni M, Rafanelli S, Bucchi L. *Intraobserver agreement in interpretation of digital epiluminescence microscopy.* J Am Acad Dermatol 1995; 27:697.
37. Steiner A, Binder M, Schemper M, et al. *Statistical evaluation of epiluminescence microscopy criteria for melanocitic pigmented skin lesions.* J Am Acad Dermatol 1993; 29:581.
38. Steiner A, Pehamberger H, Wolff K. *In vivo epiluminescence microscopy of pigmented skin lesions. II. Diagnosis of small pigmented skin lesions and early detection of malignant melanoma.* J Am Acad Dermatol 1987; 17:584.
39. Steiner A, Pehamberger H, Binder M, et al. *Pigmented Spitz nevi: improvement of the diagnostic accuracy by epiluminescnce microscopy.* J Am Acad Dermatol 1992; 27:697.
40. Stolz W, Braun-Falco O, Bilek P, et al. *Color atlas of dermatoscopy, 2nd edition.* Oxford. Blackwell Publ, 2002.
41. Yadav S, Vossaert KA, Kopf AW, et al. *Histopathological correlates of structures seen on dermoscopy (epiluminescence microscopy).* Am J Dermatopathol 1993; 15:297.

3 Dermoscopia topografica

Alle notevoli differenze nella struttura anatomica del tegumento delle diverse sedi corporee (e segnatamente dell'architettura della giunzione) corrispondono aspetti dermoscopici peculiari, tali da configurare, in taluni casi, veri e propri pattern globali *a sé stanti. Pertanto, abbiamo ritenuto opportuno dedicare ad alcune localizzazioni particolari uno specifico capitolo.*

Lesioni pigmentate palmo-plantari

Le neoformazioni pigmentate in sede palmo-plantare assumono aspetti dermoscopici particolari.
In queste regioni il pigmento degli zaffi interpapillari, per una differente conformazione degli stessi (che determina il caratteristico disegno di superficie glifico a solchi e rilievi), non dà luogo ad una rete, bensì a linee o configurazioni caratteristiche. Per spiegare questi aspetti dermoscopici peculiari,

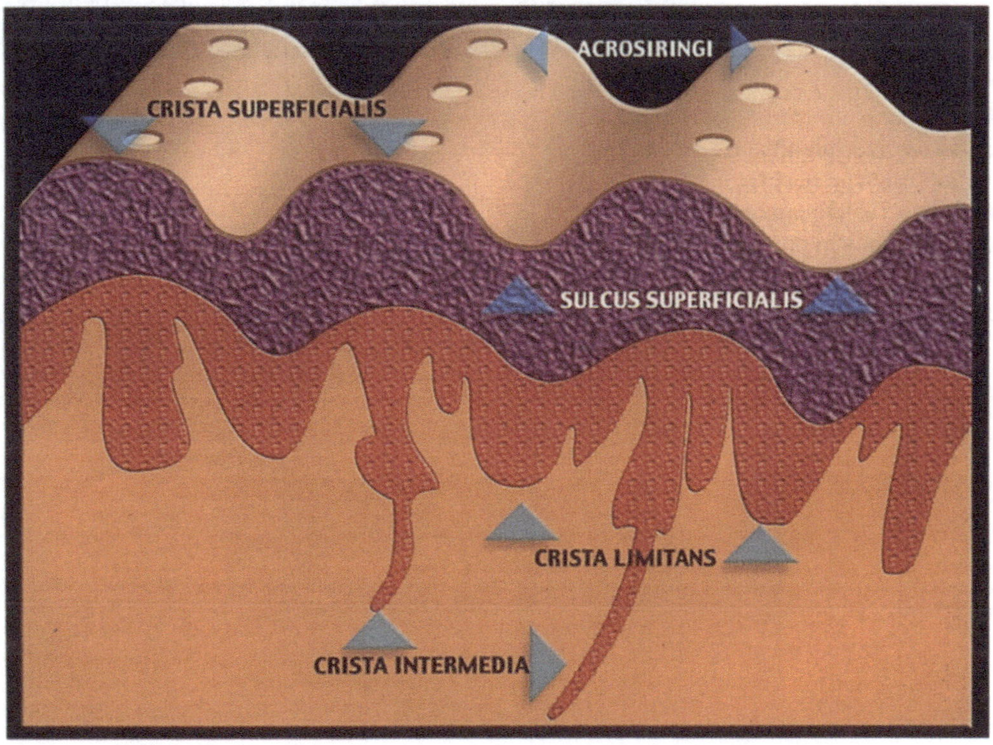

Fig. 3.1 Rappresentazione schematica dell'anatomia della cute palmo-plantare.

bisogna ricordare che, anatomicamente, le creste superficiali (con annesso acrosiringio) correlano sul piano sagittale alle *creste profonde intermedie* (con annessa ghiandola eccrina), mentre i solchi superficiali correlano alle *creste profonde limitanti* (Fig. 3.1). Le proliferazioni di melanociti possono essere localizzate su uno dei due tipi di creste interpapillari, su entrambe o negli strati più bassi, senza essere limitate, in questo caso, a nessun particolare *rete ridge*. Ovviamente, a seconda della localizzazione, avremo pattern dermoscopici diversi (Fig. 3.2).
Il pattern più comune è quello ***a linee parallele***, caratterizzato da aspetti morfologici differenti a seconda della sua relazione con i solchi o con i rilievi cutanei tipici di queste regioni.

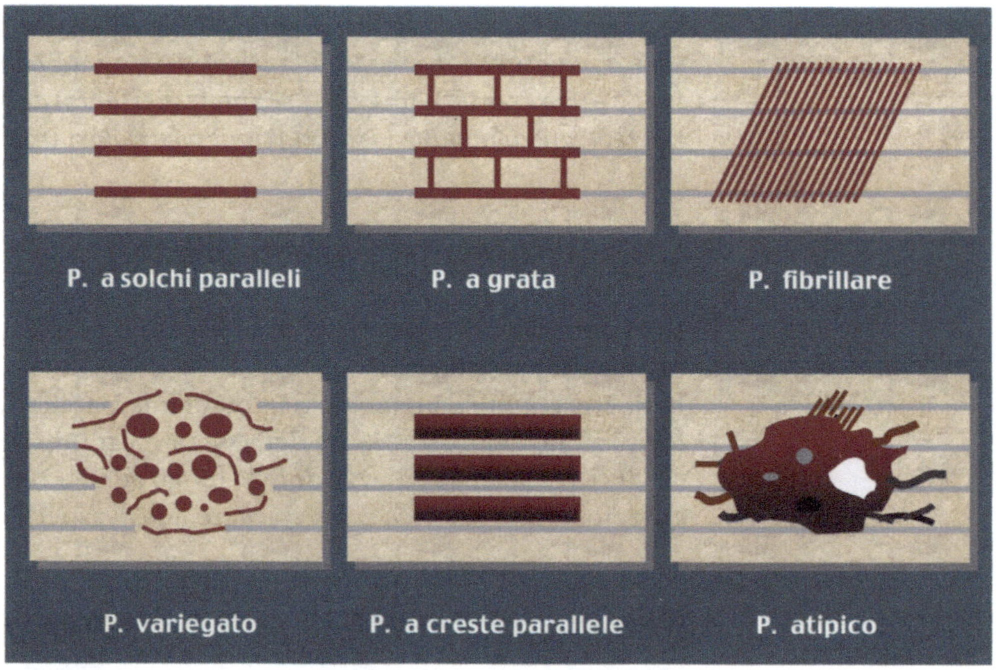

Fig. 3.2
Rappresentazione schematica dei differenti pattern pigmentari delle lesioni palmo-plantari.

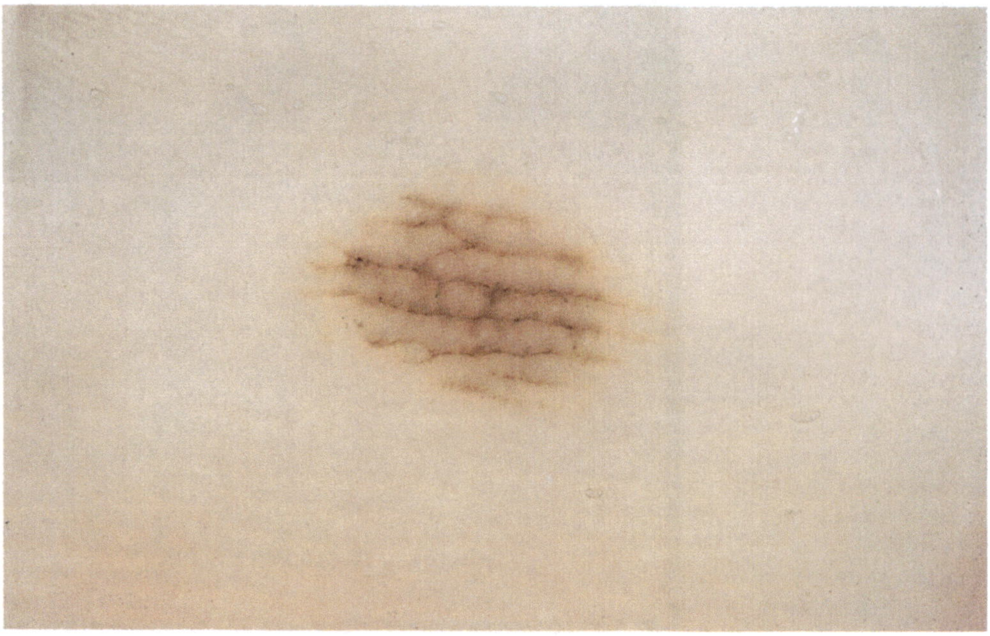

Fig. 3.3
Pattern a linee pigmentate parallele che decorrono lungo i solchi cutanei (pattern a solchi paralleli) in un nevo acrale di tipo giunzionale.

Comunemente, nei nevi benigni di tipo giunzionale o composto si osserva un pattern a linee parallele pigmentate che decorrono lungo i solchi cutanei (*"parallel furrow pattern"*) (Fig. 3.3). I rilievi, al contrario, non appaiono pigmentati e su queste interlinee chiare si possono osservare dei punti biancastri, regolarmente allineati come fili di perle, che corrispondono agli sbocchi delle ghiandole sudoripare. Caratteristicamente, la distanza che separa questi ultimi tra loro è all'incirca pari a quella che intercorre tra le linee.
Questa configurazione si deve alla concentrazione di melanociti a livello della cresta limitante.
Talora, sempre a livello dei rilievi, possono essere presenti piccoli globuli marroni che decorrono parallelamente alle linee pigmentate senza interessare gli acrosiringi (Fig. 3.4).
Una variante morfologica del pattern a solchi paralleli è rappresentata dal cosiddetto *"pattern a scala a pioli"* (*"Ladder pattern"*), caratterizzato dalla presenza di due linee pigmentate che decorrono adiacenti e parallele ai solchi (Fig 3.5).
In alcuni casi la pigmentazione può interessare sia i solchi sia le linee che li incrociano, così da costituire una variante del pattern a linee parallele che viene denominata ***pattern a grata (“lattice-like pattern”)*** (Fig. 3.6). Non di rado questo pattern tende ad assumere aspetti più disordinati, sino a perdere la regolare disposizione quadrangolare delle maglie (Fig. 3.7).

> Nel pattern parallelo, le linee pigmentate tendono tipicamente ad arrestarsi bruscamente ai margini, ma ciò non deve essere interpretato come un segno di malignità.

Alcuni nevi acrali presentano alla D. un aspetto lineare frammentato, filamentoso o a tenui maglie. I filamenti o le maglie tratteggiate incrociano, perlopiù diagonalmente, le creste superficiali, con un effetto visivo che ricorda una fotografia *"mossa"*. Questo pattern, che viene definito ***fibrillare*** (Figg. 3.8, 3.9), è di frequente riscontro nei nevi giunzionali e composti, ma occasionalmente anche il melanoma acrale *in situ* può esibire un pattern di questo tipo.

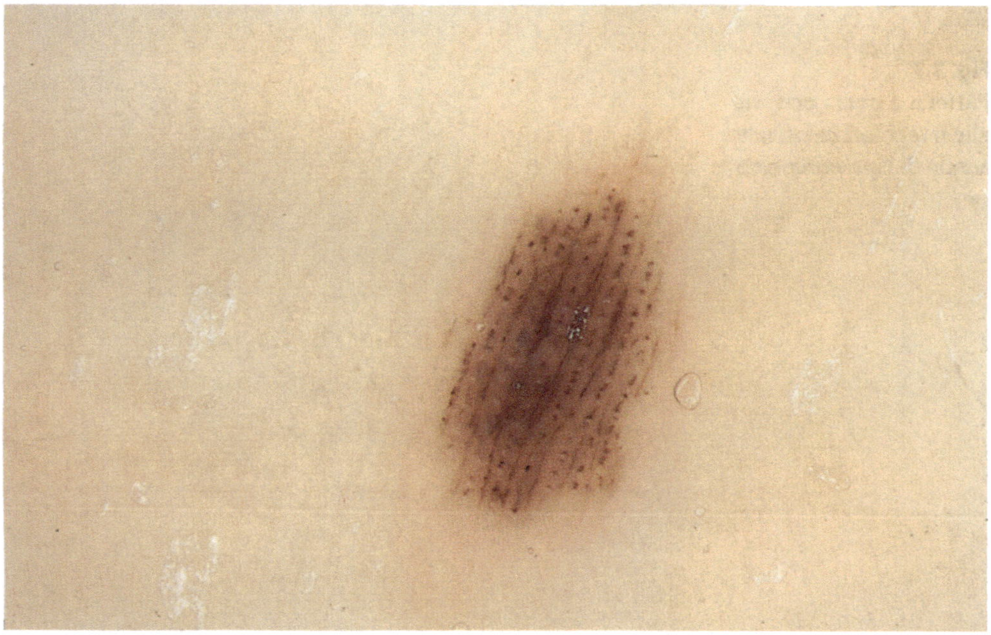

Fig. 3.4
Pattern a solchi paralleli con piccoli globuli marrone allineati lungo i rilievi, senza interessare gli acrosiringi, in un nevo acrale di tipo composto.

Fig. 3.5
Pattern a "scala a pioli", caratterizzato da linee pigmentate adiacenti e parallele ai solchi, in un nevo acrale di tipo composto.

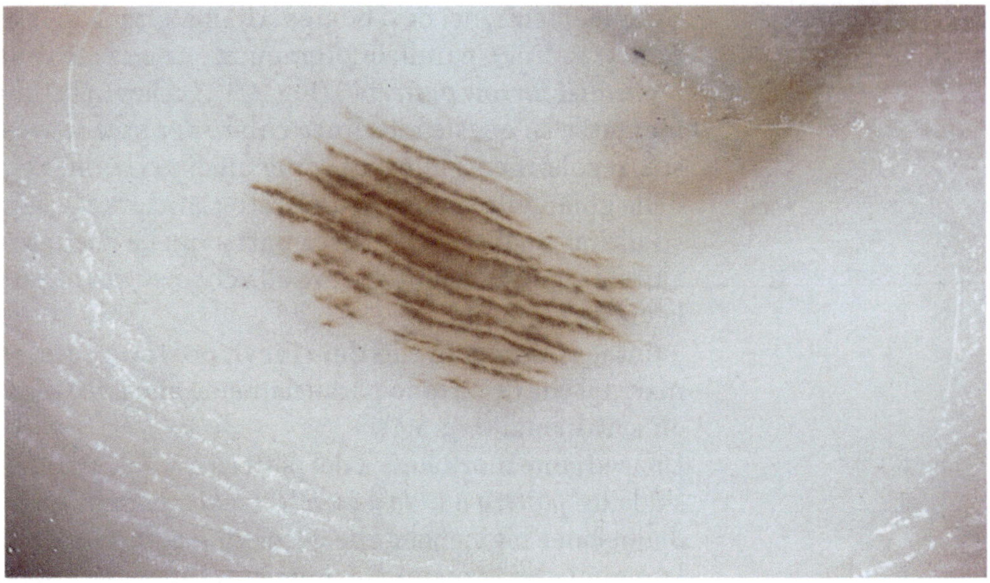

Fig. 3.6
Pattern a grata o a "rete di metallo" in un nevo acrale di tipo composto.

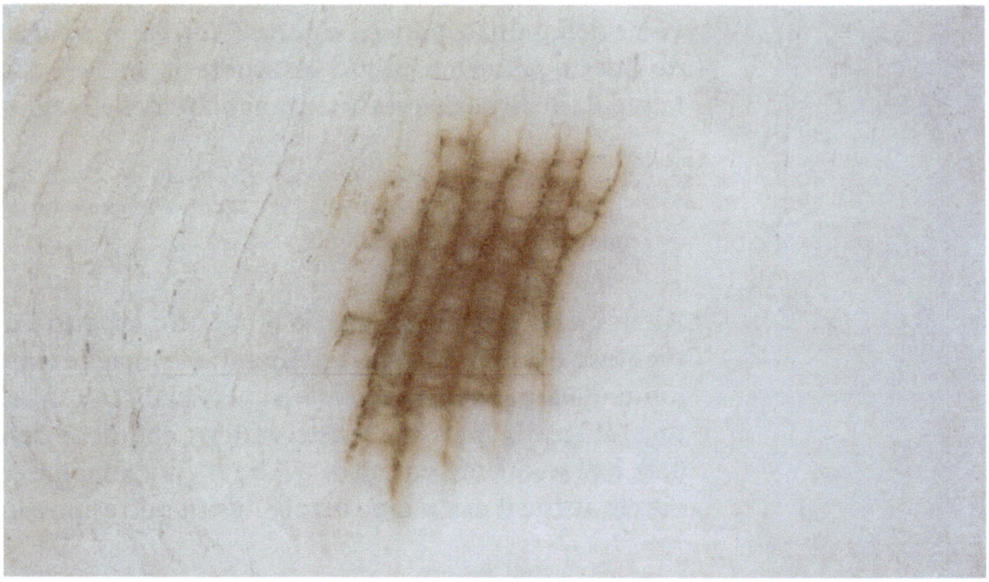

Fig. 3.7
Pattern a grata con maglie irregolari in un nevo acrale di tipo composto.

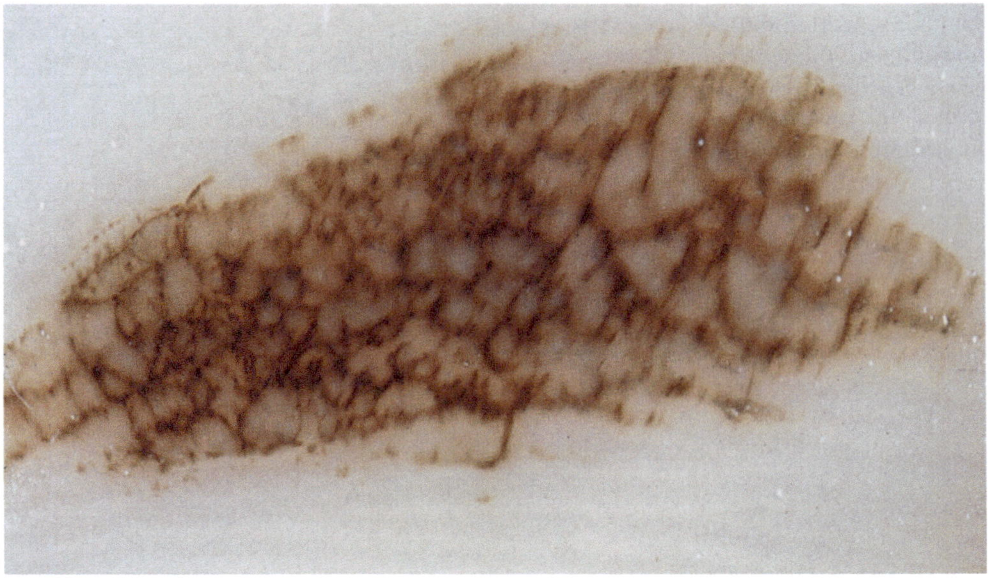

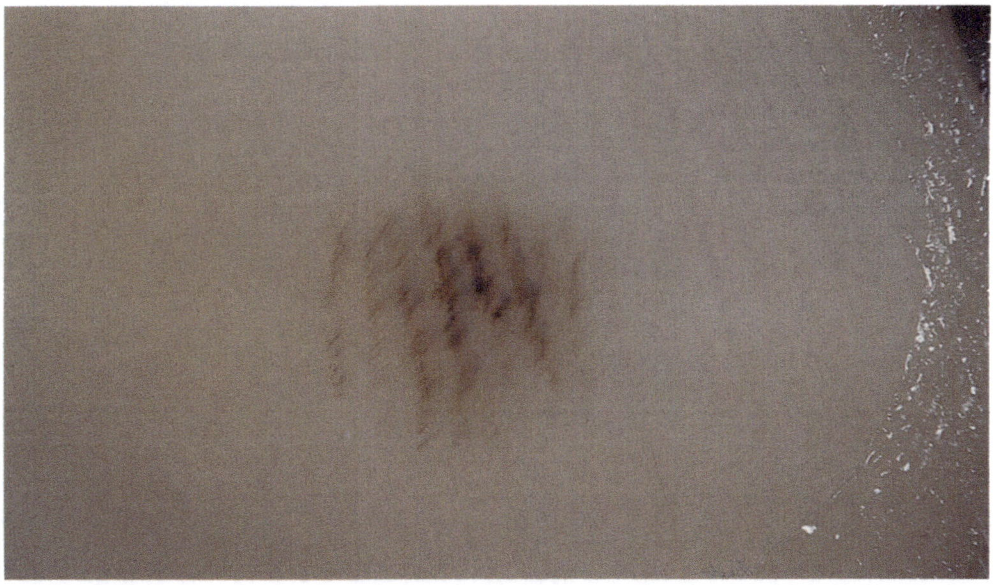

Fig. 3.8
Pattern fibrillare con aspetto frammentato in un nevo acrale di tipo giunzionale.

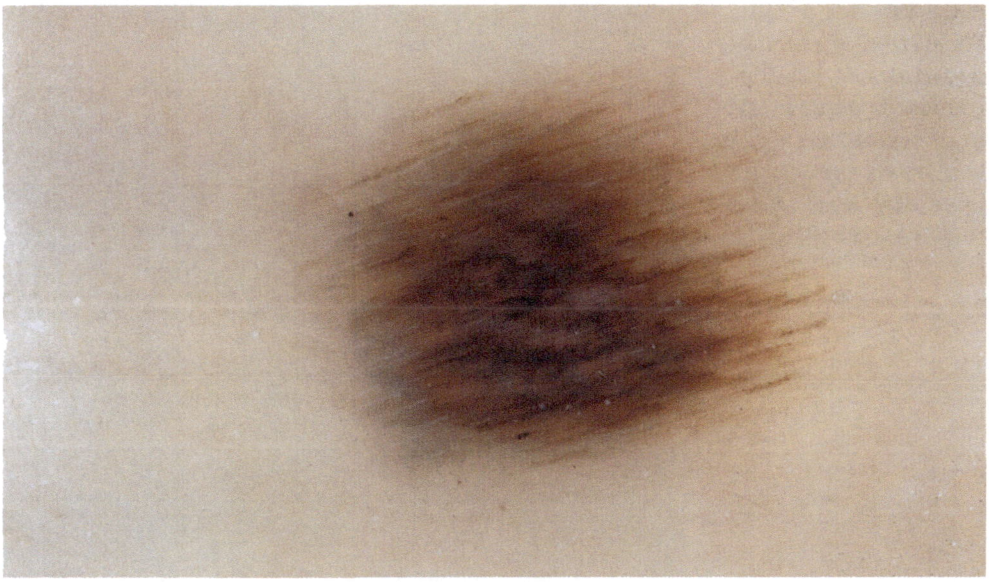

Fig. 3.9
Pattern fibrillare con aspetto filamentoso in un nevo acrale di tipo composto. L'effetto visivo ricorda una fotografia "mossa".

In tutti questi tipi morfologici possono essere variabilmente presenti punti/globuli che, se numerosi ed irregolarmente distribuiti, devono suggerire uno stretto monitoraggio o l'escissione della lesione.
Nel contesto di nevi rilevati di tipo congenito ed in quelli acquisiti composti si possono inoltre osservare formazioni pigmentate tondeggianti od ovalari brunastre o bluastre, spesso associate a pigmentazione irregolare di aspetto variegato (anulare, punteggiato) in periferia, non coincidenti con solchi e rilievi (Figg. 3.10, 3.11).

Precise correlazioni tra i differenti tipi morfologici elencati ed aspetti istologici peculiari non sono sempre possibili. In accordo con la storia naturale di ogni nevo melanocitico, i diversi aspetti dermoscopici possono rappresentare differenti fasi maturative/evolutive della stessa lesione.

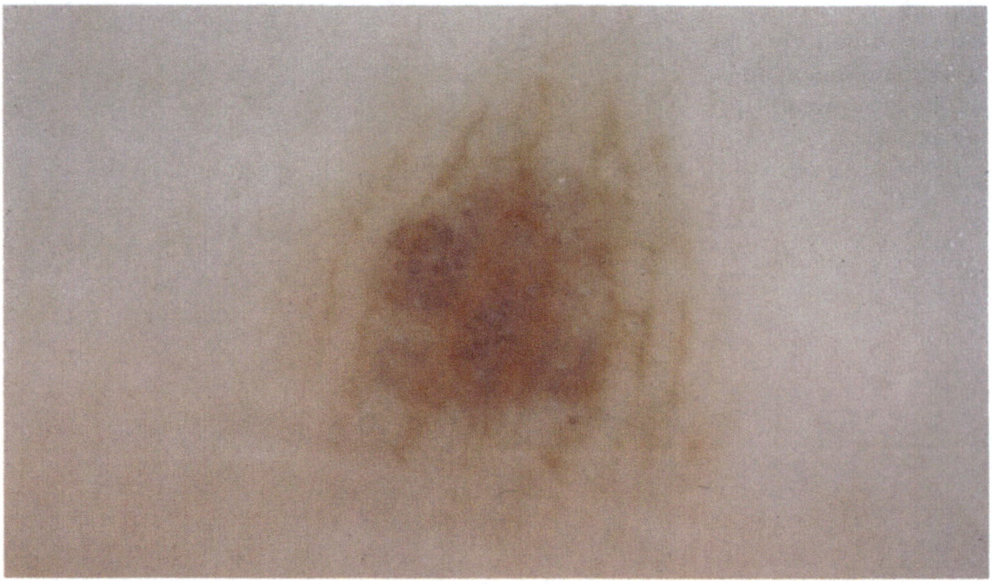

Fig. 3.10
Formazioni pigmentate tondeggianti, associate in periferia a pigmentazioni irregolarmente anulari, in un nevo acrale rilevato di tipo composto.

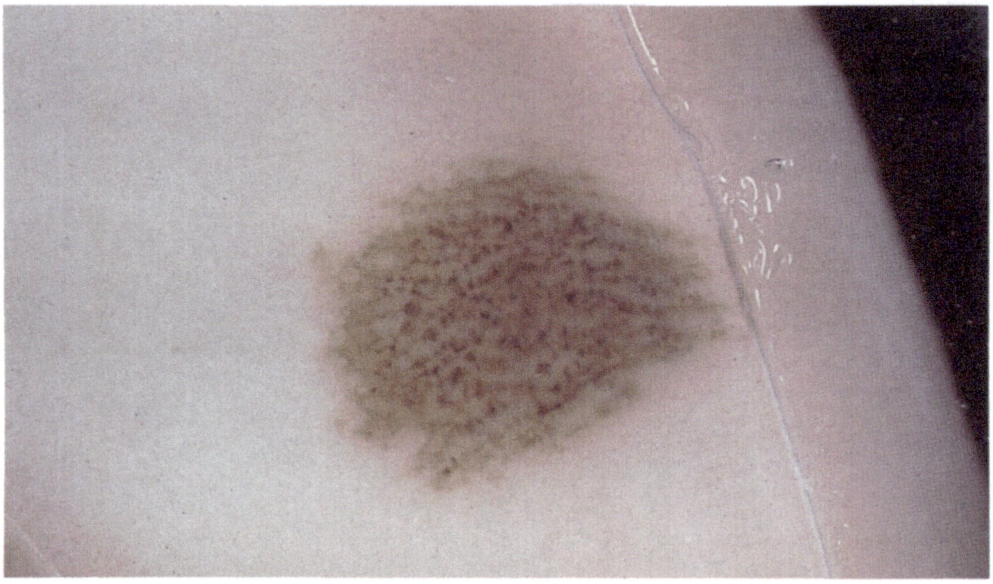

Fig. 3.11
Formazioni pigmentate ovalari e tondeggianti, circondate da pigmentazioni di aspetto variegato, anulare e/o punteggiato, in un nevo acrale rilevato di tipo composto.

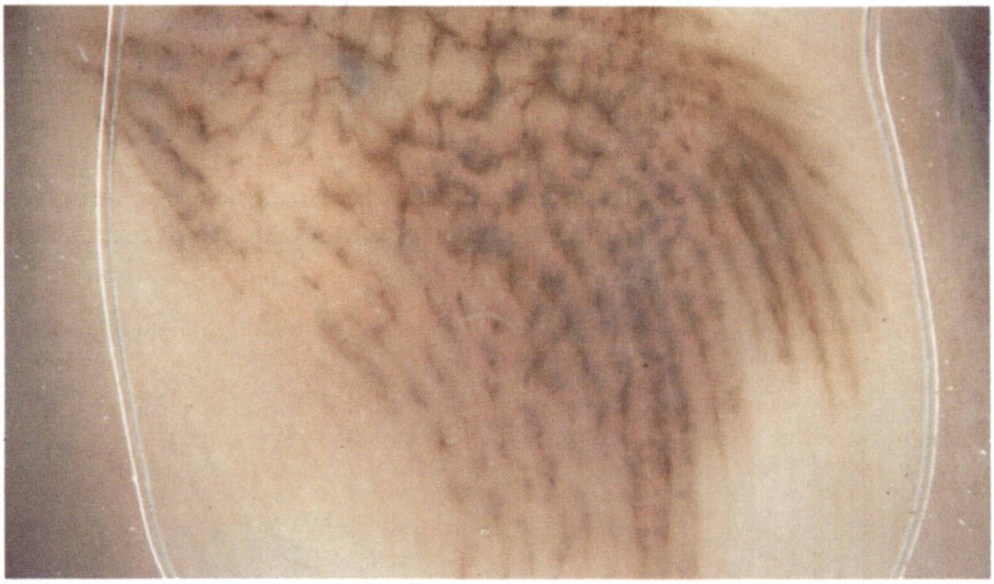

Fig. 3.12
Combinazione irregolare dei diversi pattern dermoscopici osservabili nei nevi acrali in un nevo melanocitico plantare di tipo displastico.

Alcuni nevi acrali non trovano adeguata classificazione in nessuno dei tipi descritti, rappresentando in genere una miscellanea degli aspetti suddetti. Questi nevi con aspetto morfologico misto, definibile appunto "*a miscellanea*" risultano istologicamente dei nevi displastici (Fig. 3.12).

Per quanto concerne le lesioni melanocitarie maligne, generalmente il melanoma *in situ* e le aree maculari del melanoma lentigginoso acrale presentano un pattern a linee pigmentate parallele che, caratteristicamente, invece di decorrere come di norma lungo i solchi, interessa le creste superficiali ("*parallel ridge pattern*") (Figg. 3.13, 3.14). In questo caso, i melanociti maligni tendono ad aggregarsi a livello della cresta intermedia.

Nel melanoma lentigginoso acrale il pigmento si presenta perlopiù arrangiato in maniera disordinata, senza più rapporti precisi, paralleli o perpendicolari, con i solchi cutanei. Dermoscopicamente, possono essere presenti punti/globuli irregolari, pigmentazione diffusa irregolare che caratteristicamente coinvolge ed oblitera anche gli acrosiringi, fenomeni di regressione e

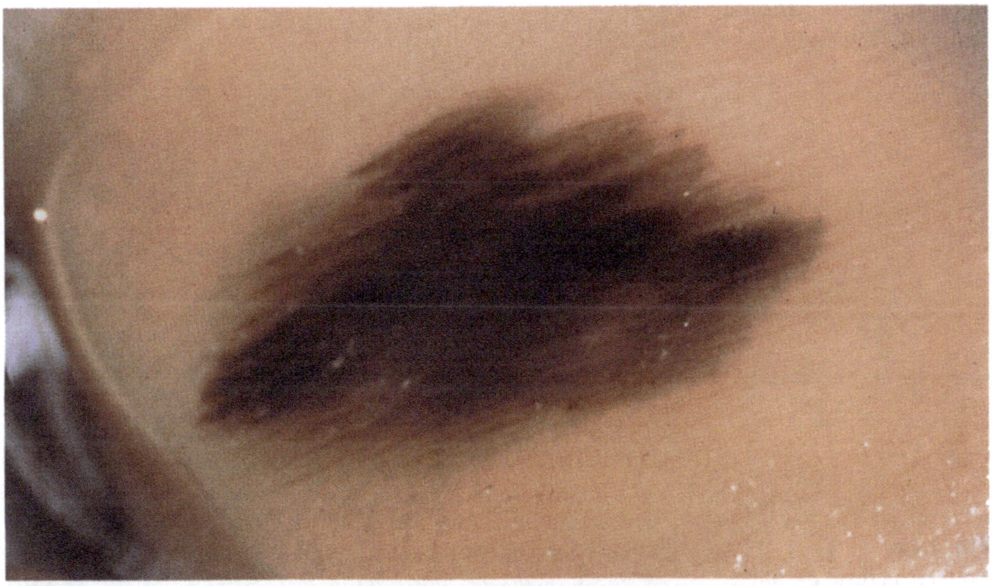

Fig. 3.13
Pattern a linee pigmentate parallele che interessa le creste superficiali (pattern a creste parallele) in un melanoma acrale in situ.

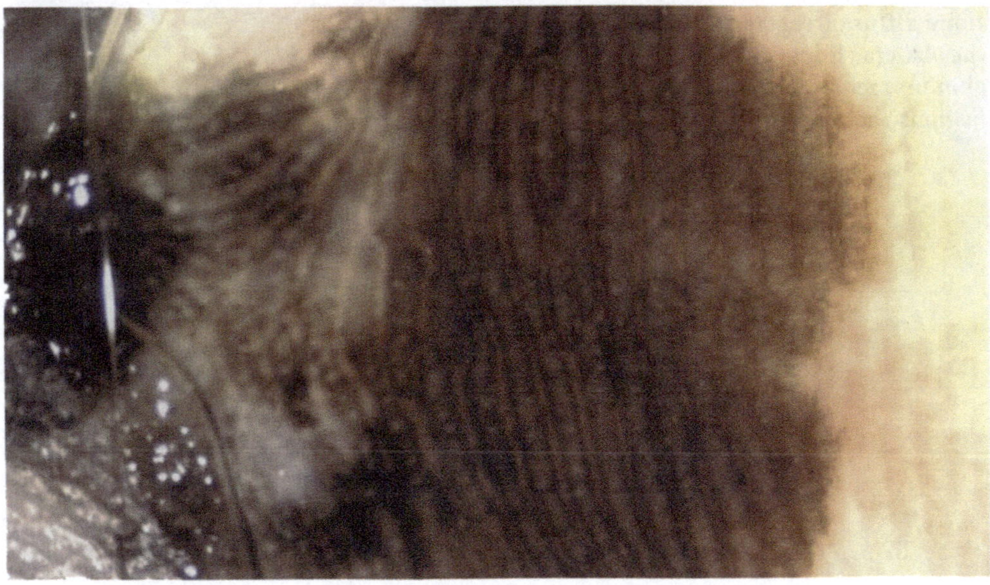

Fig. 3.14
Pattern a creste parallele nella porzione maculare di un melanoma lentigginoso acrale.

a volte pseudopodi, questi ultimi osservabili in genere alla periferia di melanomi già in fase di crescita verticale (Figg. 3.15, 3.16).
Nelle aree di transizione tra versante palmo-plantare e superficie laterale le lesioni melanocitarie possono presentare una combinazione dei pattern acrali con quelli comuni agli altri distretti (Fig. 3.17).
La D. può rivelarsi di grande aiuto, a livello acrale, anche nella diagnosi differenziale tra lesioni melanocitarie ed ***emorragie*** da frizione.
Anche nella raccolta ematica subcornea i dermatoglifi plantari possono determinare un'alternanza di linee parallele chiare e scure. Il pigmento emosiderinico, che assume tonalità giallo-bruno-rossastra o nerastra, si situa, ana-

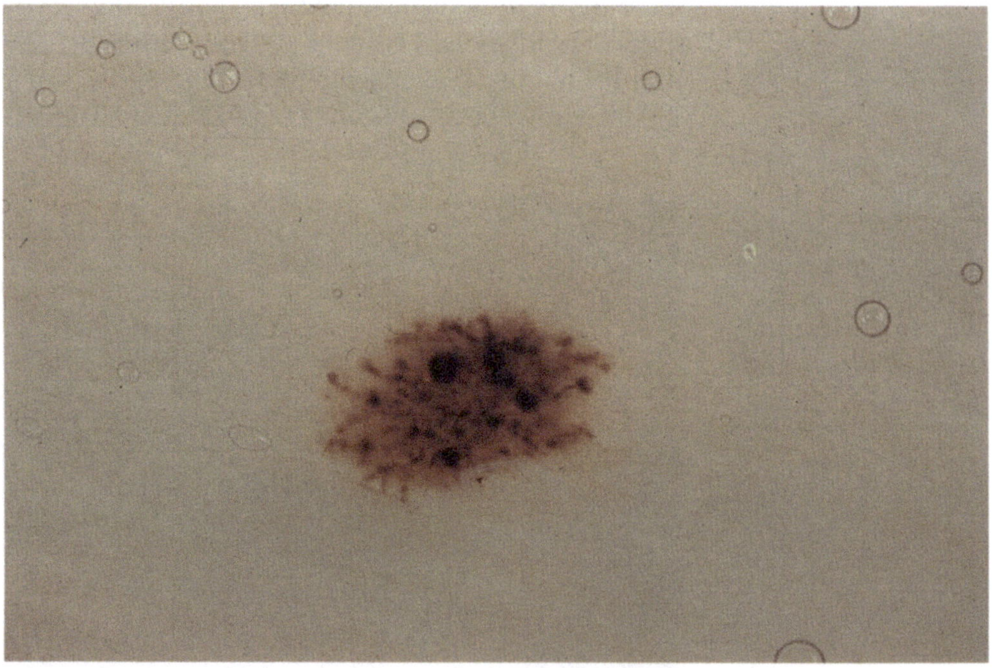

Fig. 3.15
Pigmento arrangiato in maniera irregolare, senza rapporti precisi con i solchi o i rilievi, punti neri irregolari e pseudopodi in un piccolo melanoma lentigginoso acrale.

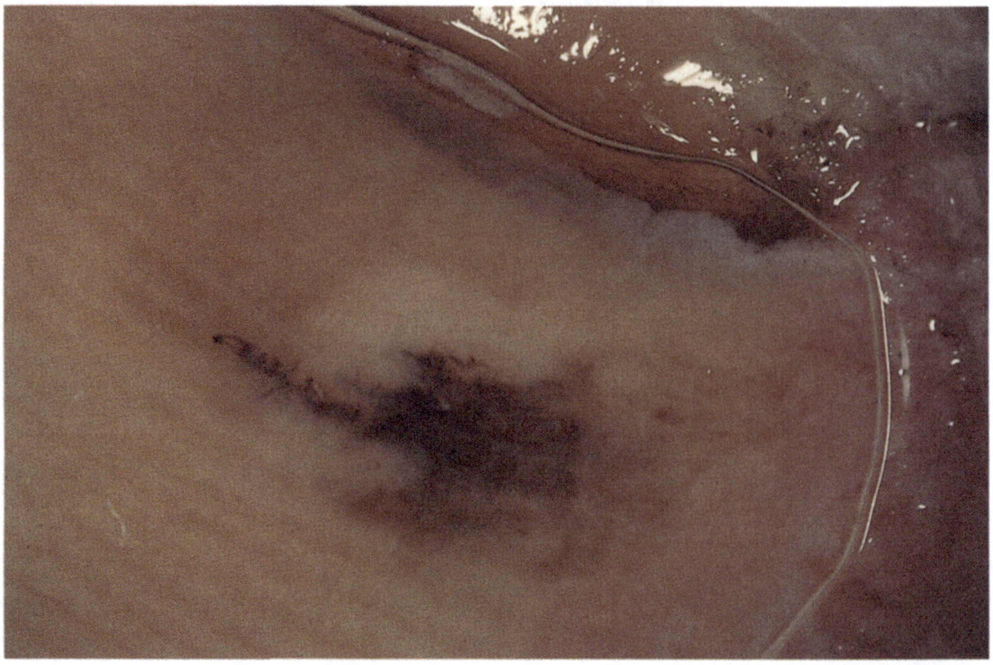

Fig. 3.16
Pattern a creste parallele, pseudopodi, pigmentazione diffusa irregolare che oblitera gli acrosiringi in un melanoma lentigginoso acrale.

logamente al *parallel ridge pattern*, a livello dei rilievi più che a livello dei solchi (Fig. 3.18). Lo spazio tra i rilievi appare pertanto più chiaro, mentre nelle lesioni neviche benigne sono i rilievi la zona più chiara (il pigmento è localizzato infatti a livello delle creste interpapillari).
In pratica, la rottura dei capillari papillari determina un accumulo di pigmento ematico nelle papille stesse. I punti bianchi degli acrosiringi si trovano così dentro le zone più scure, al contrario dei nevi melanocitari benigni. Può pertanto risultare talvolta non agevole una distinzione certa tra l'emorragia subcornea ed il melanoma acrale.

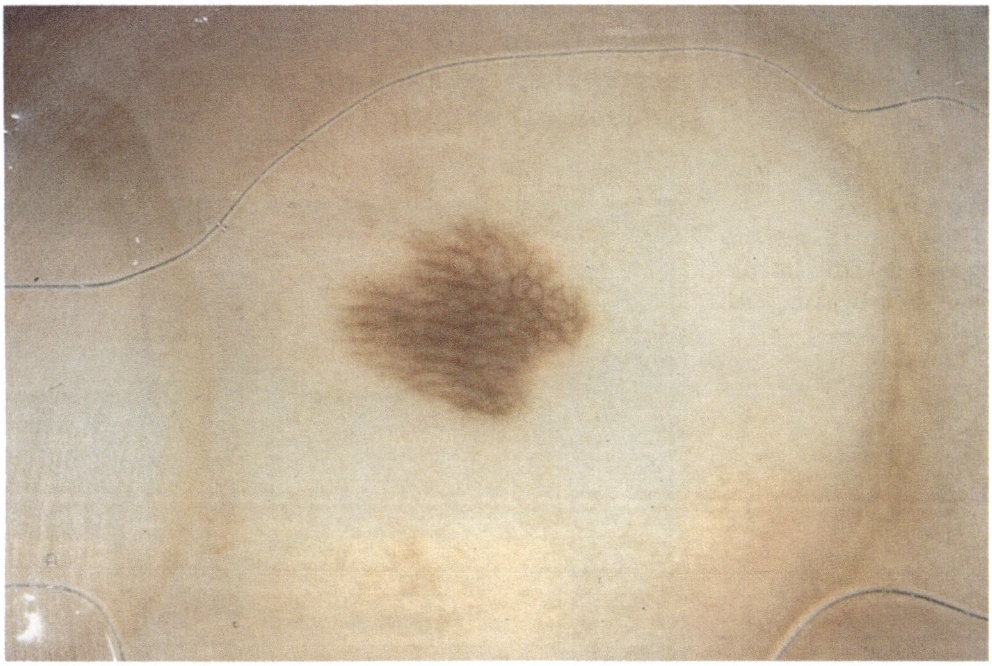

Fig. 3.17
Combinazione di un pattern a solchi paralleli con un pattern reticolare in un nevo acrale della faccia laterale di un dito del piede.

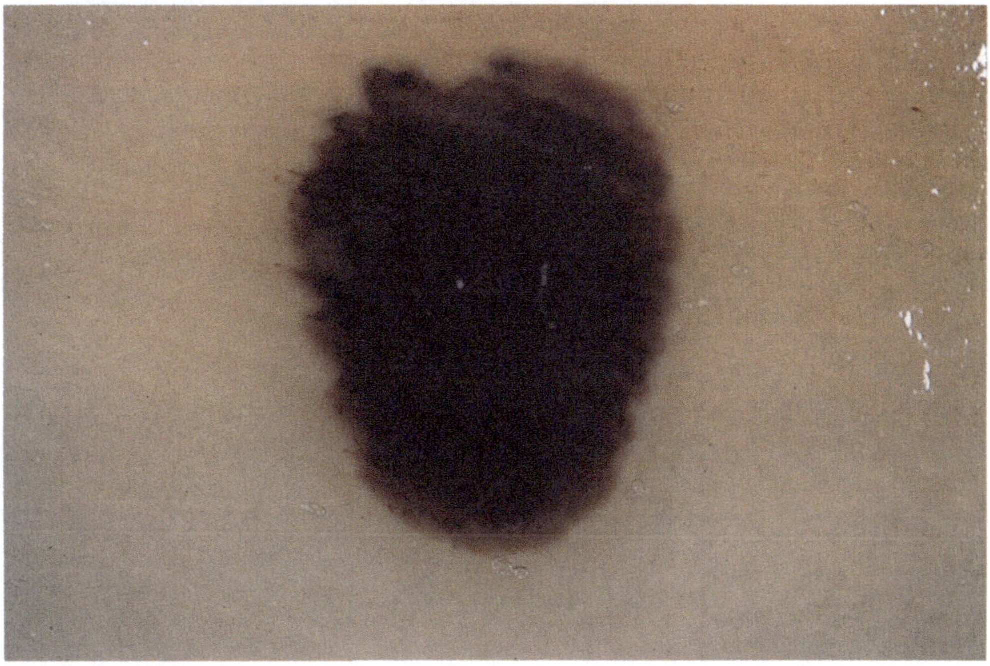

Fig. 3.18
Pattern a linee pigmentate parallele rosso-brunastre che interessa le creste superficiali, con aspetti che richiamano il pattern a creste parallele, in una emorragia plantare subcornea.

Lesioni pigmentate ungueali

La lamina ungueale, la matrice ed il perinichio possono essere interessati da pigmentazioni di varia natura.
Per quanto riguarda la semplice deposizione di pigmento melanico, se essa è di riscontro frequente negli individui di razza scura ("melanonichia striata"), costituendo un'osservazione pressoché normale, assume invece un significato particolare nei soggetti di razza bianca, in cui può indicare precocemente la presenza di un melanoma della matrice (Fig. 3.19).
La **lentigo** o **melanosi** del letto ungueale si presenta dermoscopicamente come una banda pigmentata longitudinale omogenea, di color grigio-fumo. Aspetto simile presentano i **nevi melanocitici** subungueali, caratterizzati in genere da una serie di linee parallele e contigue, di colore marrone omogeneo, che rispettano geometricamente l'interspaziatura e l'orientamento longitudinale (Fig. 3.20).

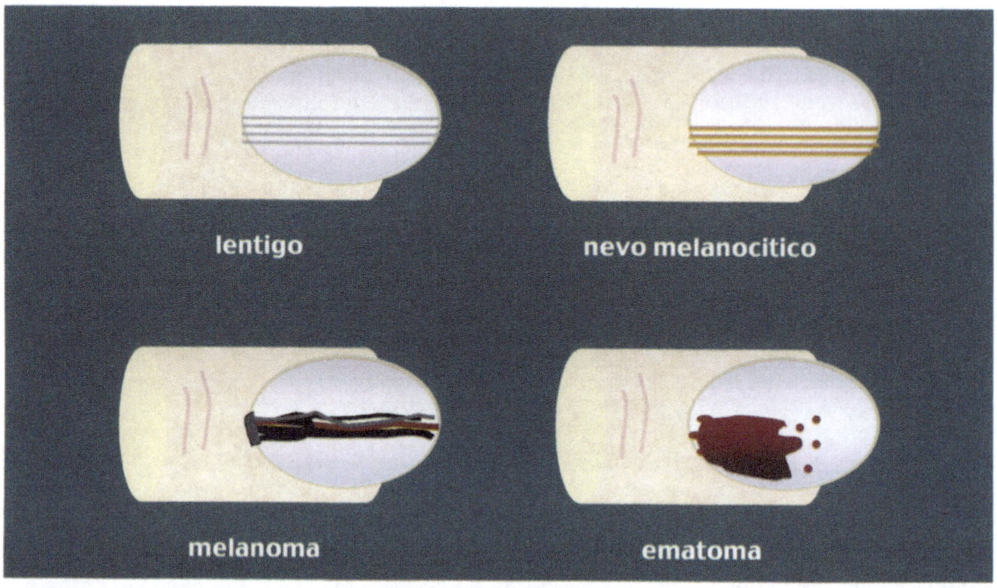

Fig. 3.19
Rappresentazione schematica dei differenti pattern pigmentari ungueali.

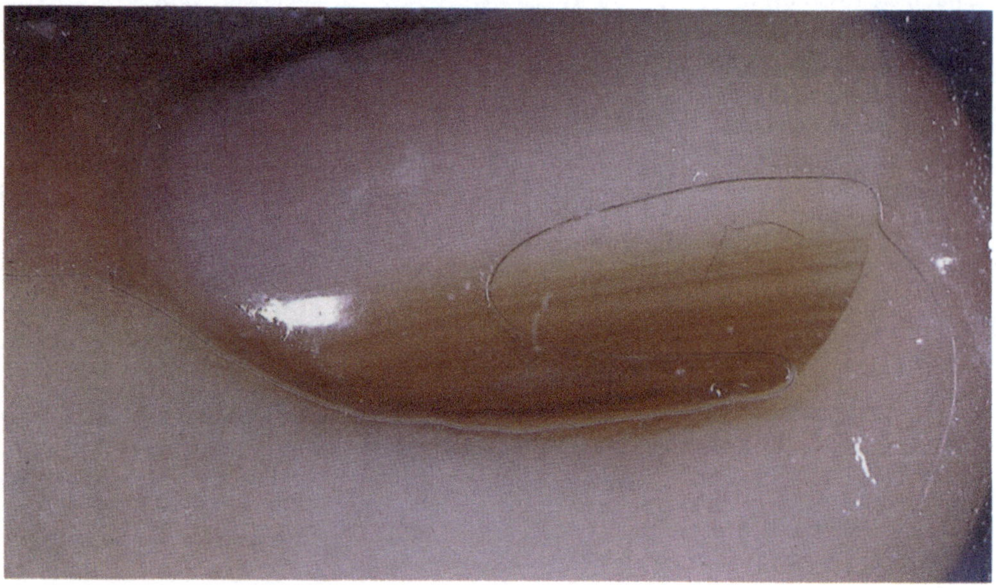

Fig. 3.20
Banda longitudinale marrone costituita da linee parallele e contigue, regolarmente spaziate ed orientate, in un nevo melanocitico ungueale.

Fig. 3.21
Banda longitudinale bruno-nerastra, costituita da linee grossolane con punti irregolari (⟶) in un melanoma ungueale. Alla cuticola è presente il microsegno di Hutchinson (→). *(Cortesia Dott. M. Laurenza, IDI-IRCCS, Roma)*

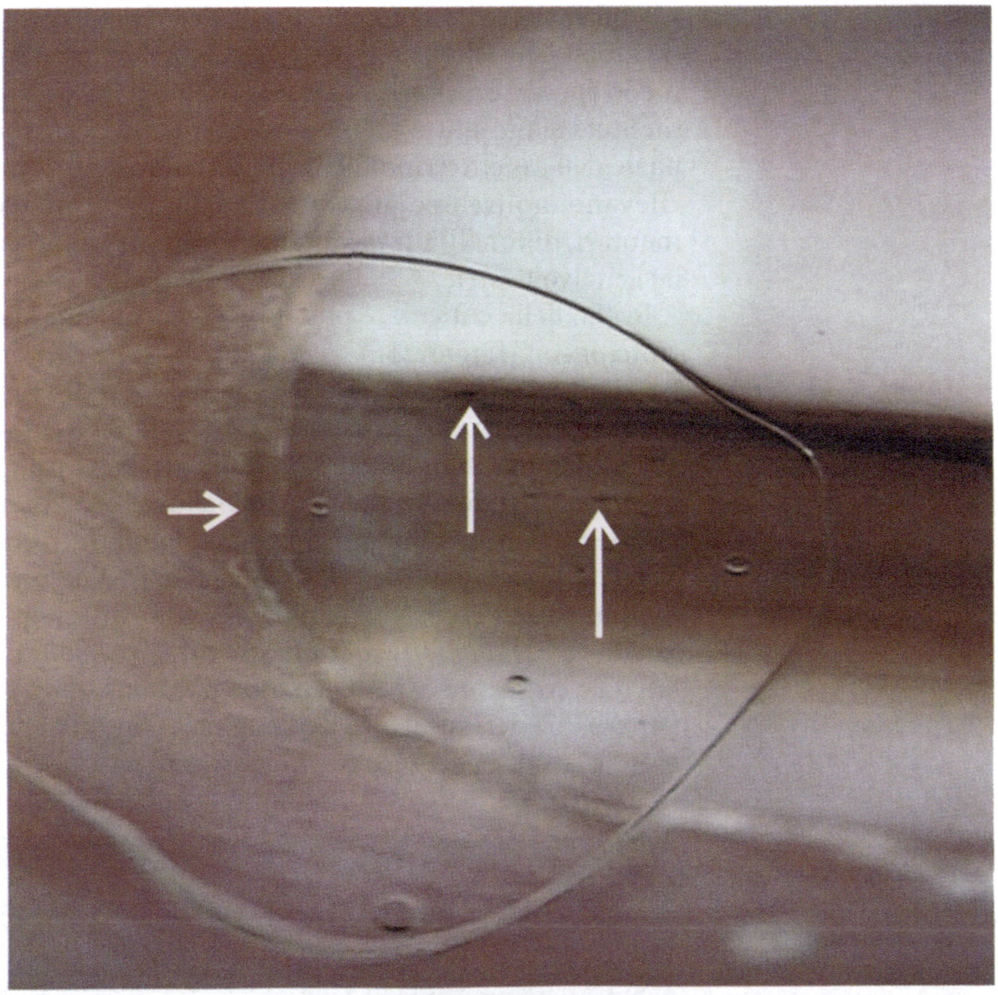

Fig. 3.22
Melanoma ungueale caratterizzato da una banda longitudinale bruno-nerastra, costituita da linee irregolari per pigmentazione, spessore e spaziatura. A livello prossimale la neoplasia ha eroso la lamina. *(Cortesia Dott. R. Bono, IDI-IRCCS, Roma)*

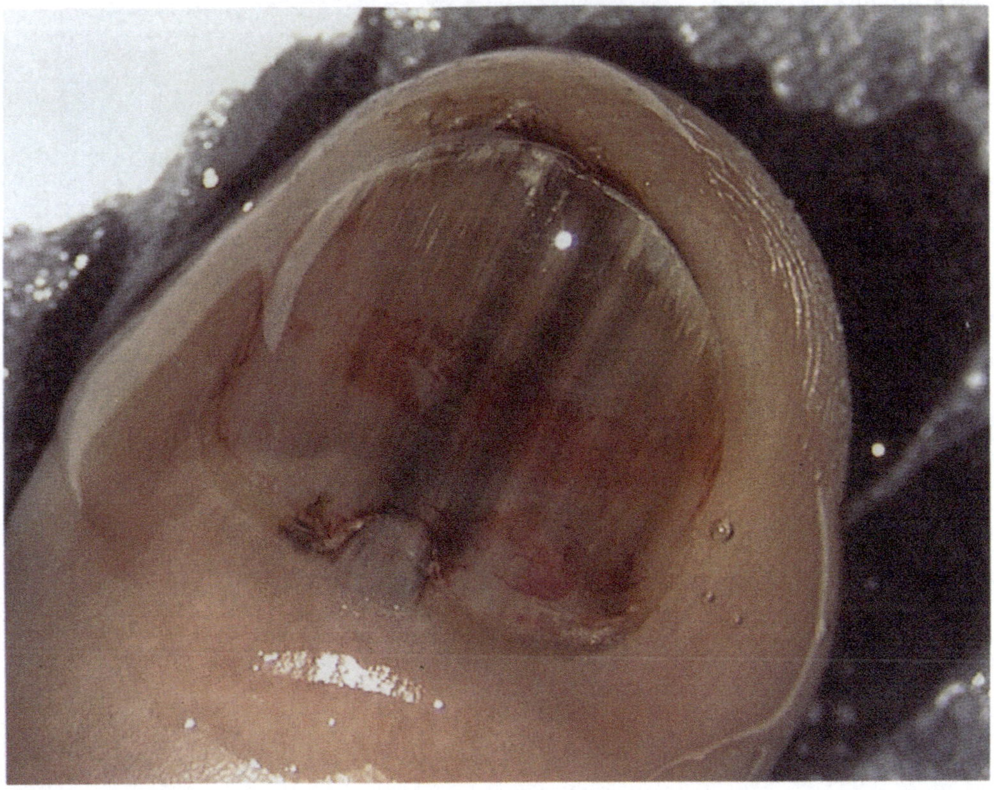

Al contrario, nel **melanoma ungueale** (Fig. 3.21), ancor prima che compaiano grossolane alterazioni strutturali della lamina, è spesso possibile notare come lo spessore, la carica pigmentaria ed il decorso parallelo delle linee pigmentate siano più o meno evidentemente perturbati, sino a perdere gran parte dell'aspetto bandiforme longitudinale proprio delle lesioni benigne. Si rilevano inoltre una grossolanità ed una disomogeneità dei depositi pigmentari, di tonalità francamente bruno-nerastra, con punti/globuli irregolari e talvolta strie.

A livello della cuticola, è possibile precocemente rilevare il "micro-segno di Hutchinson" (Fig. 3.21).

Le **pigmentazioni da stravaso ematico,** non di rado difficili da distinguere clinicamente da quelle melanocitarie, alla D. assumono invece caratteristiche alquanto differenti da queste ultime: a grossolane aree pigmentate rosso-bluastre, di forma irregolarmente ovalare, a margini netti, si affiancano pigmentazioni satelliti puntiformi o globulari rossastre (Fig. 3.23).

Svariate aggressioni microbiche della lamina ungueale possono causare pigmentazioni di colore variabile dal giallo-bruno al grigio-nerastro: tipiche quelle da *Pseudomonas aeruginosa* e da *Trichophyton rubrum*; quest'ultima, talvolta, con il suo aspetto a banda irregolare, può mimare un melanoma.

Per l'esame dermoscopico dell'unghia è consigliabile l'uso, quale fluido d'immersione, di un gel incolore per ecografia.

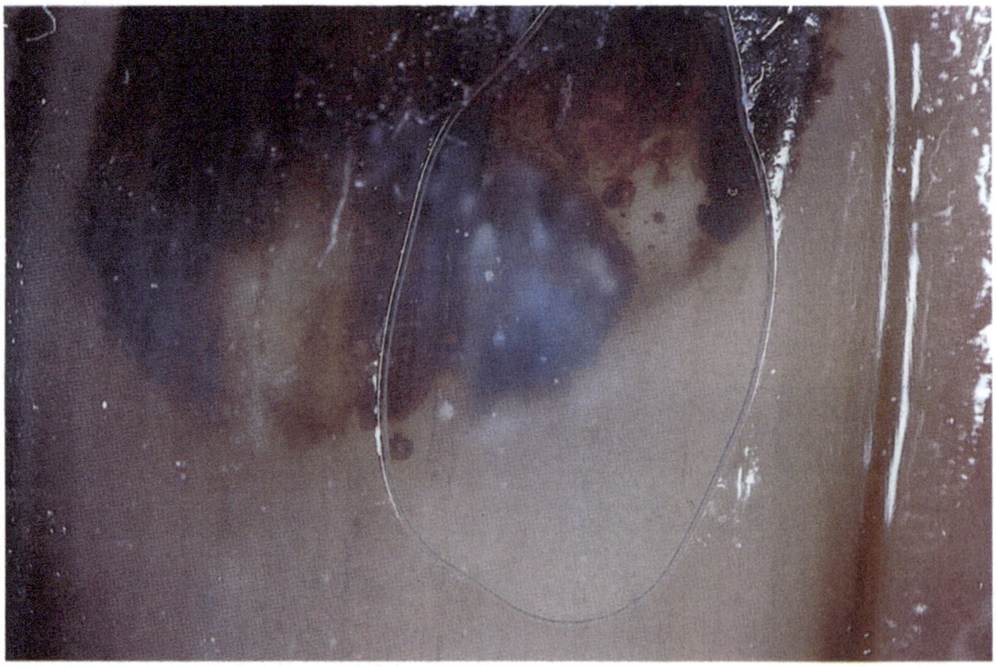

Fig. 3.23
Area pigmentata rosso-bluastra di forma irregolarmente ovalare, associata a pigmentazioni rossastre puntiformi e globulari in una emorragia subungueale.

CORRELATI ISTOLOGICI

Lesioni pigmentate palmo-plantari

I nevi acrali sono, per la particolare conformazione anatomica delle regioni palmo-plantari, di tipo lentigginoso.

Foto A *- Aspetto classico del nevo acrale in cui si osservano melanociti sia singoli, che aggregati in teche (**foto B**), a livello della giunzione.*

(A)

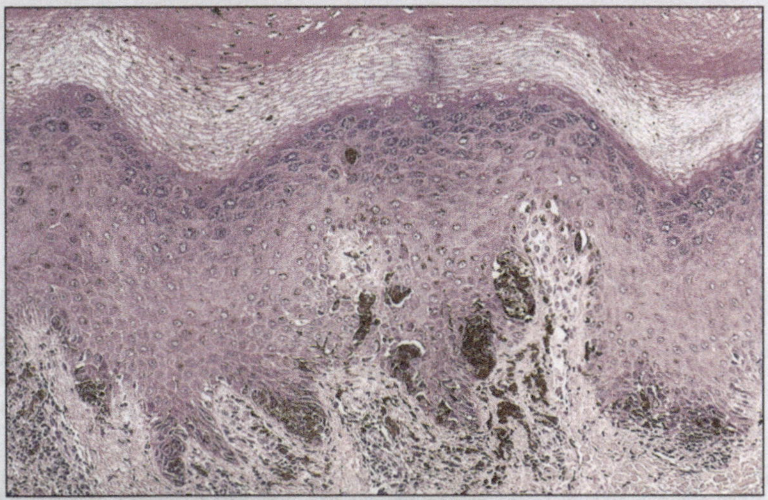

(B)

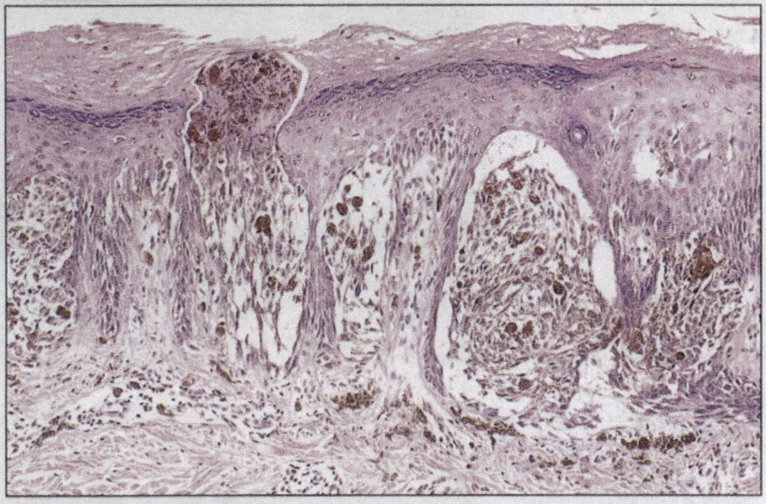

Lesioni pigmentate del volto

Al volto, come è noto, le creste interpapillari risultano pressoché appiattite; in questa sede, pertanto, le lesioni melanocitarie, pur mostrando alla D. un aspetto vagamente reticolare, non realizzano una vera e propria rete pigmentaria, bensì un disegno a maglie, spesso grossolano, che viene definito ***pseudoreticolo*** (Fig. 3.24).

Le linee dello pseudoreticolo consistono nella proliferazione di melanociti intorno agli annessi cutanei, mentre le aree chiare tra le linee corrispondono agli sbocchi follicolari. Lo pseudoreticolo può essere osservato sia in lesioni melanocitarie, benigne o maligne, che in lesioni non melanocitarie, come le cheratosi seborroiche (Fig. 3.25).

Come la rete pigmentaria, anche lo pseudoreticolo appare regolare per forma

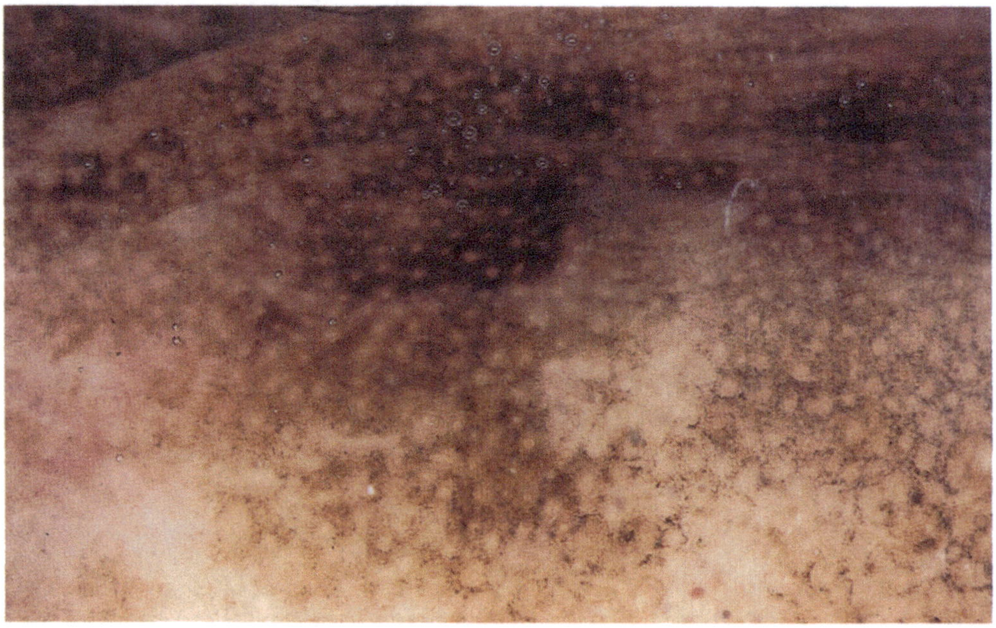

Fig. 3.24
Pseudoreticolo in una lentigo maligna.

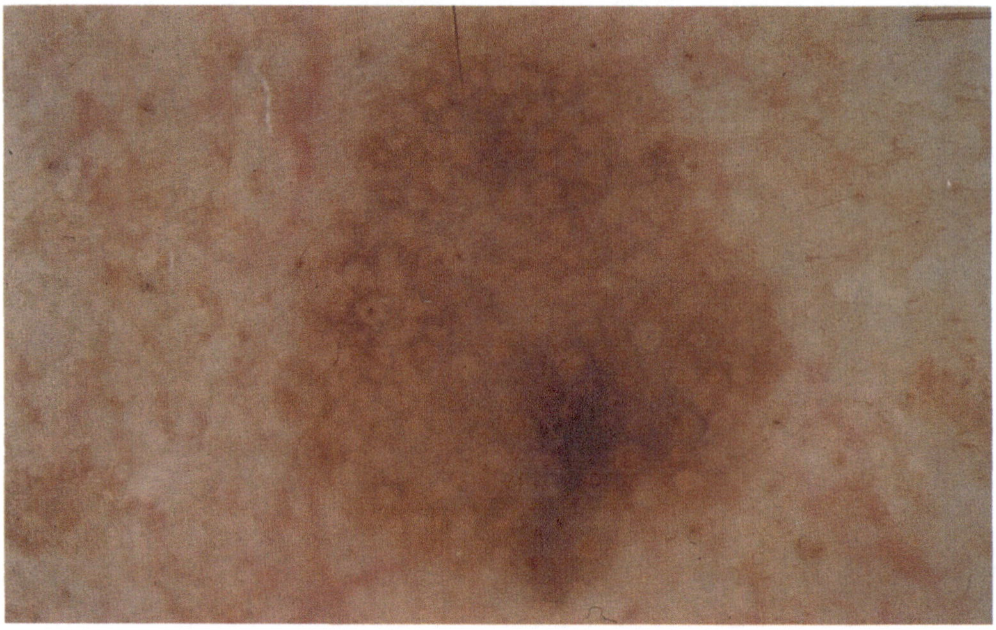

Fig. 3.25
Pseudoreticolo in una cheratosi seborroica.

e colore nelle lesioni melanocitarie benigne ed irregolare in quelle maligne. Dal punto di vista dermoscopico, una distinzione tra nevi giunzionali e composti a livello del volto può essere tentata essenzialmente sulla base del colore dello pseudoreticolo. Più importante e, paradossalmente, più agevole la distinzione tra lesioni benigne e maligne.

La **lentigo maligna** si presenta con uno pseudoreticolo atipico, caratterizzato da differenti aspetti morfologici, a seconda della progressione neoplastica (Fig. 3.26).

L'aspetto diagnostico precoce è in genere costituito da ***punti/globuli grigio-blu*** o ***grigio-ardesia*** che tendono ad aggregarsi a livello perifollicolare, dando luogo a ***strutture granulari anulari***. Alla formazione di questo pattern contribuisce anche la presenza, in prossimità degli ostii follicolari, di *strie pigmentate* marrone-grigistre, in questa fase ancora solo abbozzate (Fig. 3.27).

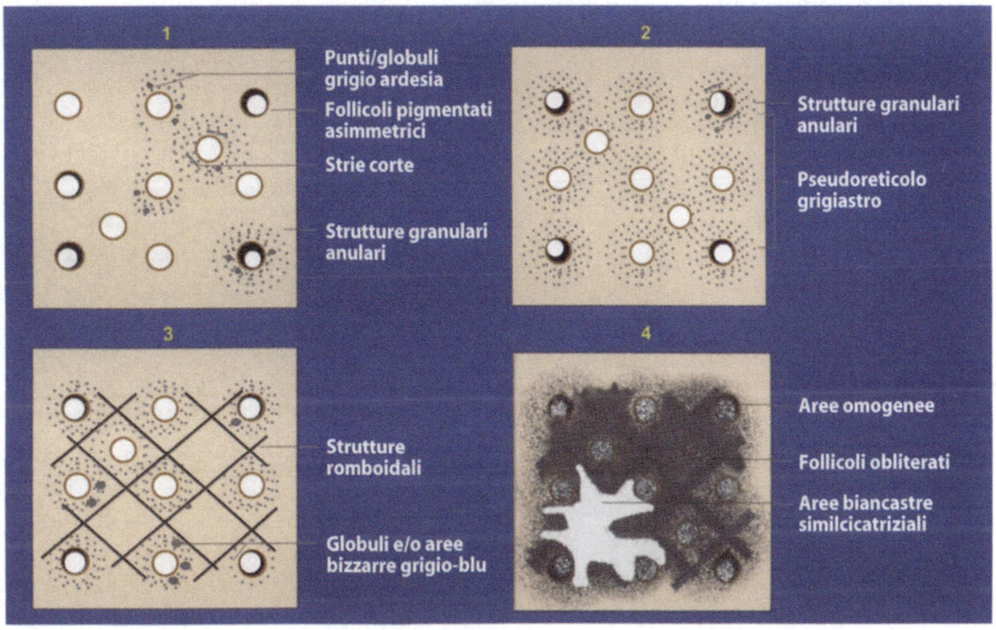

Fig. 3.26
Schema di progressione della lentigo maligna *(da* [11, 12], *mod.)*.

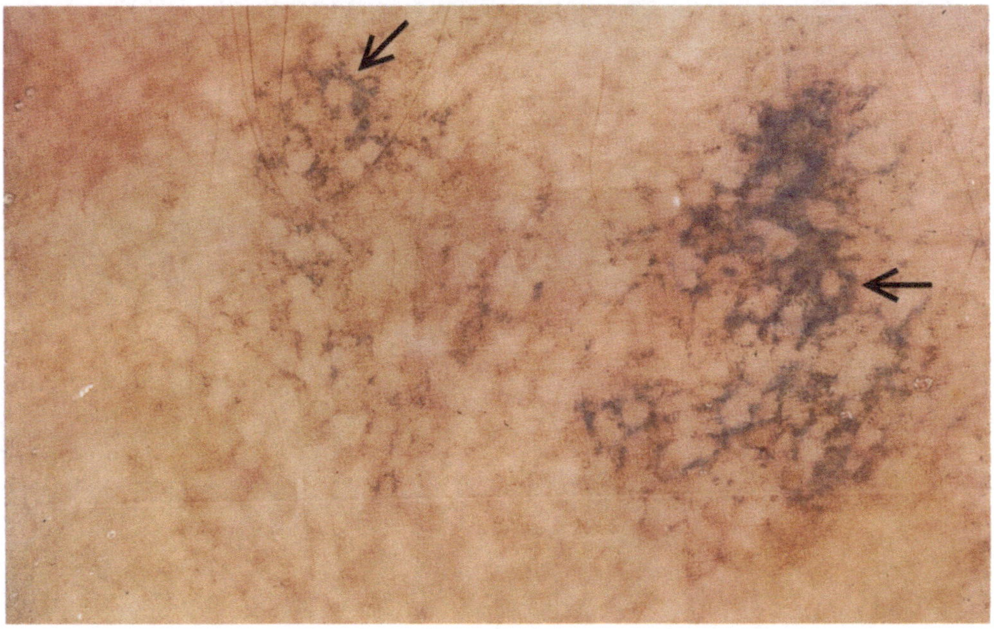

Fig. 3.27
Pseudoreticolo grigiastro, costituito dalla confluenza delle strutture granulari anulari (→) in una lentigo maligna in fase iniziale.

I punti/globuli grigio-blu sono dovuti ad aggregati di macrofagi, carichi di melanina, nel derma superiore, mentre le strie sono il risultato della coesione e della confluenza di nidi di melanociti maligni nell'epidermide e nel derma superiore.

L'addensarsi delle strutture granulari-anulari finisce col costituire uno ***pseudoreticolo grigiastro*** irregolare. Contemporaneamente, la discesa irregolare di melanociti maligni all'interno di singoli follicoli comporta una pigmentazione anulare eccentrica degli stessi, determinando un altro caratteristico aspetto dermoscopico: i ***follicoli pigmentati asimmetrici*** (Fig. 3.28).

Questa netta demarcazione pigmentaria perifollicolare non ha nulla a che vedere con la rima, semplicemente iperpigmentata, dei follicoli che può essere osservata nella lentigo solare.

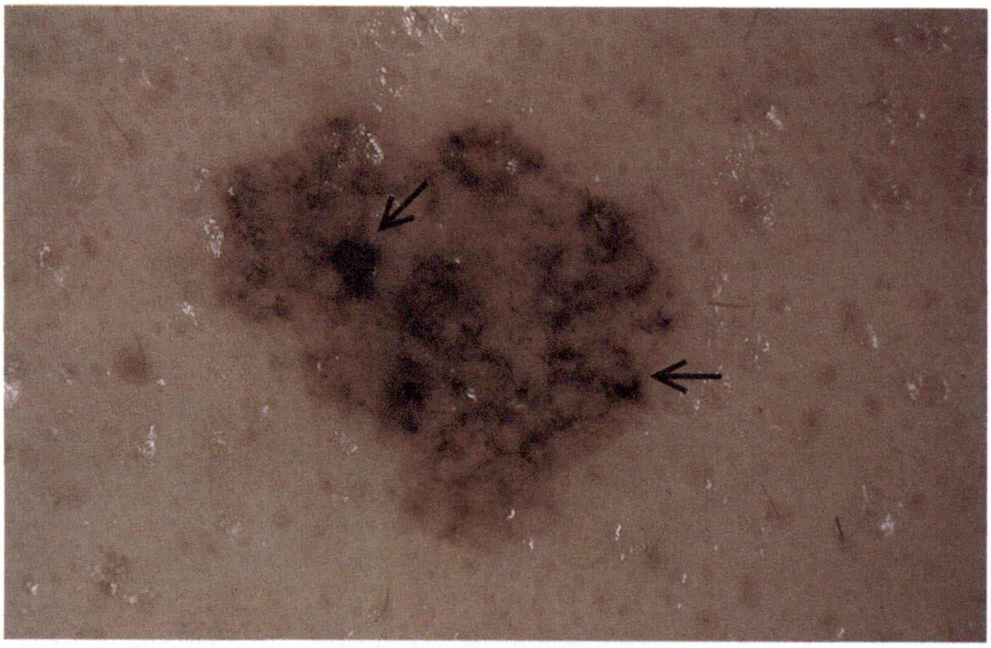

Fig. 3.28
Strutture granulari anulari e follicoli pigmentati asimmetrici (→) in una lentigo maligna in fase iniziale.

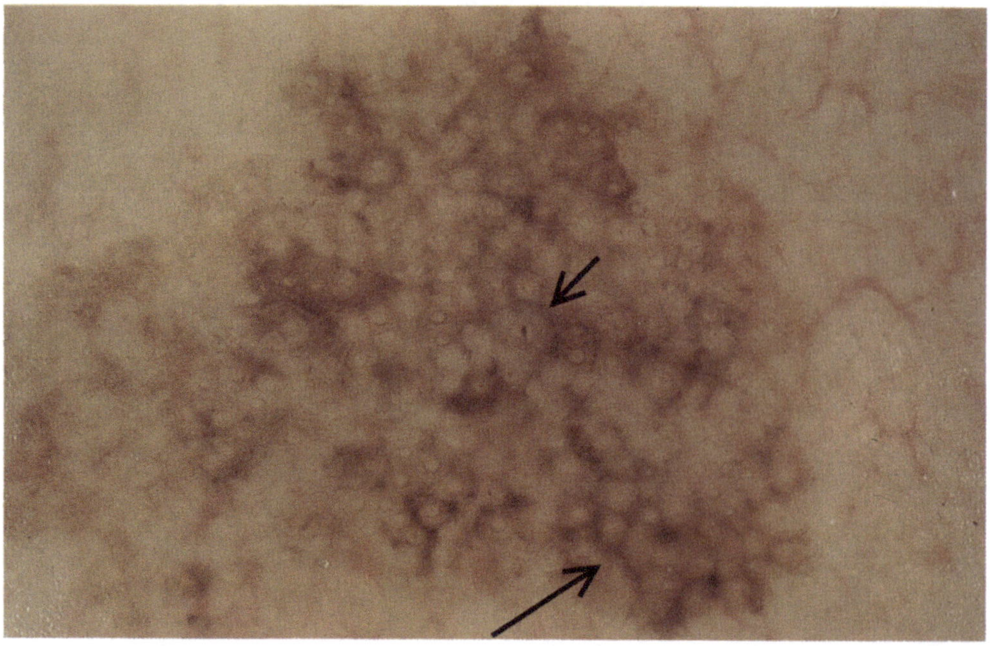

Fig. 3.29
Strutture granulari anulari, strutture romboidali (⟶) ed aree blu ardesia (→) alla periferia dei follicoli in una lentigo maligna.

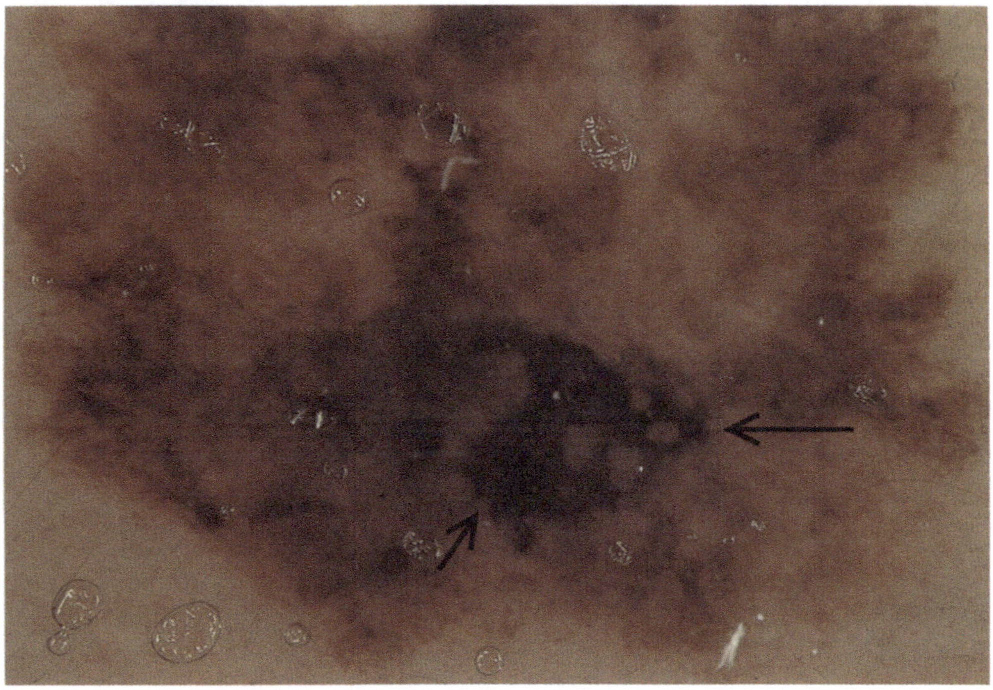

Fig. 3.30
Strutture romboidali grossolane (⟶), aree di pigmentazione omogenea grigio-nerastre che obliterano gli sbocchi follicolari (→) ed aree biancastre similcicatriziali in una lentigo maligna melanoma.

Con il progredire della neoplasia, le strie si allungano e si incrociano intorno ai follicoli, portando alla formazione delle cosiddette ***strutture romboidali*** bruno-nerastre o bruno-grigiastre (Fig. 3.29). La componente grigiastra è sempre dovuta alla presenza di melanofagi nel derma.
Le cellule neoplastiche all'interno dei follicoli possono infiltrarne la parete ed invadere il derma adiacente, dando luogo alla formazione di ***globuli bizzarri*** e/o di piccole ***aree blu-ardesia*** alla periferia dei follicoli (Fig. 3.29).
Con l'ulteriore progressione neoplastica, le strutture romboidali divengono più marcate, fino ad essere sostituite da ***aree di pigmentazione omogenea grigio-ardesia*** che col tempo obliterano numerosi sbocchi follicolari (Fig. 3.30). Nelle fasi più avanzate possono essere presenti aree biancastre similcicatriziali (Fig. 3.30).

Il pattern vascolare teleangectasico che si osserva frequentemente nella lentigo maligna è in realtà quello delle aree cronicamente fotoesposte del volto e non è pertanto correlabile a fenomeni di neoangiogenesi (che in questo caso sono assenti, essendo la lentigo maligna per definizione un melanoma *in situ*). Una loro presenza associata ad aree rosso-lattescenti indica una ulteriore progressione tumorale.

Ovviamente gli aspetti dermoscopici più suggestivi per la diagnosi di lentigo maligna, se accuratamente ricercati, sono di grande utilità per la scelta della sede bioptica in lesioni sospette.
Nel melanoma a diffusione superficiale i sopra ricordati, suggestivi aspetti di atipia dello pseudoreticolo (pigmentazione asimmetrica dei follicoli e strutture romboidali) non sono presenti, ma può essere osservato alla periferia uno pseudoreticolo a maglie slargate. Altre volte, se il tumore è in rapida estensione orizzontale, anche la trama dello pseudoreticolo può essere oscurata dalla crescita neoplastica.

Fig. 3.31
Pseudoreticolo giallo-brunastro e bordo "morsicato" in una lentigo solare.

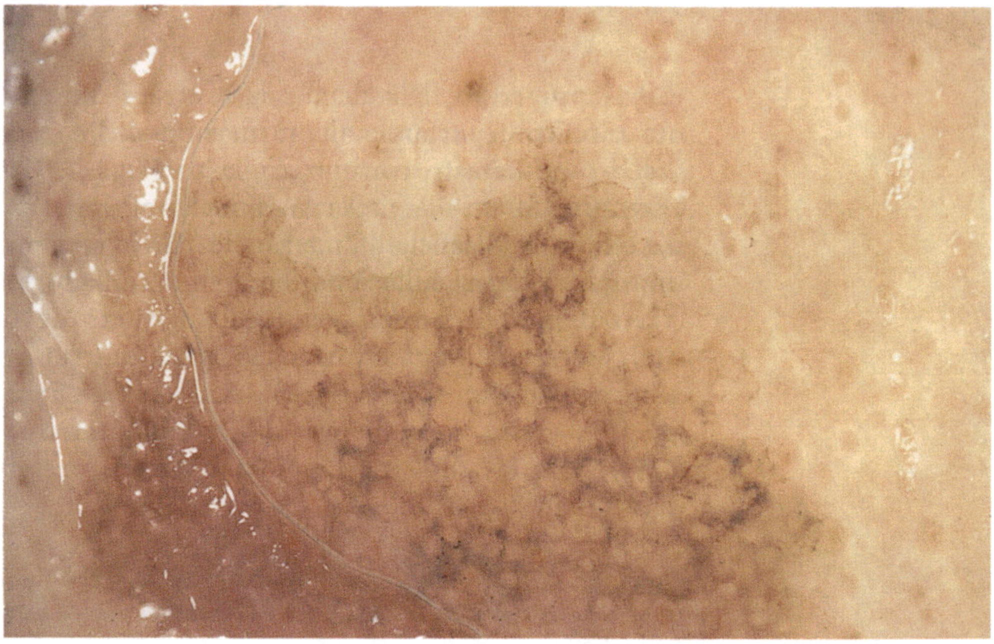

Fig. 3.32
Pseudoreticolo brunastro e bordo "jelly-like" in una lentigo solare.

La **lentigo solare** del volto (Fig. 3.31) è caratterizzata alla D. dalla presenza di un pattern omogeneo di colorito giallo-brunastro, che appare in più punti perforato dagli ostii annessiali, così da costituire uno pseudoreticolo. In numerose lesioni si osservano sottili e brevi linee pigmentate, che decorrono parallelamente, configurando un criterio definito ***strutture ad impronta digitale;*** un caratteristico bordo *"morsicato"* (Fig. 3.31) o un bordo *"jelly-like"* (Fig. 3.32), che ricorda l'effetto del gel spalmato sulla cute.
Tuttavia nella lentigo solare (che di fatto è una cheratosi seborroica iniziale e sottile) è possibile riscontrare alcuni aspetti dermoscopici simili a quelli della lentigo maligna, quali: aree omogenee (che però non ostruiscono mai i follicoli), punti e globuli (Fig. 3.33).

Fig. 3.33
Strutture granulari anulari (prevalentemente puntiformi) confluenti a costituire uno pseudoreticolo in una lentigo solare. In questo caso la rima dei follicoli è semplicemente iperpigmentata, i diversi particolari non appaiono di colore grigio-ardesia, bensì marrone-brunastro e non sono presenti le strutture romboidali.

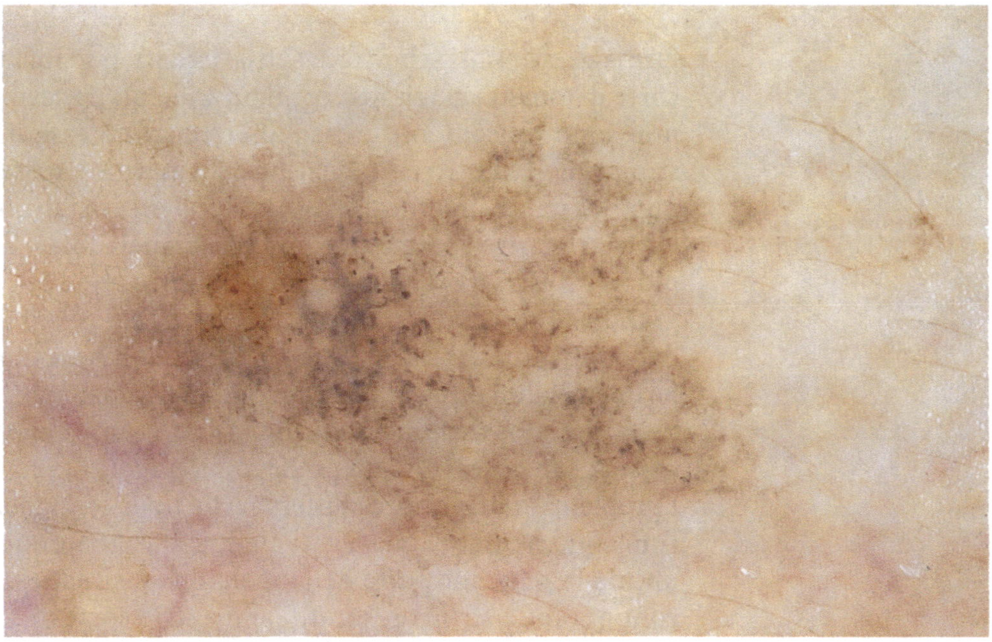

Fig. 3.34
Pattern granulare anulare di colore bruno-grigiastro, costituito da strutture granulari che appaiono grossolane in una cheratosi lichenoide benigna.

Questi particolari appaiono, in genere, di colore marrone scuro e non grigio-ardesia o bluastri; inoltre non sono mai presenti le strutture romboidali, altamente specifiche per la diagnosi di lentigo maligna.
Di contro, nella lentigo maligna non si riscontrano pseudocisti cornee, aree opache giallastre, strutture marrone chiaro ad impronta digitale e bordi jelly-like tipici della lentigo solare/cheratosi seborroica.
Vale la pena di sottolineare il fatto che per una diagnosi specifica di malignità risulta indispensabile la combinazione di più criteri. Problemi notevoli di diagnostica differenziale pongono la lentigo maligna, la cheratosi lichenoide benigna (*lichen planus-like keratosis*) e la cheratosi attinica pigmentata. Anche la **cheratosi lichenoide benigna** (Fig. 3.34), che corrisponde ad una

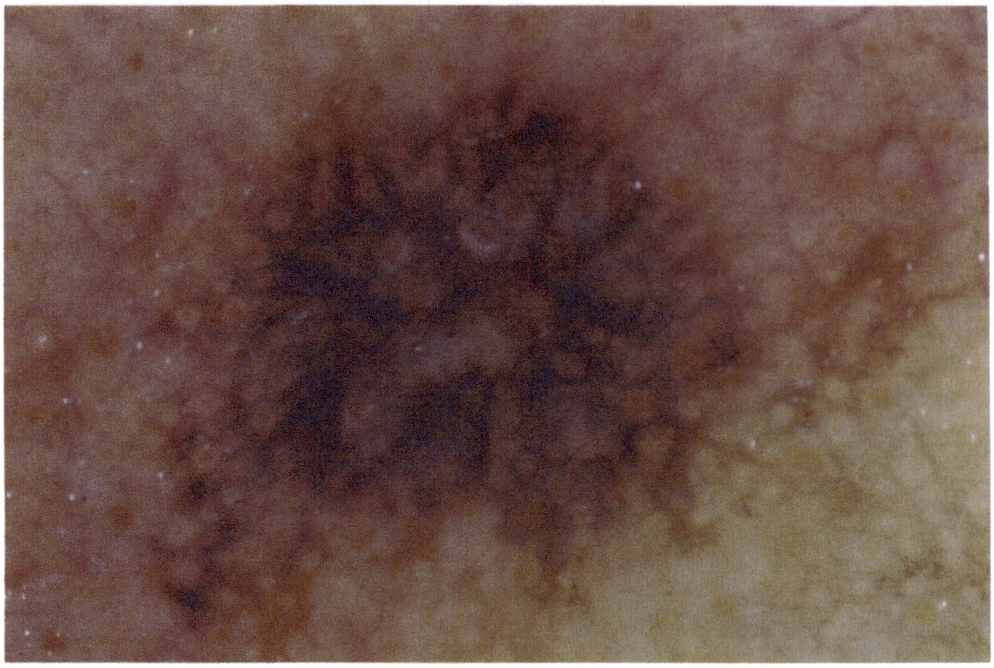

Fig. 3.35
Pattern granulare anulare perifollicolare, costituito da strutture puntiformi e strie corte bruno grigiastre in una cheratosi attinica pigmentata. In questi casi si rende indispensabile un prelievo bioptico.

forma di cheratosi seborroica sottile irritata, può infatti presentare punti e strie corte di tonalità grigiastra, configurando un pattern granulare anulare. I granuli sono tipicamente grossolani e possono essere di colore grigio-brunastro, grigio-bluastro ed in qualche caso marrone-rossastro. Questo pattern granulare è generalmente diffuso, ma può essere talvolta localizzato. La granularità grigiastra è legata alla presenza di melanofagi ed a fibrosi del derma papillare. Le strutture puntiformi grigiastre che costituiscono questo pattern granulare appaiono, come detto, grossolane, e ciò permette di distinguerle dalle fini granularità (*"pepperin*g") che si osservano nelle aree di regressione del melanoma. Nei casi in cui questa distinzione risulta difficoltosa o quando la cheratosi lichenoide benigna si presenta con un pattern indeterminato, si rende necessario un prelievo bioptico.

I problemi di diagnostica differenziale tra la lentigo maligna e la **cheratosi attinica pigmentata** sono legati al fatto che, anatomicamente, anche in quest' ultima la maggior parte della melanina è situata all'interno dei macrofagi, configurando strutture puntiformi e strie corte di colore grigiastro che possono costituire intorno ai follicoli un pattern granulare anulare (Fig. 3.35). Pur non essendo mai riscontrabili strutture altamente evocative della lentigo maligna, quali i follicoli pigmentati asimmetrici, molto spesso, per risolvere il dilemma diagnostico, è necessario, anche in questo caso, ricorrere al prelievo bioptico.

CORRELATI ISTOLOGICI

Lesioni pigmentate del volto

Foto A *- Lentigo maligna, con la caratteristica proliferazione a livello basale di melanociti atipici che raramente si aggregano in teche, con scarsa tendenza alla risalita lungo gli strati più superficiali dell'epidermide, generalmente atrofica. La neoplasia si sviluppa lungo i singoli follicoli piliferi, con la caratteristica aggressione da parte dei melanociti atipici alla guaina epiteliale esterna. Il rispetto della struttura follicolare permette a questa neoplasia di mantenere il classico aspetto "pseudoreticolare" (**foto B**).*

(A)

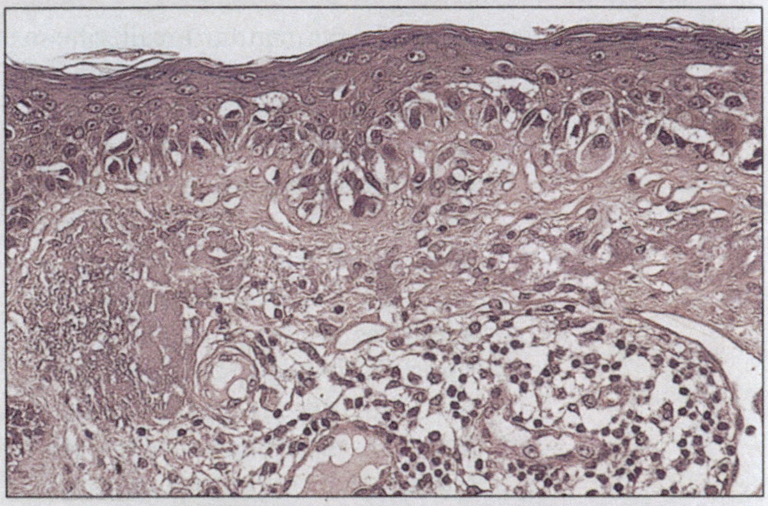

(B)

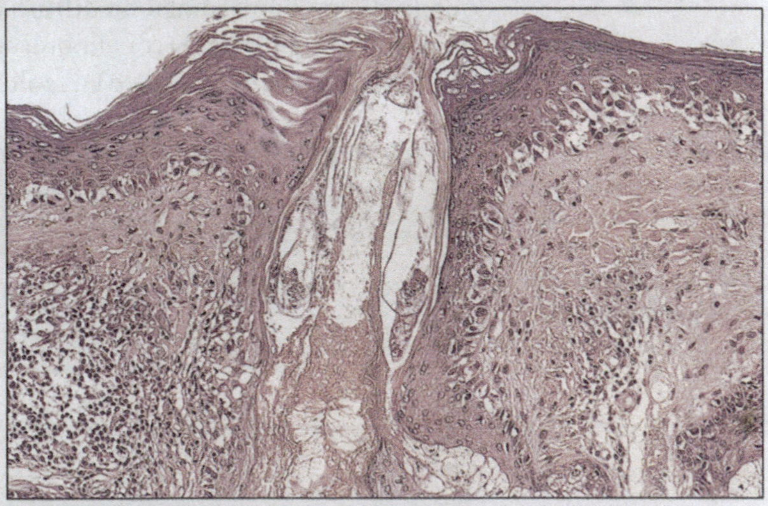

Lesioni pigmentate delle semimucose

Le lesioni pigmentate localizzate in aree periorifiziali (prolabio, congiuntiva, semimucosa genitale ed anale), sono notoriamente di difficile interpretazione clinica.

Anche la D. incontra in tali sedi non poche difficoltà, alcune dettate da problemi squisitamente pratici (utilizzo non agevole delle classiche sonde per la D.), altre di carattere diagnostico: la somiglianza clinica tra alcune melanosi ed il melanoma iniziale, più volte riscontrata, insieme alla non escludibilità di una correlazione tra questi, condizionano alquanto la valutazione e le indicazioni prognostiche. In aggiunta, esiste in letteratura un solo lavoro riguardante gli aspetti dermoscopici delle macule melanotiche delle mucose e addirittura nessuno riguardante il melanoma.

Tuttavia, soprattutto a livello labiale e genitale, è possibile individuare schematicamente un pattern relativamente costante per le melanosi, vale a dire quello di una pigmentazione diffusa di fondo con rinforzi del pigmento di tipo granulare, globulare (con globuli spesso allineati) (Figg. 3.36, 3.37) o lineare curvilineo (sovente parallelo) di colore marrone chiaro, bruno o grigio-fumo

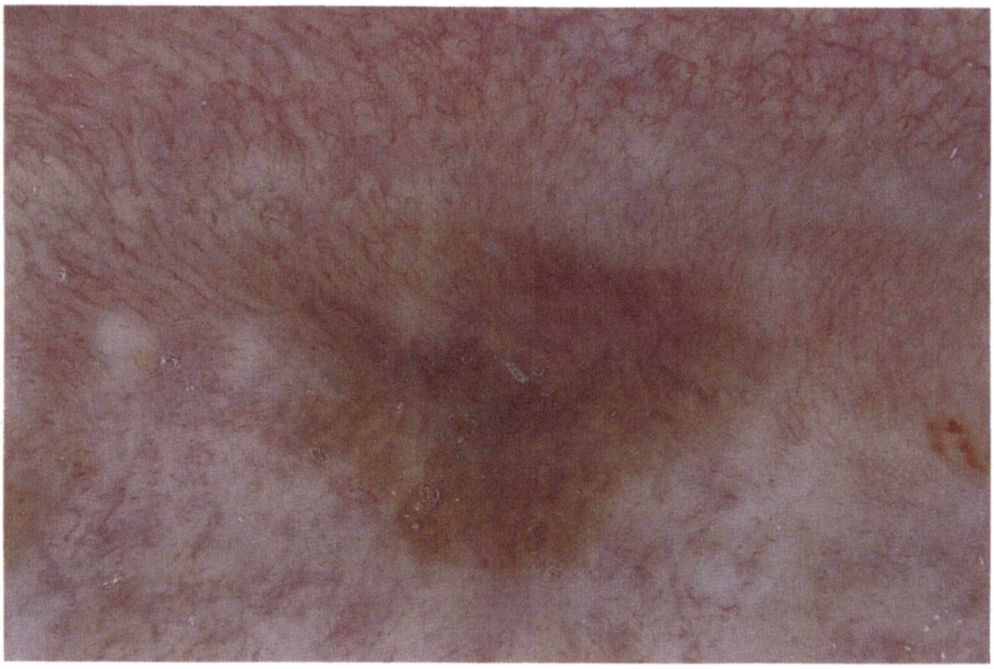

Fig. 3.36
Pigmentazione diffusa bruno-rossastra con rinforzi del pigmento di tipo globulare e lineare in una melanosi labiale.

(Fig. 3.38). Le linee possono essere sottili, così da richiamare il pattern ad impronta digitale, oppure spesse e talvolta possono disporsi a comporre un grossolano e sfocato pattern che richiama una rete con maglie vagamente anulari o romboidali.

In alcune melanosi che, a dispetto della loro natura benigna, possono simulare clinicamente il melanoma, l'irregolarità di queste strutture, il loro combinarsi in maniera bizzarra ed il prevalere di una tonalità grigio-nerastra impongono una biopsia (Fig. 3.39).

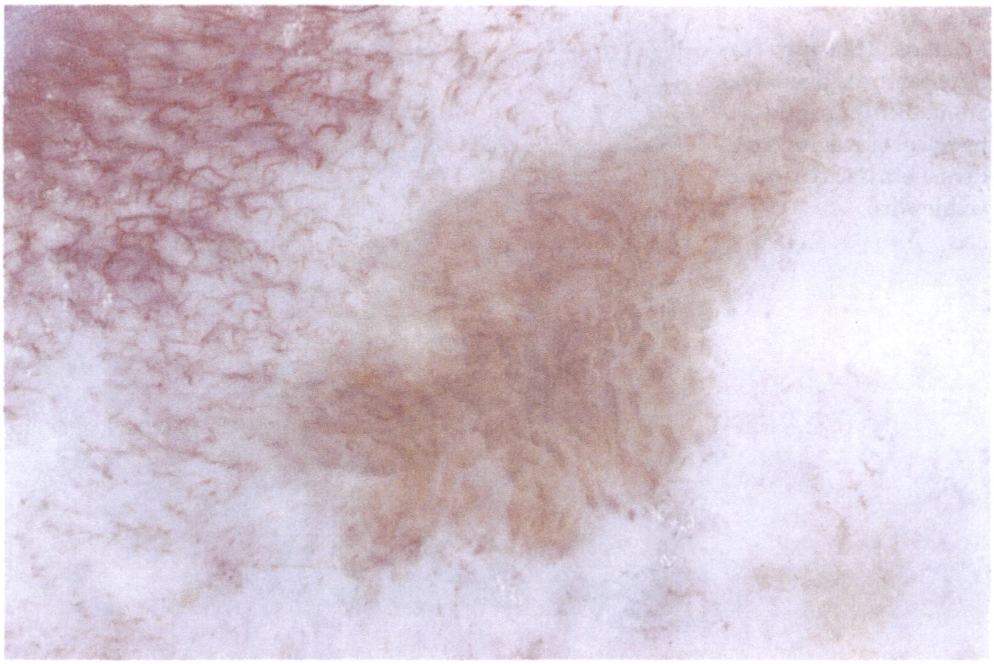

Fig. 3.37
Pigmentazione diffusa brunastra con rinforzi del pigmento di tipo vagamente globulare in una melanosi labiale.

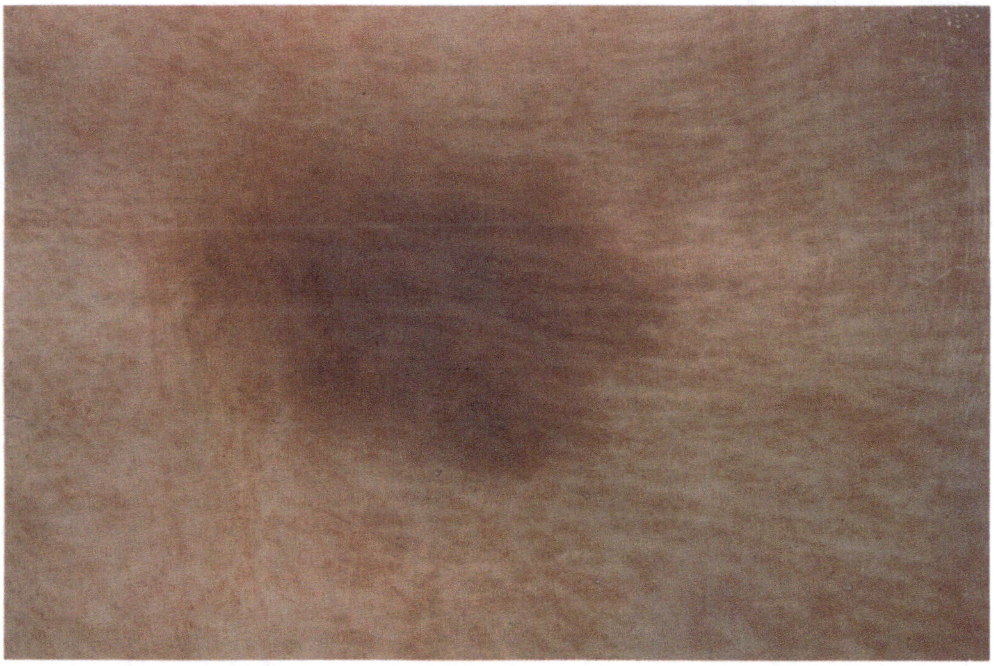

Fig. 3.38
Pigmentazione diffusa bruno-grigiastra con rinforzi del pigmento di tipo lineare parallelo in una melanosi del foglietto interno del prepuzio.

In caso di melanoma (Fig. 3.40), in queste sedi è di norma possibile apprezzare una disomogeneità ancora maggiore nella distribuzione del pigmento e talora la presenza di criteri dermoscopici altamente suggestivi di malignità analogamente ad altri distretti: rete atipica, punti/globuli irregolari, aree di pigmentazione diffusa nerastra, aree grigio-blu e pattern vascolari caratteristici.

Fig. 3.39
Melanosi della vulva, caratterizzata da pigmentazione diffusa grigio-nerastra: in tali casi può rendersi necessario il prelievo bioptico.

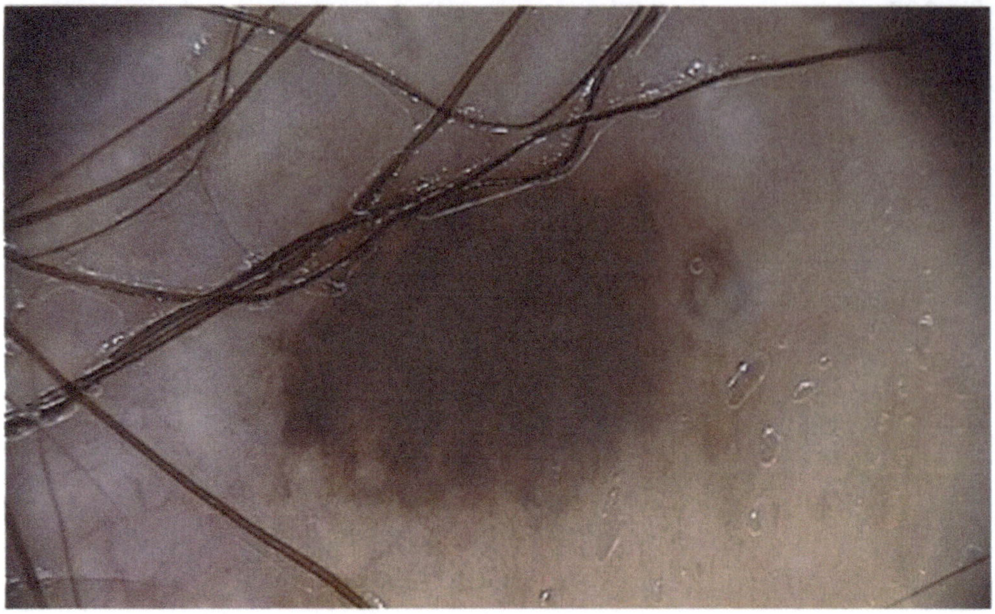

Fig. 3.40
Pigmentazione diffusa non omogenea, grigio-nerastra, con rinforzi del pigmento estremamente irregolari, in un melanoma vulvare.

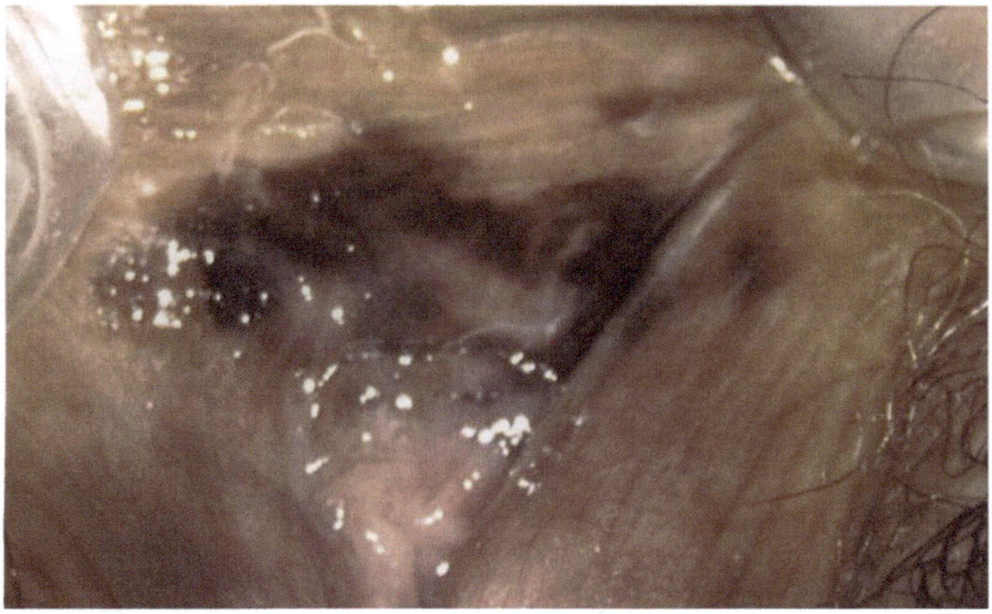

LETTURE CONSIGLIATE

1. Akasu R, Sugiyama H, Araki M, et al. *Dermatoscopic and videomicroscopic features of melanocytic plantar nevi.* Am J Dermatopathol 1996; 18:10.
2. Carli P, De Giorgi V, Cattaneo A, et al. *Mucosal melanosis clinically mimicking malignant melanoma: non-invasive analysis by epiluminescence microscopi.* Eur J Dermatol 1996; 6:434.
3. Johr RH, Jzakovic J. *Dermatoscopy/ELM for the evaluation of nail apparatus pigmentation.* Dermatol Surg 2001;27(3):315.
4. Gasparini S. *Il caso dermatoscopico: Lentigo Maligna.* Dermatologia Ambulatoriale 2001; 1:63.
5. Kawabata Y, Tamaki K. *Distinctive dermatoscopic features of acral lentiginous melanoma in situ from plantar melanocytic nevi and their histopathological correlation.* J Cutan Med Surg 1998; 2:199.
6. Massi D, Nardini P, De Giorgi V, et al. *Simultaneous occurrence of multiple melanoma in situ on sun damaged skin (lentigo maligna), solar lentigo and labial melanosis: the value of dermoscopy in diagnoses.* J Eur Acad Dermatol 1999; 13:193.
7. Oguchi S, Saida T, Koganeira Y, et al. *Characteristic epiluminescent microscopic features of early malignant melanoma on glabrous skin. A videomicroscopic analysis.* Arch Dermatol 1998; 134:563.
8. Saida T. *Malignant melanoma on the sole: how to detect the early lesions efficiently.* Pigment Cell Res 2000; 13:135.

CORRELATI ISTOLOGICI

Lesioni pigmentate delle semimucose

Foto A *-Melanosi della mucosa orale con iperpigmentazione regolarmente diffusa a tutto lo strato basale.*

Foto B *- Melanosi dei genitali, contrassegnata da una iperpigmentazione a livello dello strato basale, associata ad un modesto incremento del numero dei melanociti.*

(A)

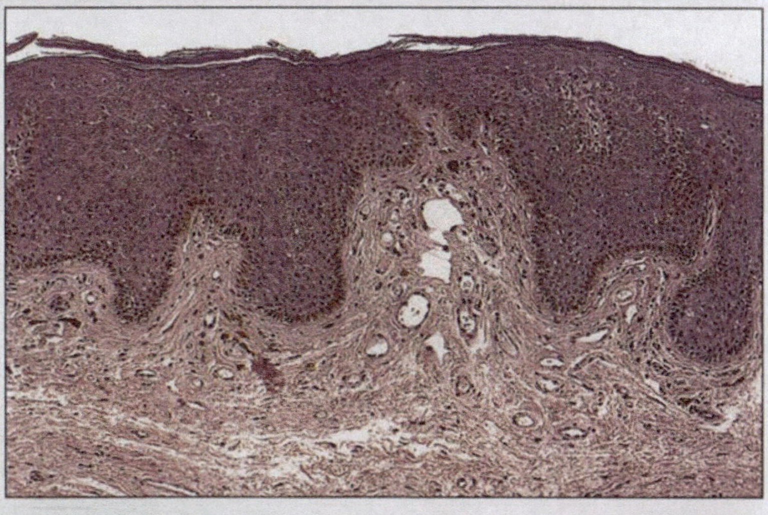

(B)

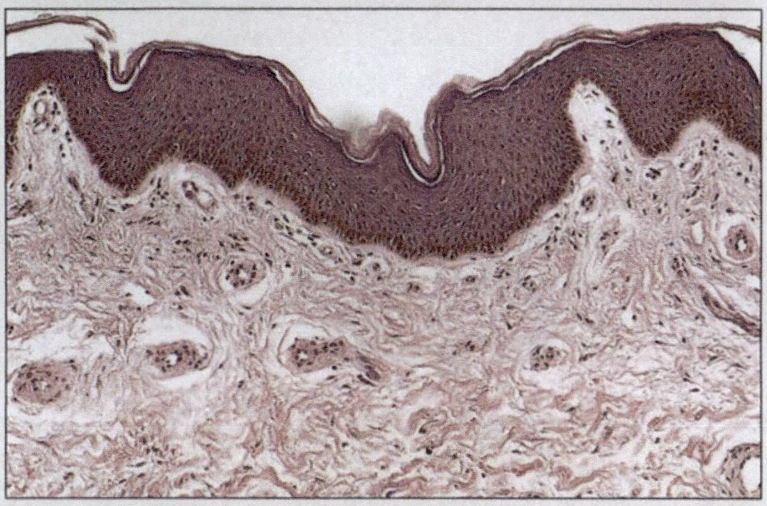

9. Saida T, Oguchi S, Ishihara Y. *In vivo observation of magnified features of pigmented lesions on volar skin using video macroscope. Usefulness of epiluminescence techniques in clinical diagnosis.* Arch Dermatol 1995; 131:298.
10. Saida T, Oguchi S, Miyazaki A. *Dermoscopic findings in pigmented lesions of glabrous skin.* In: Malvehy J, Puig S. (eds): *Principles of dermoscopy:* www.dermoscop.com. 2002, 243.
11. Schiffner R, Schiffner-Rohe J, Vogt T, et al. *Improvement of early recognition of lentigo maligna using dermatoscopy.* J Am Acad Dermatol 2000; 42:25.
12. Stolz W, Braun-Falco O, Bilek P, et al. *Pigmented skin lesions on the face.* In: Stolz W, Braun-Falco O, Bilek P, et al. *Color atlas of dermatoscopy, 2nd edition.* Oxford. Blackwell Publ 2002, 121.
13. Stolz W, Braun-Falco O, Bilek P, et al. *Pigmented skin lesions on hands, feet and mucosa.* In: Stolz W, Braun-Falco O, Bilek P, et al. *Color atlas of dermatoscopy, 2nd edition.* Oxford. Blackwell Publ 2002, 133.
14. Thomas L, Ponger S. *Dermoscopic findings of pigmented lesions of the nail apparatus.* In: Malvehy J, Puig S. (eds): *Principles of dermoscopy:* www.dermoscop.com. 2002, 277.

4 Quadri di diagnostica dermoscopica

Lesioni melanocitarie

Lentigo simplex e "ink spot lentigo"

La **lentigo simplex** (Fig. 4.1) appare, alla D., caratterizzata esclusivamente da una rete pigmentaria alquanto sottile e regolare, di colorito marrone o bruno, talora più scura al centro, ove talvolta si apprezzano piccoli punti neri. Alcune maglie di rete possono presentarsi slargate.

La **"ink spot lentigo"** o **lentigo reticolata** (Fig. 4.2) presenta, a differenza della precedente, una rete estremamente ed uniformemente scura ed ispessita, che si staglia sullo sfondo chiaro del derma sottostante, interrompendosi bruscamente alla periferia (la lesione è riscontrata in genere nei fototipi più chiari, in seguito a fotoesposizione acuta). Le maglie di rete appaiono alquanto irregolari e slargate, configurando un pattern complessivamente asimmetrico che può richiamare quello di una lesione melanocitaria sospetta, in contrasto con l'ordine architetturale proprio della lesione. In tal caso, l'assenza di tutti gli altri criteri di malignità orienta nella diagnosi finale.

4.1

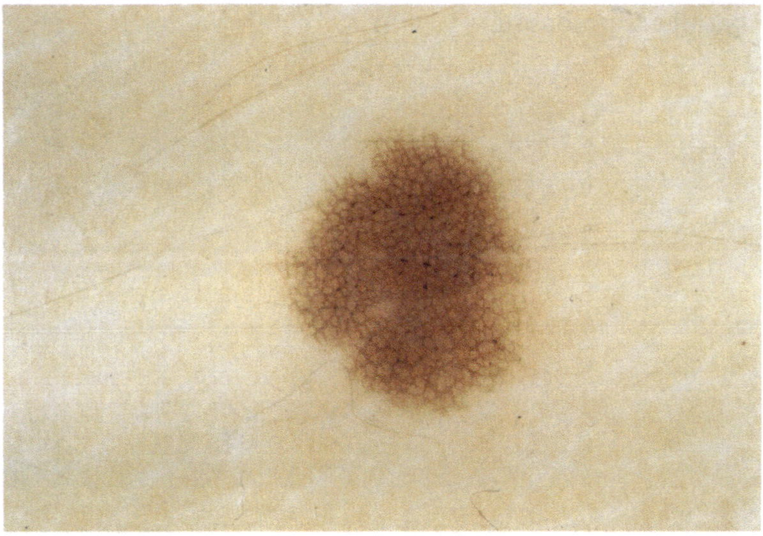

4.2

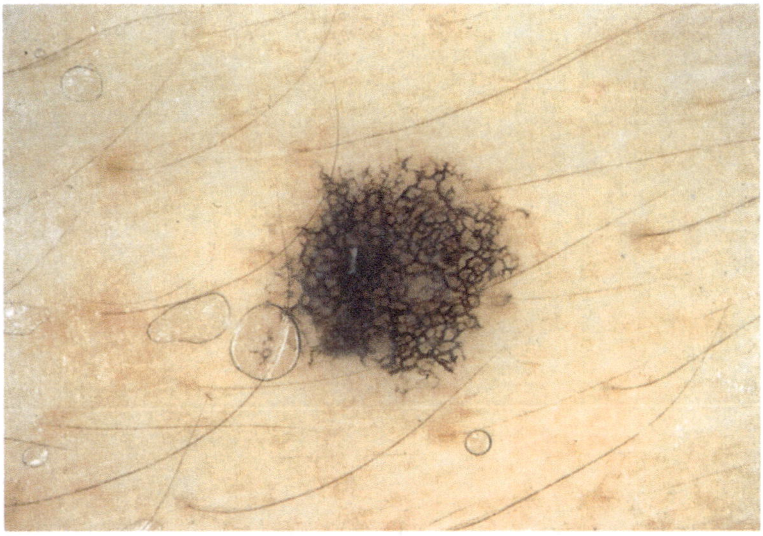

NEVO MELANOCITICO GIUNZIONALE

I **nevi giunzionali** comuni sono caratterizzati da un pattern globale di tipo reticolare; la rete appare di norma regolare, a linee sottili e maglie strette, ben sfumata in periferia (Fig. 4.3). Sulle linee della rete, centralmente, si possono apprezzare punti neri, uniformi per taglia e distribuzione, talvolta confluenti in lamelle nerastre (Fig. 4.4). La porzione centrale della trama reticolare appare non di rado parzialmente offuscata da una pigmentazione diffusa, espressione dell'intensa pigmentazione dei cheratinociti basali e soprabasali.

4.3

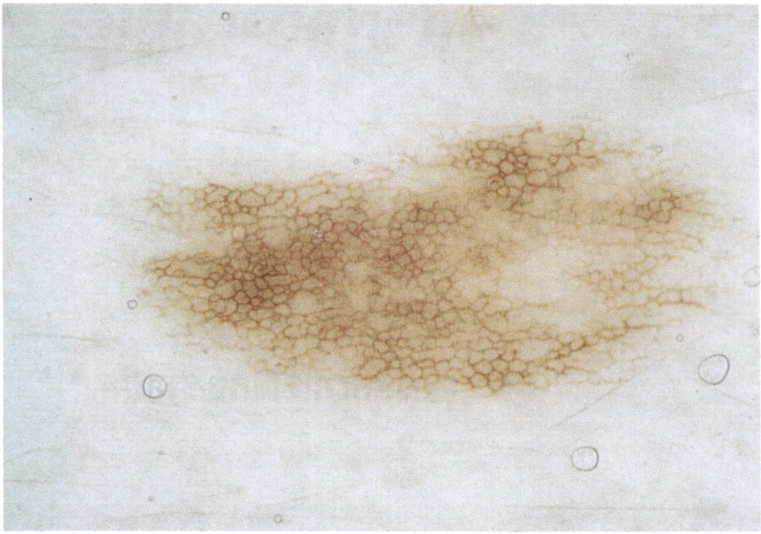

4.4

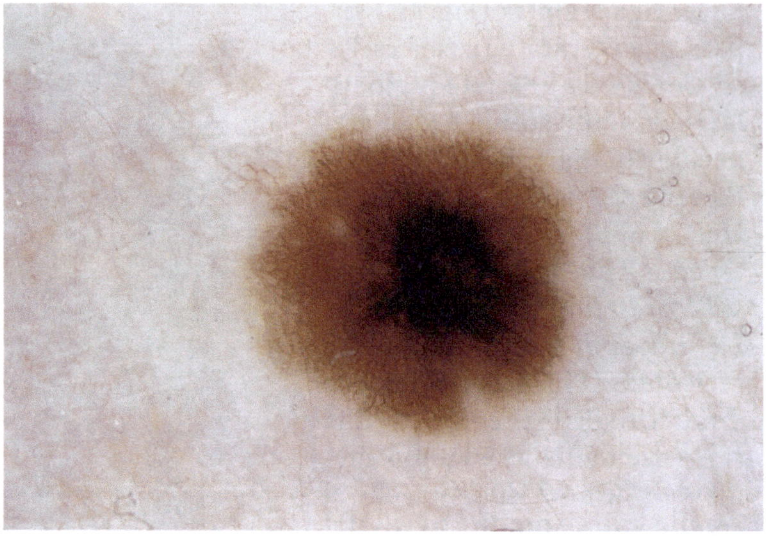

NEVO MELANOCITICO COMPOSTO

Nei **nevi composti** comuni si possono, di volta in volta, variamente combinare un pattern reticolare, un pattern globulare ed una pigmentazione diffusa, regolarmente distribuita al centro. I globuli, più o meno numerosi, sono in genere uniformi per taglia e distribuzione (Fig. 4.5). Frequente anche il riscontro di aree di ipo/depigmentazione. Nelle forme papillomatose è possibile osservare un "pattern ad acciottolato" (Fig. 4.6) o strutture papillari esofitiche talvolta circondati da una rete pigmentaria, espressione della componente giunzionale periferica (Fig. 4.7).

4.5

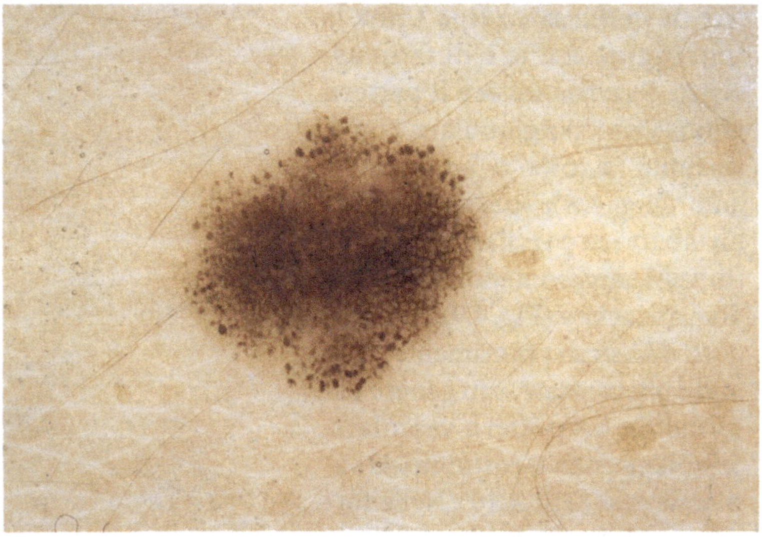

4.6

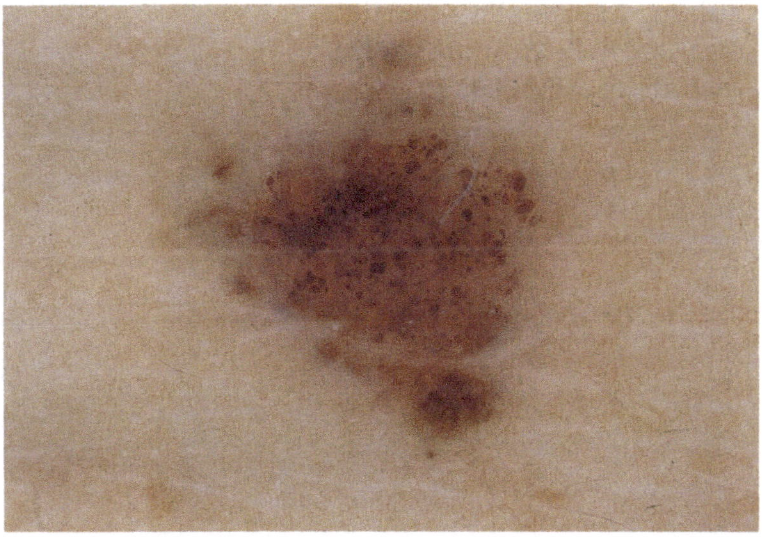

4.7

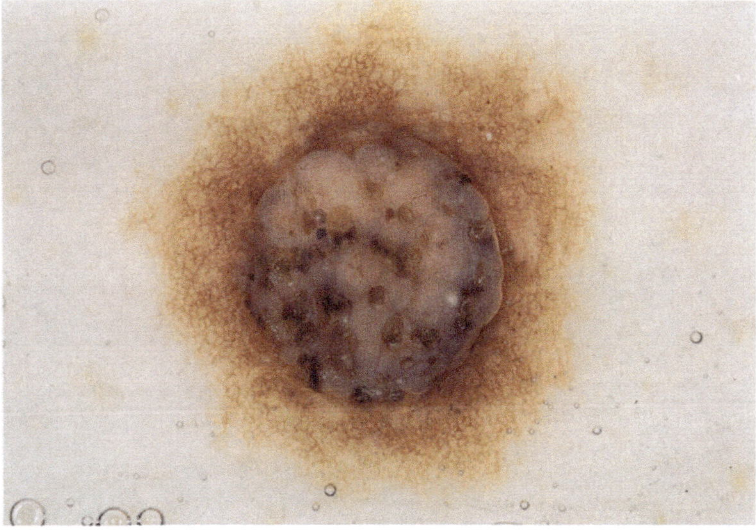

NEVO MELANOCITICO DERMICO

Nel **nevo dermico tipo Unna** la rete pigmentaria è di fatto assente. Prevale invece il pattern globale di tipo globulare, con le varianti " a zolle" o "ad acciottolato" (Fig. 4.8); spesso si rilevano strutture papillari esofitiche, sbocchi similcomedonici e pseudocisti cornee (Fig. 4.9). Nel contesto di lesioni scarsamente o per nulla pigmentate, è in genere osservabile un pattern vascolare, prevalentemente costituito da vasi a virgola (Fig. 4.10). Nelle forme papillomatose alla periferia il bordo presenta un aspetto lobulato, dovuto alla superficie convessa delle strutture papillari esofitiche (Fig. 4.8).

4.8

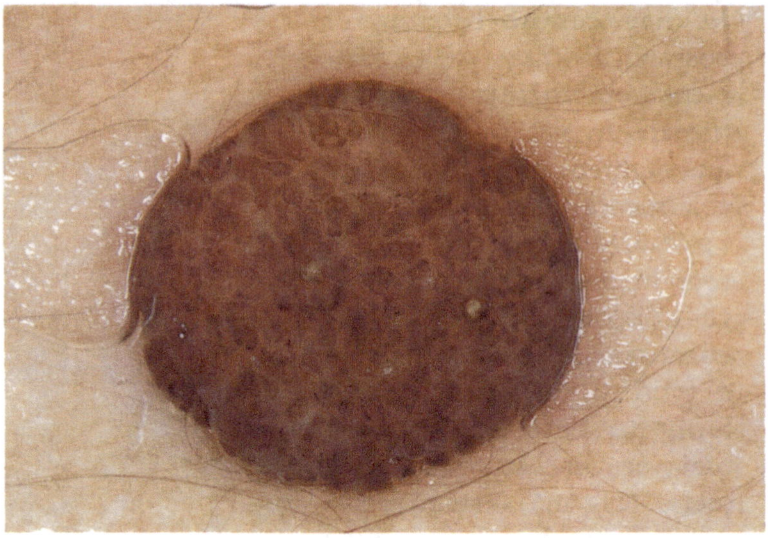

4.9

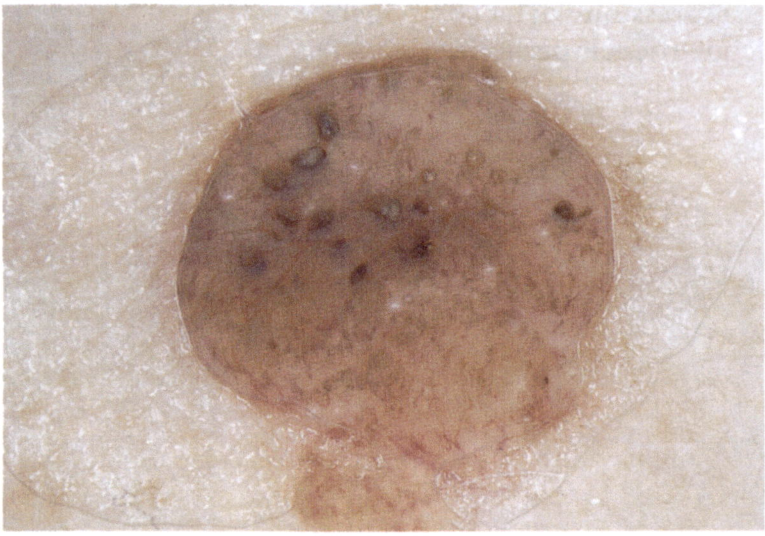

4.10

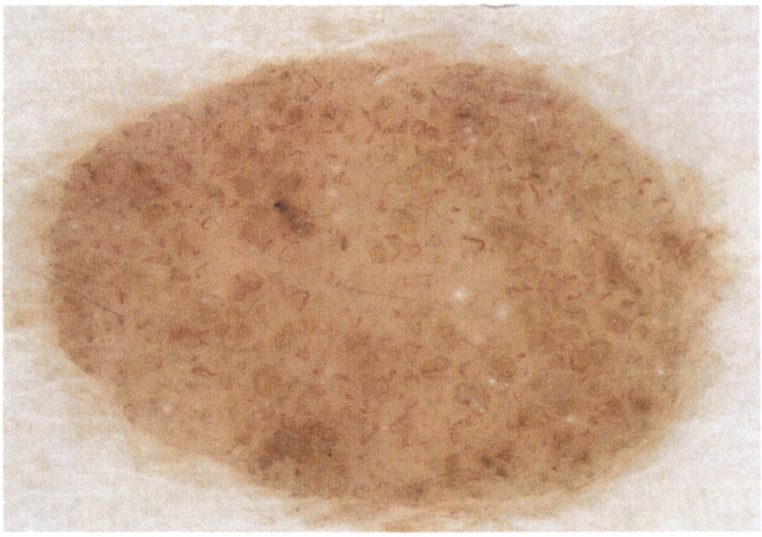

NEVO MELANOCITICO DERMICO (CONTINUA)

Nel **nevo dermico tipo Miescher** pigmentato del volto si apprezza uno pseudoreticolo bruno-nerastro, con gli spazi chiari degli osti follicolari da cui spesso protrudono peli di tipo intermedio o terminale (Fig. 4.11).
Anche in questi nevi, se scarsamente pigmentati, è apprezzabile la presenza di vasi a virgola.

4.11

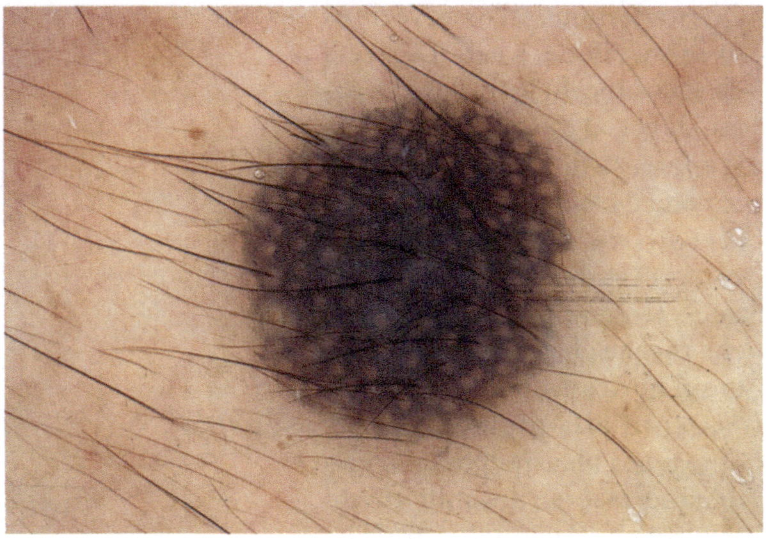

NEVO BLU

Questa lesione, all'osservazione in immersione, è caratterizzata da una superficie traslucida, come di gel, al di sotto della quale si apprezza tipicamente una *pigmentazione diffusa omogenea blu acciaio* (Fig. 4.12). Alla periferia, compressa dal vetrino, l'epidermide realizza delle caratteristiche pieghe che risalgono in parte sul nevo stesso.

Accanto alla pigmentazione omogenea bluastra possono non di rado essere rilevabili alcuni *punti/globuli nero-bluastri* (Fig. 4.13) e/o una sorta di *velo brunastro*, riferibile ad aumento sporadico della pigmentazione della basale epidermica (Fig. 4.14).

4.12

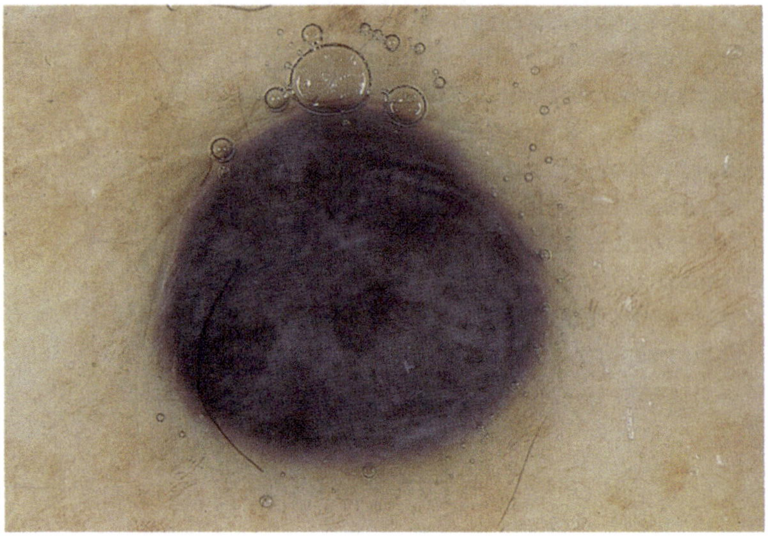

4.13

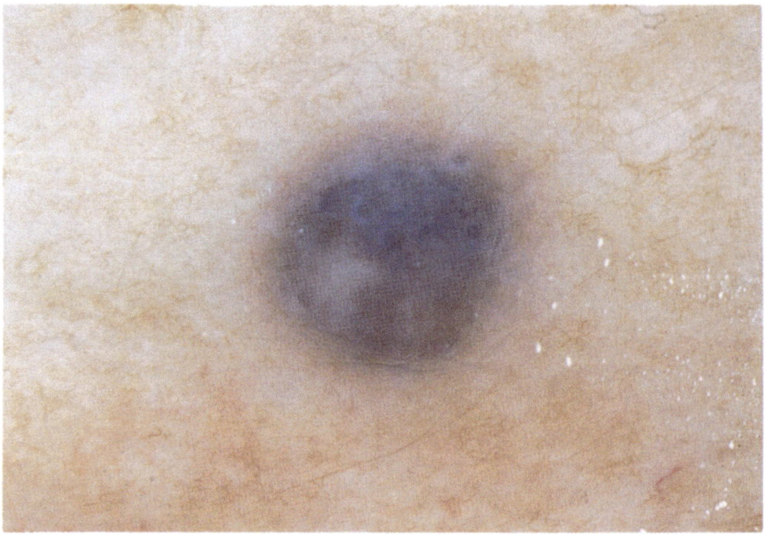

4.14

NEVO BLU (CONTINUA)

Alla periferia, inoltre, è possibile osservare delle *estensioni bluastre*, simili a strie (Fig. 4.15) o a pseudopodi (Fig. 4.16), dai quali si distinguono per il colore e l'aspetto sfocato, dovuti alla profondità della localizzazione. Nelle forme con superficie papillomatosa possono essere osservate delle "pseudostrie", ossia delle strutture lineari dovute alle aggregazioni di pigmento nei solchi.
In alcuni nevi blu possono essere osservate delle aree, talvolta ovoidali, di *depigmentazione* (Fig. 4.17).

4.15

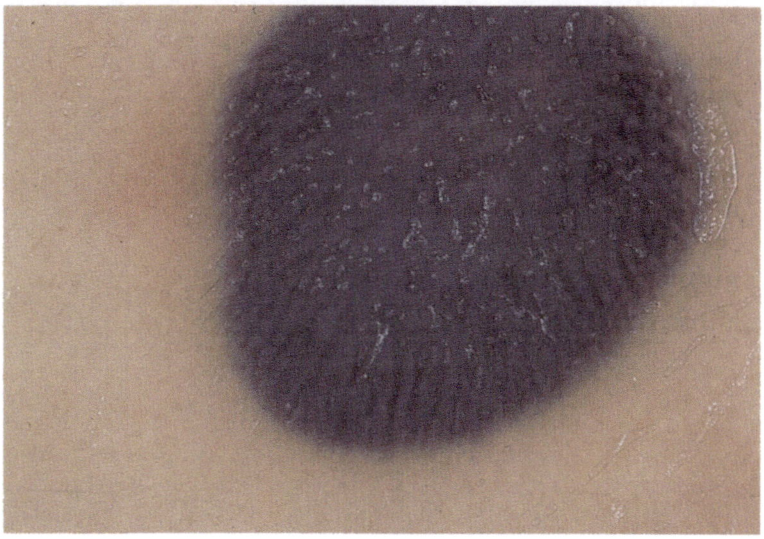

4.16

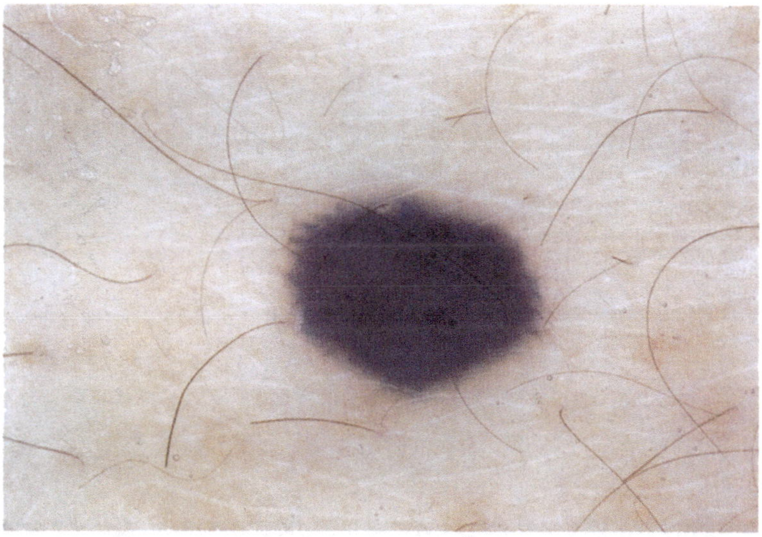

4.17

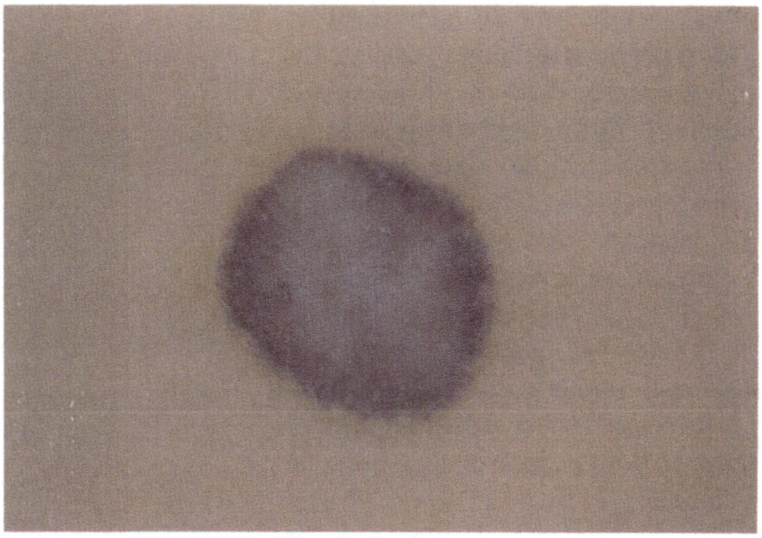

NEVO BLU (CONTINUA)

Nel caso di nevo blu associato a nevo composto (**"nevo combinato"**) si osserva la contemporanea presenza di una pigmentazione omogenea bluastra e di una pigmentazione diffusa marrone, che tuttavia sembrano mantenersi discretamente distinte (Fig. 4.18).

4.19

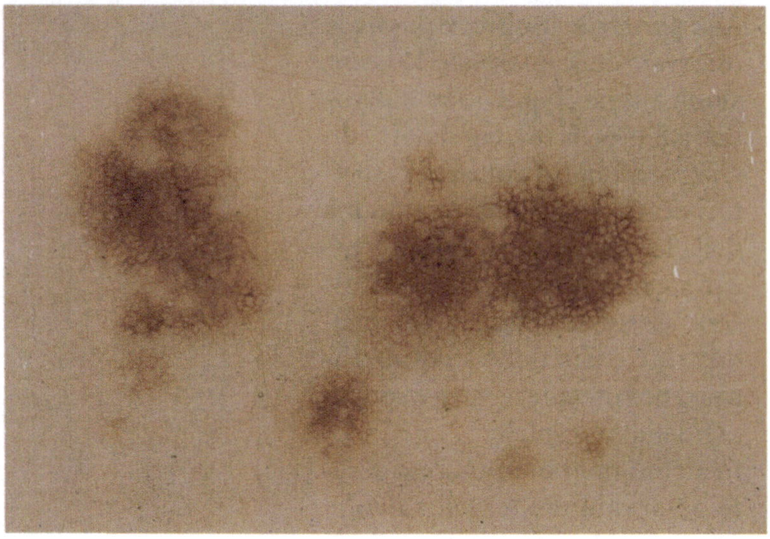

NAEVUS SPILUS E NEVO AGMINATO

Nella valutazione del **naevus spilus** o del **nevo agminato,** che consistono clinicamente in lesioni melanocitarie raggruppate, è necessario esaminare ogni elemento singolarmente. I pattern dermoscopici sono quelli tipici, di volta in volta, dei nevi lentigginosi (Fig. 4.19), dei nevi di Spitz o dei nevi blu. Qualora siano presenti elementi sospetti di atipia è necessario un monitoraggio stretto della lesione o la sua escissione.

4.18

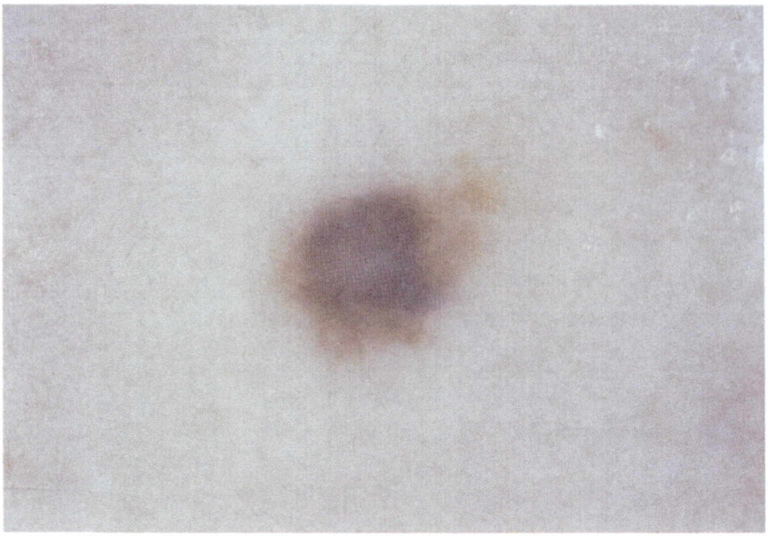

NEVO MELANOCITICO ATIPICO O DISPLASTICO

Analogamente a quanto accade in ambito clinico ed istopatologico, è difficile tracciare uno "stereotipo" dermoscopico che definisca e nel contempo collochi precisamente il **nevo atipico** o **displastico** in un *continuum* tra benignità e malignità. I tentativi di individuare i parametri dermoscopici salienti, indicativi di displasia melanocitaria, non hanno infatti suscitato unanimi consensi.

Volendo tuttavia essenzializzare all'estremo il concetto, possiamo affermare che è nella generica *deviazione dalla norma* dei vari pattern dermoscopici melanocitari la rappresentazione più diretta della atipia, intesa come espressione della *perturbazione* di quell'*ordine architetturale della giunzione* che generalmente caratterizza i nevi melanocitici comuni. Se la rete pigmentaria costituisce l'espressione più immediata dell'architettura della giunzione, è pertanto fondamentale, a nostro avviso, focalizzare l'attenzione su questo criterio, al fine di cogliere nell'ambito di una lesione melanocitaria quei caratteri morfologici che possono corrispondere ad alterazioni cito-architetturali compatibili con la *displasia*.

Secondo la nostra esperienza, il pattern dermoscopico cui più frequentemente corrispondono quadri istologici di displasia melanocitaria è rappresentato da:

- pattern globale di tipo reticolare
- maglie di rete localmente slargate in periferia (Fig. 4.20)
- linee di rete irregolarmente ispessite ed iperpigmentate focalmente (Fig. 4.21→) o multifocalmente (Fig. 4.22), talvolta

4.20

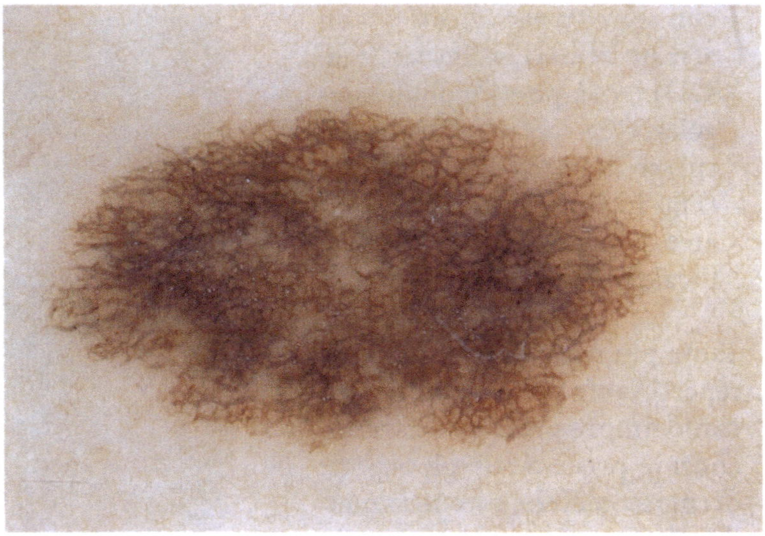

4.21

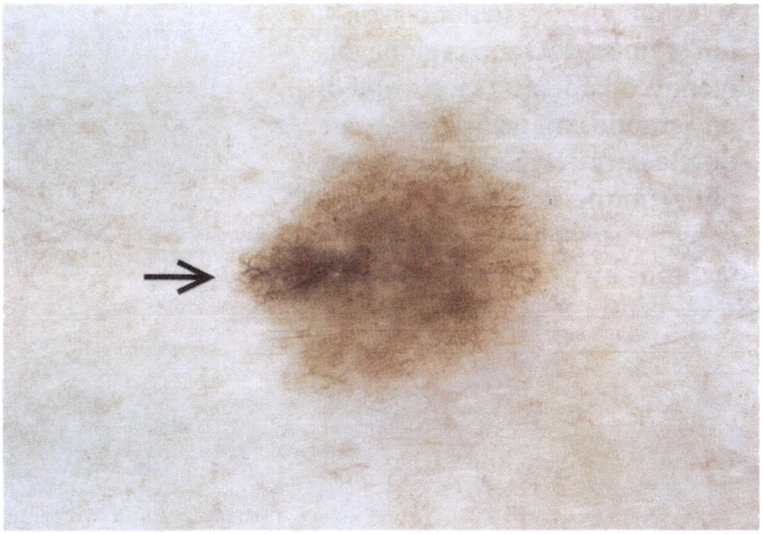

4.22

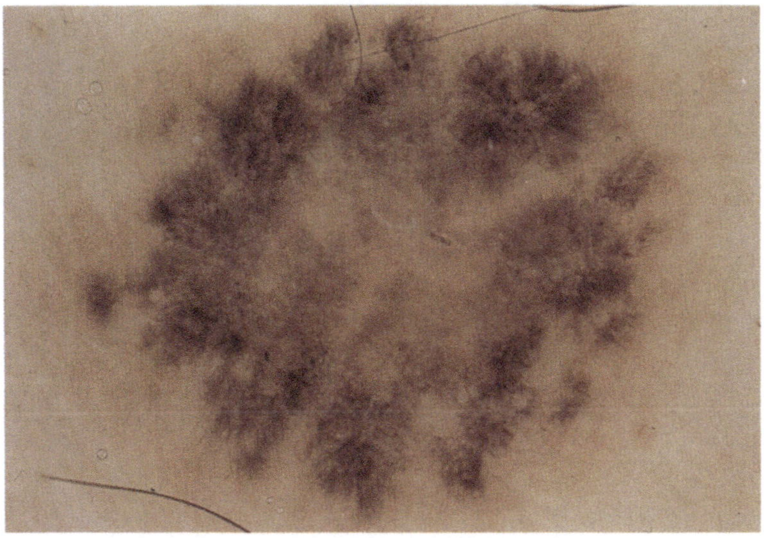

NEVO MELANOCITICO ATIPICO O DISPLASTICO (CONTINUA)

con aspetto ramificato o con arresto brusco periferico (Fig. 4.23) e con punti/globuli irregolari (Fig. 4.24→) o "blotches" spesso in posizione eccentrica (Fig. 4.25→)
- aree di ipo- o depigmentazione focale periferica (Fig. 4.26)

Tanto più marcati appaiono tali reperti, tanto più diviene, d'altro canto, impossibile tracciare un confine preciso con gli aspetti dermoscopici che caratterizzano il melanoma in *situ* o il melanoma in fase iniziale; va da sé che le lesioni che presentano aspetti più sfumati possano ragionevolmente considerarsi meritevoli di un semplice monitoraggio e che quelle caratterizzate da aspetti più pronunciati debbano essere in ogni caso sottoposte ad asportazione chirurgica.

4.23

4.24

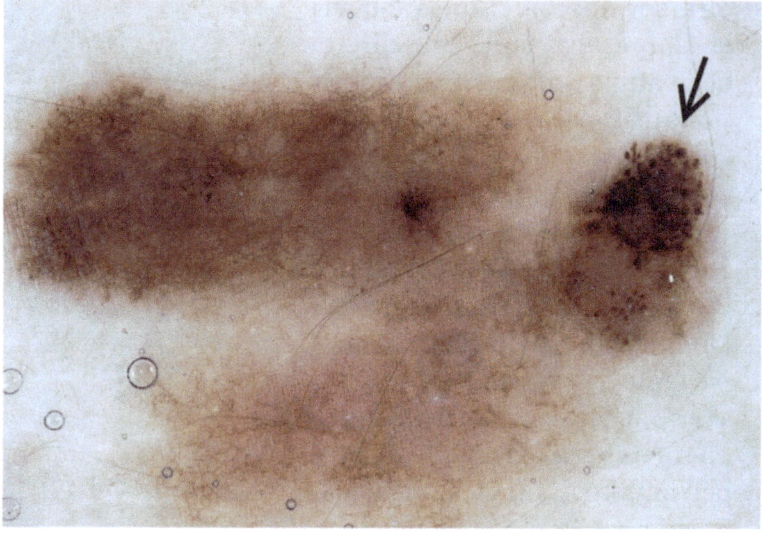

Nevo melanocitico atipico o displastico (continua)

Un simile approccio può talora dare dei *falsi positivi* per il sospetto di malignità ed indurre all'escissione; d'altra parte, contrariamente si correrebbe il ben più serio rischio di non asportare molti melanomi, poiché, come è noto, dietro alla diagnosi dermoscopica di atipia può nascondersi un melanoma maligno.

4.25

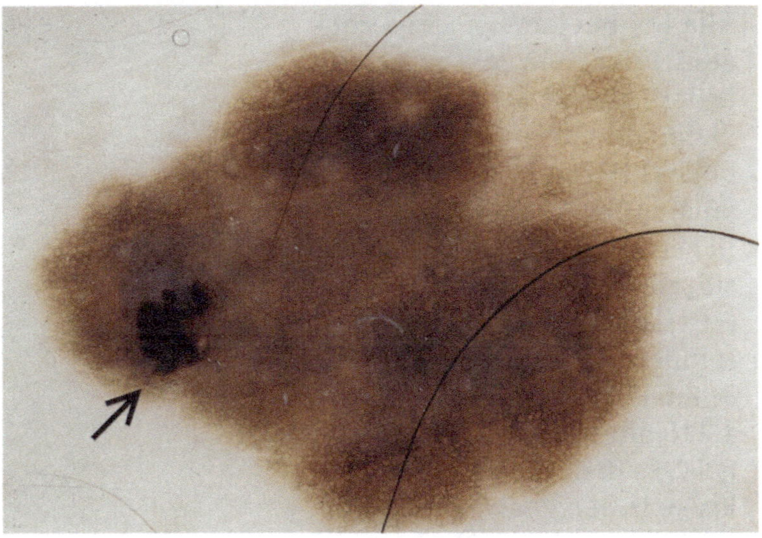

4.26

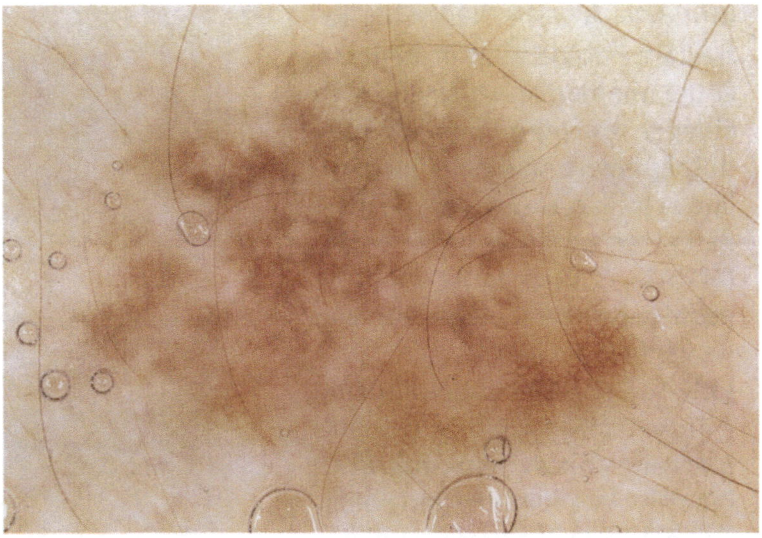

NEVO MELANOCITICO CONGENITO

Alla D. i **nevi melanocitici congeniti** possono presentare un pattern globale di tipo reticolare, di tipo composto (reticolare/globulare) (Fig. 4.27) o di tipo globulare (Fig. 4.28).
In genere prevale il tipo composto, con pigmentazione che caratteristicamente tende ad interrompersi in corrispondenza del *quadrillage* di superficie (Fig. 4.29); altrettanto caratteristica, nel caso di nevi pigmentati e pelosi, è la *depigmentazione perifollicolare* (Fig. 4.30), che ordinatamente interessa tutto l'ambito della lesione. La trama reticolare può peraltro presentarsi come una regolare alternanza di chiazze iperpigmentate ed aree di ipopigmentazione non correlate ai follicoli; altre volte le linee della rete appaiono tozze ed interrotte, di colorito bruno, disposte parallelamente tra loro con un aspetto *fibrillare.*
I globuli si presentano di forma e dimensioni variabili, di colore marrone chiaro, scuro o grigio-bluastro. La pigmentazione bluastra è dovuta alla presenza di cellule neviche nel derma profondo (Fig. 4.27).
Un aspetto peculiare, apprezzabile utilizzando elevati ingrandimenti, è rappresentato dalla disposizione "a bersaglio" di piccoli globuli, che vanno ad incastonarsi nelle maglie di rete in modo preciso, configurando un aspetto *targetoide* che viene rafforzato qualora si venga a giustapporre un punto nero ad un globulo.

4.27

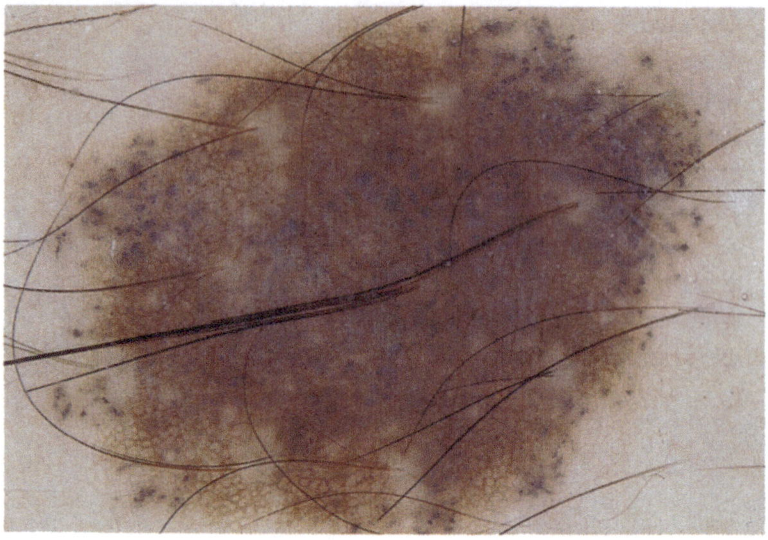

4.28

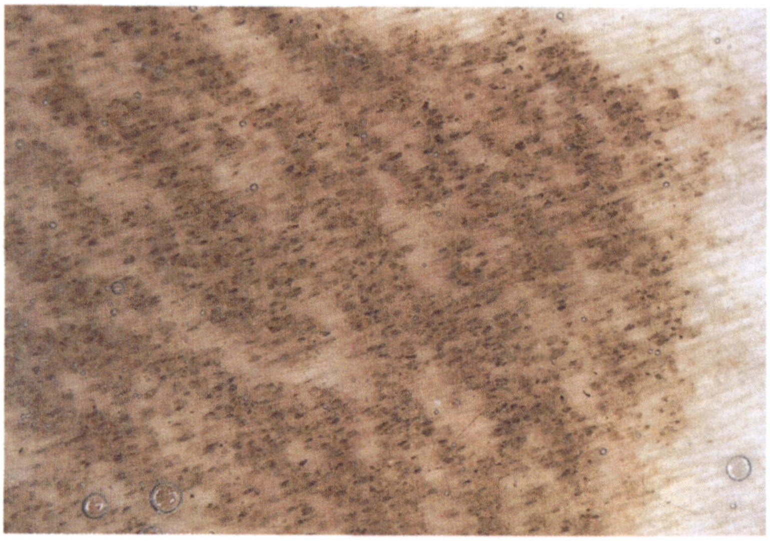

4.29

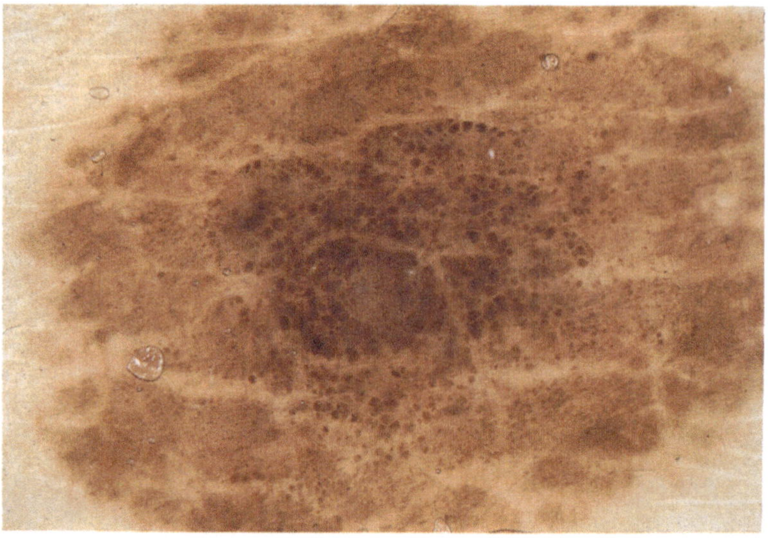

NEVO MELANOCITICO CONGENITO (CONTINUA)

Quando i globuli si presentano di grossolane dimensioni e regolarmente distribuiti su tutto l'ambito della lesione, si configura il tipico aspetto "ad acciottolato". Con il passare del tempo, è possibile infine assistere alla comparsa, in più punti, di piccole aree di pigmentazione diffusa, di colorito grigiastro (Fig. 4.31), per lo più rotondeggianti, talora striate o sormontate da grossolane strutture puntiformi nerastre. Esse corrispondono generalmente a melanofagi nel derma papillare, associati a nidi di melanociti fortemente pigmentati.

4.30

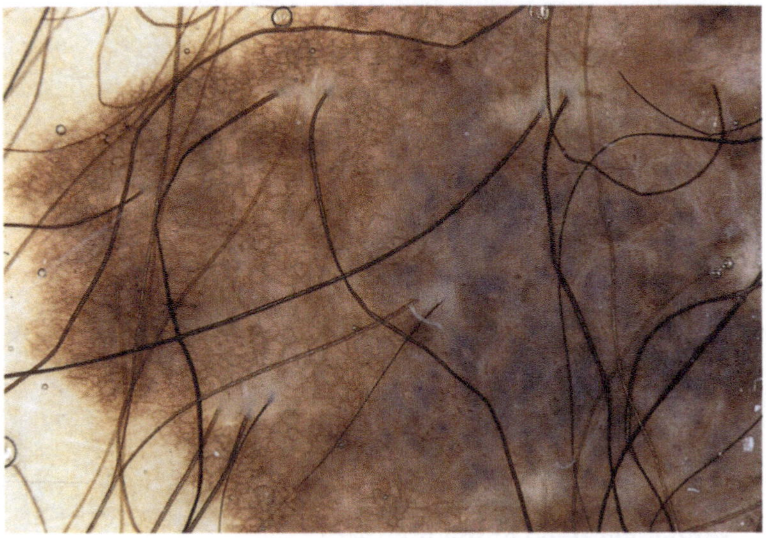

4.31

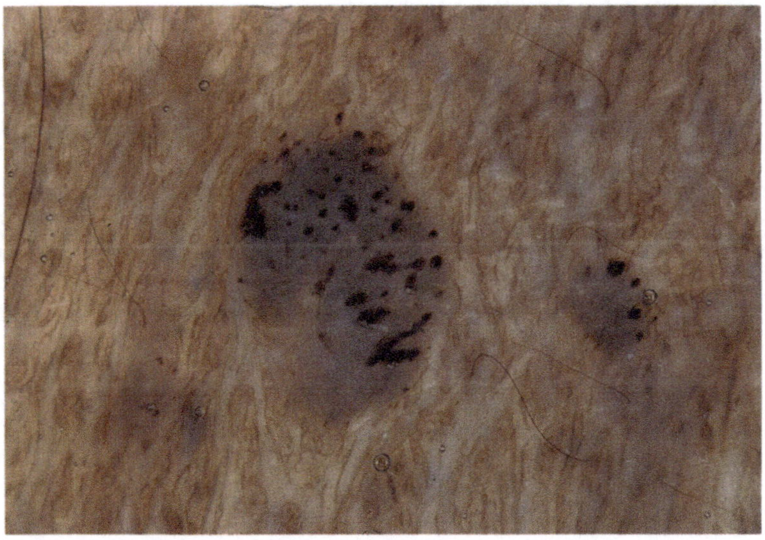

NEVO DI SPITZ

Nei **nevi di Spitz** molto chiari l'indagine dermoscopica può non dare indicazioni utili, potendosi apprezzare solo un pattern omogeneo di colore marrone molto chiaro, rosato e rossastro che rende la lesione non distinguibile da un nevo dermico o composto (Fig. 4.32).

Il nevo di Spitz presenta, generalmente, un pattern globale di tipo globulare: piccoli globuli di tonalità variabile dal marrone al grigio-ardesia, regolarmente rotondeggianti ed ampiamente distanziati tra loro, che risaltano su uno sfondo più chiaro (Figg. 4.33, 4.34).

4.32

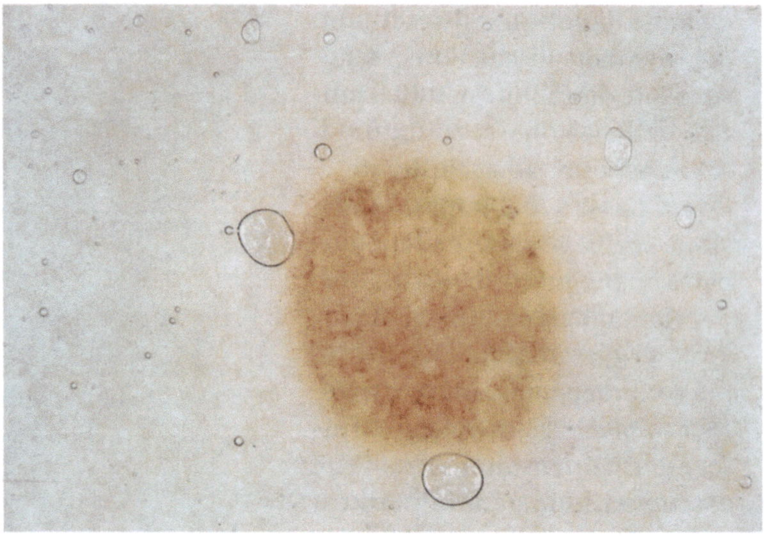

4.33

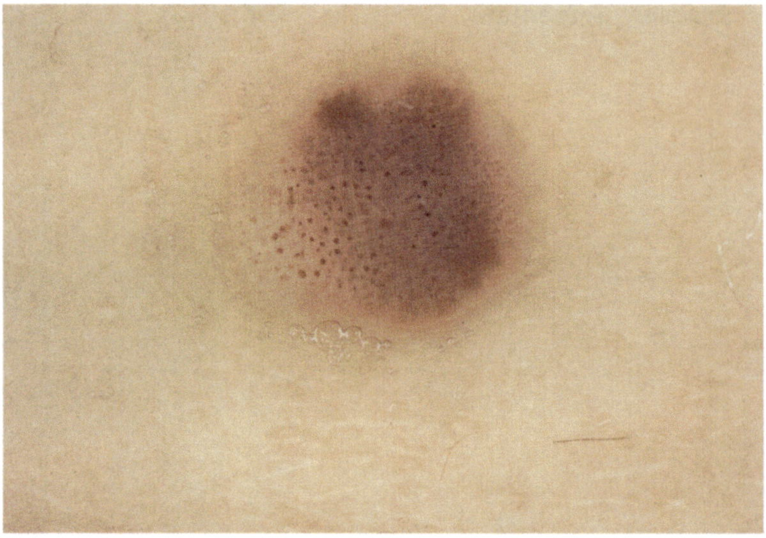

4.34

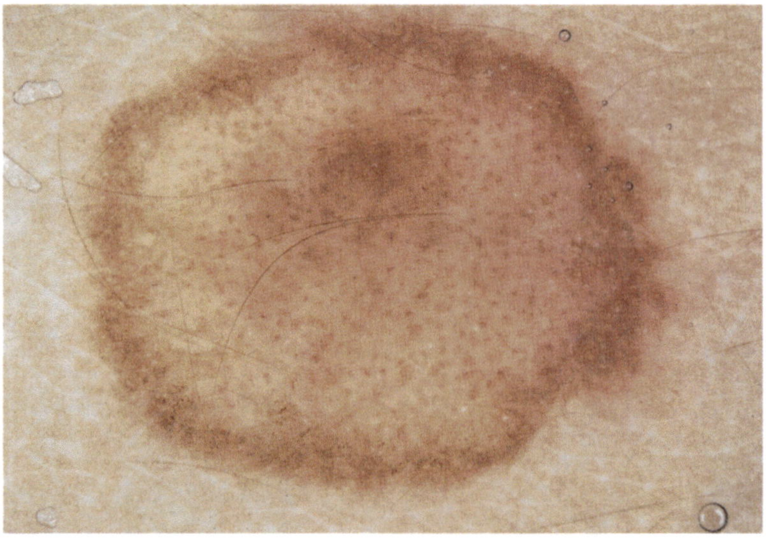

NEVO DI SPITZ (CONTINUA)

Ai globuli suddetti si associano spesso strutture globulari di colore rossastro e/o un pattern vascolare di tipo punteggiato (Figg. 4.35, 4.36).
Questi aspetti configurano il quadro della "depigmentazione reticolare", che ricorda l'immagine fotografica al negativo del reticolo pigmentario, con linee chiare e spazi scuri (rappresentati qui dai globuli) (Fig. 4.37).
Anatomicamente gli spazi scuri corrispondono a nidi di melanociti pigmentati localizzati alle papille dermiche, mentre le linee chiare a zaffi interpapillari allungati e scarsamente pigmentati.
La depigmentazione reticolare, pure essendo tipica del nevo di Spitz, si riscontra, non infrequentemente, anche nel melanoma.

4.35
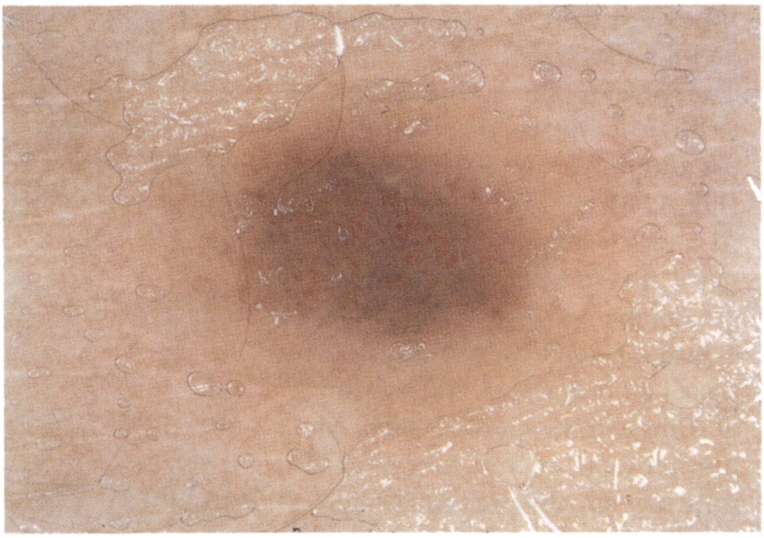

4.36
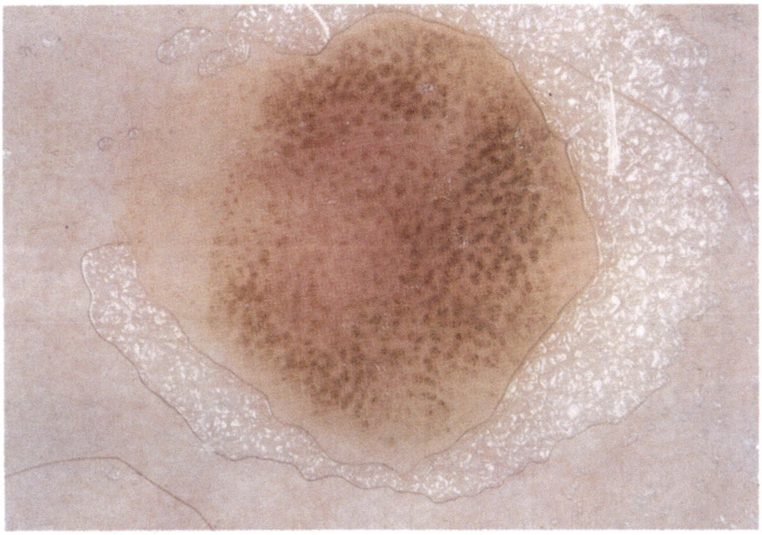

4.37

NEVO DI REED

Il **nevo di Reed** è caratterizzato da un pattern globale ad "esplosione stellare" per la regolare distribuzione di strutture simili a pseudopodi lungo tutto il bordo (Fig. 4.38).

Al suo esordio può presentare un pattern reticolare, omogeneo o grossolanamente globulare (Figg. 4.39, 4.40, 4.41); in quest'ultimo caso, i globuli appaiono di grandi dimensioni, molto carichi di pigmento, di colore nero, marrone o grigio-blu a seconda della loro profondità, di forma spesso ovoidale, con asse maggiore orientato radialmente, quasi a preconfigurare il futuro pattern *starbust*.

4.38

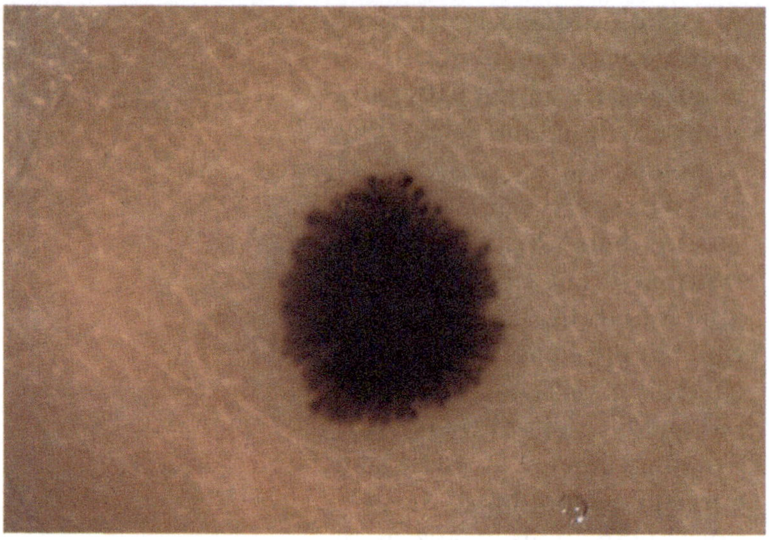

4.39

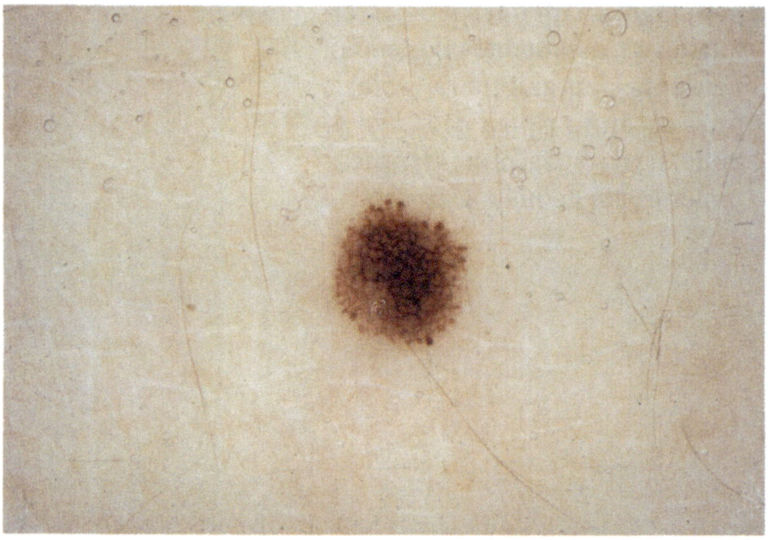

4.40

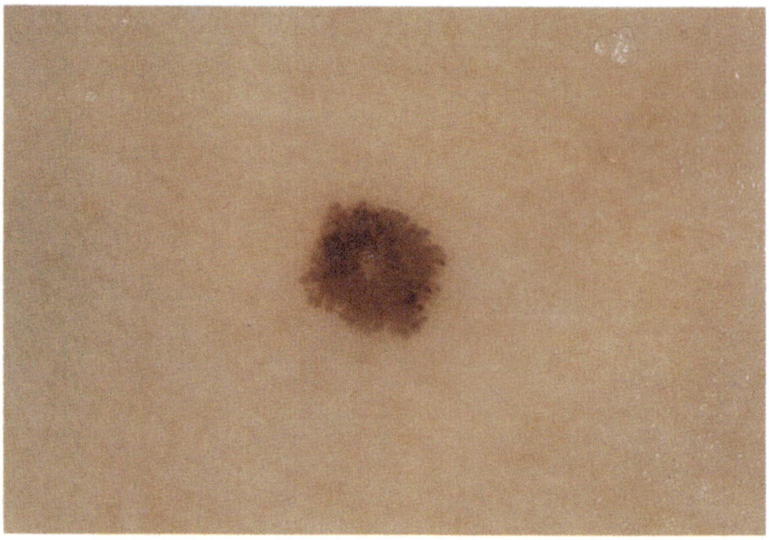

NEVO DI REED (CONTINUA)

L'aspetto generale delle lesioni più estese è frequentemente *targetoide*, con centro chiaro (per acantosi, ipergranulosi e diminuzione del pigmento melanico nell'epidermide) o scuro. Alla periferia, tra i globuli, possono essere osservati punti che rappresentano dei precursori dei globuli stessi.

Nei nevi a cellule fusate e pigmentate è relativamente frequente il riscontro di strie, disposte a raggiera regolare, che possono ricordare le strie radiali (Figg. 4.42, 4.43).

4.41

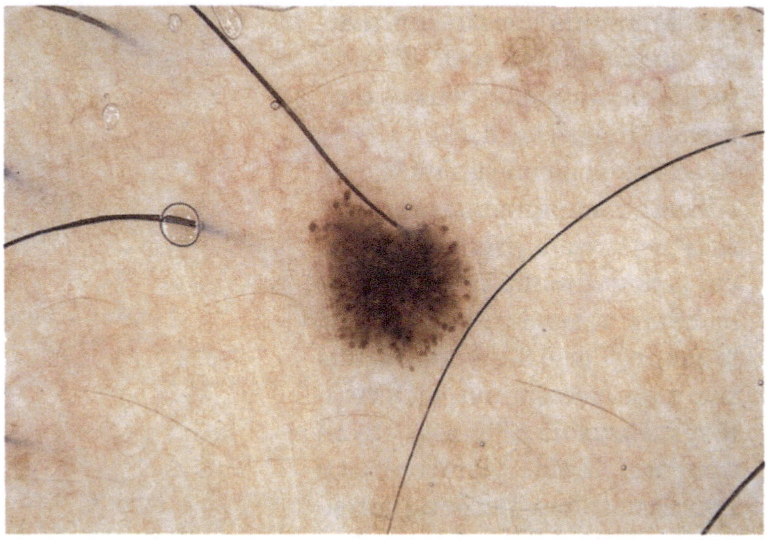

4.42

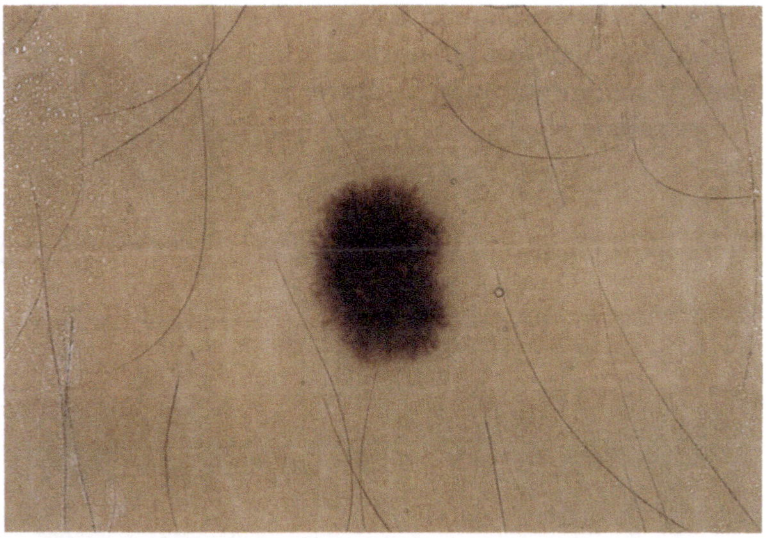

4.43

NEVO DI REED (CONTINUA)

Qui appaiono spesso confinate all'interno di una sorta di corona pigmentaria più chiara e traslucida (Figg. 4.44, 4.45).
Al centro di alcune lesioni si può rilevare una pigmentazione diffusa nerastra o grigio-bluastra, cui si sovrappone spesso un velo biancastro con sfumature bluastre (Fig. 4.42) e, talora, una rete pigmentaria non facilmente visualizzabile (Fig. 4.43). In alcuni casi, la rete pigmentaria si apprezza solo in periferia con linee ispessite ed iperpigmentate che terminano, talvolta, con una tipologia a pseudopodo. In questi casi la diagnosi differenziale con il melanoma può risultare impossibile.

4.44

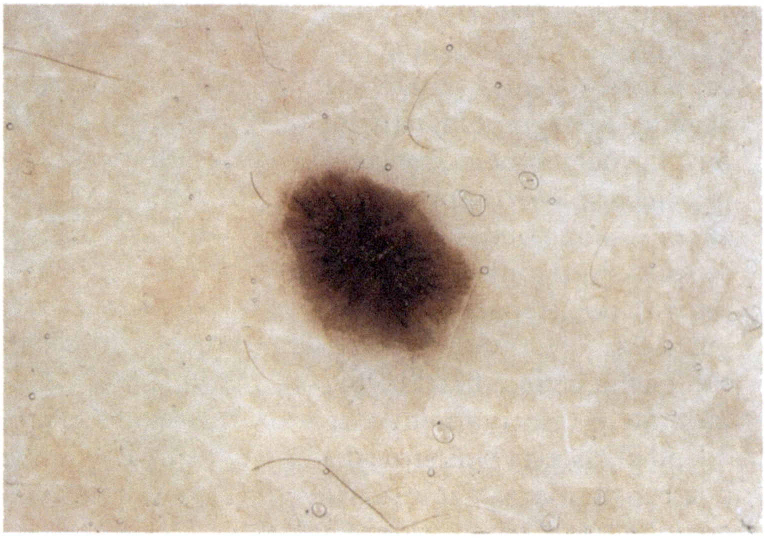

4.45

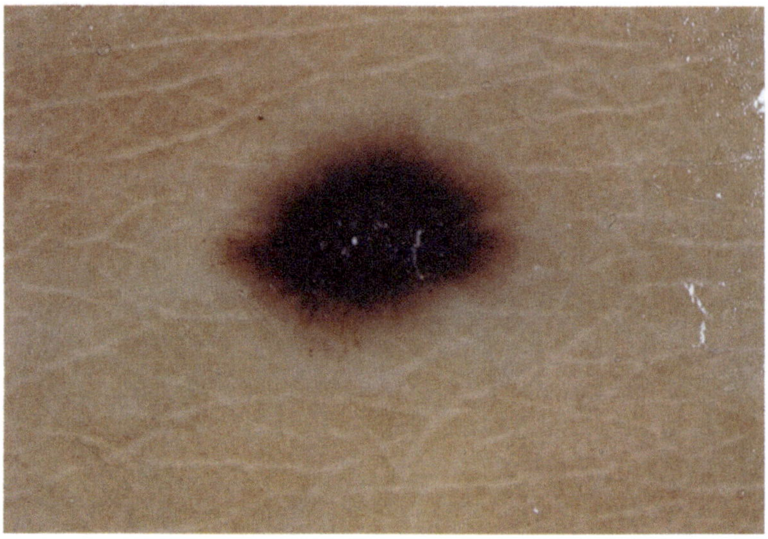

NEVO DI REED (CONTINUA)

Alcuni nevi di Reed si presentano con una morfologia o un pattern atipico dovuti alla combinazione disordinata dei diversi aspetti dermoscopici descritti (Fig. 4.46), configurando quadri di difficile diagnosi differenziale con il melanoma spitzoide (Fig. 4.47).

Da quanto illustrato ed in accordo con altri Autori, per il nevo di Reed possono essere identificati almeno quattro pattern dermatoscopici: globulare, starburst, reticolare e atipico. Molto probabilmente i primi tre pattern rappresentano differenti tappe dell'evoluzione di una medesima lesione. La *depigmentazione reticolare*, tipica del nevo di Spitz, può riscontrarsi anche nel nevo di Reed, dove peraltro rappresenta un aspetto morfologico non precoce. Questo tipo di nevo infatti inizialmente mostra una porzione centrale non strutturata, bruno-nerastra, che va modificandosi durante lo sviluppo, per assumere tonalità più chiare, fino alla depigmentazione reticolare, configurando infine un pattern targetoide.

4.46

4.47

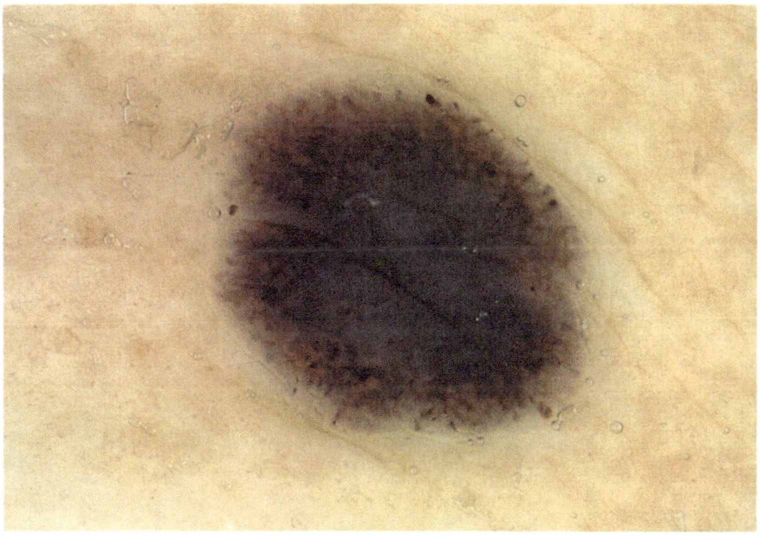

NEVO RICORRENTE

Per **nevo ricorrente** si intende la recidiva locale di un nevo melanocitico non completamente escisso. Dermoscopicamente, si apprezza in genere un aspetto a *banda* pigmentaria finemente striata, di colorito variabile dal marrone chiaro al bruno-nerastro, confinata nell'ambito di un tessuto cicatriziale, che appare alla luce incidente di colorito bianco-rosato (Figg. 4.48, 4.49). Spesso la recidiva ripropone irregolarmente il pattern dermoscopico del nevo escisso (Fig. 4.50).

4.48

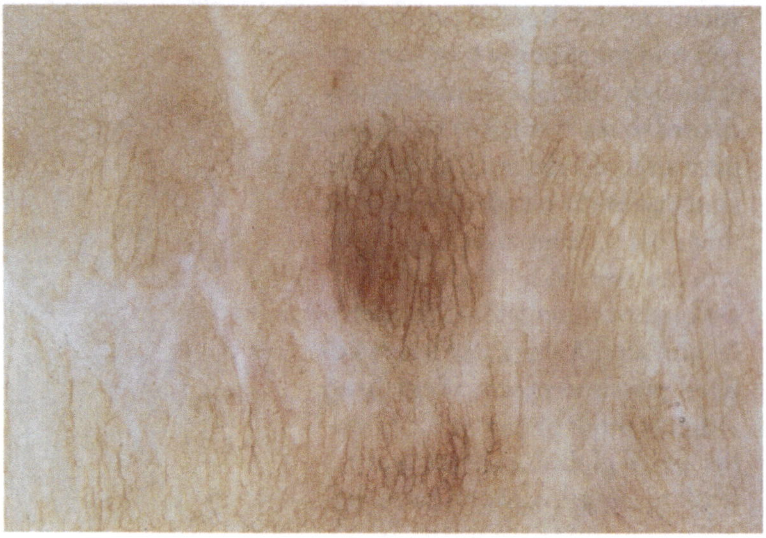

4.49

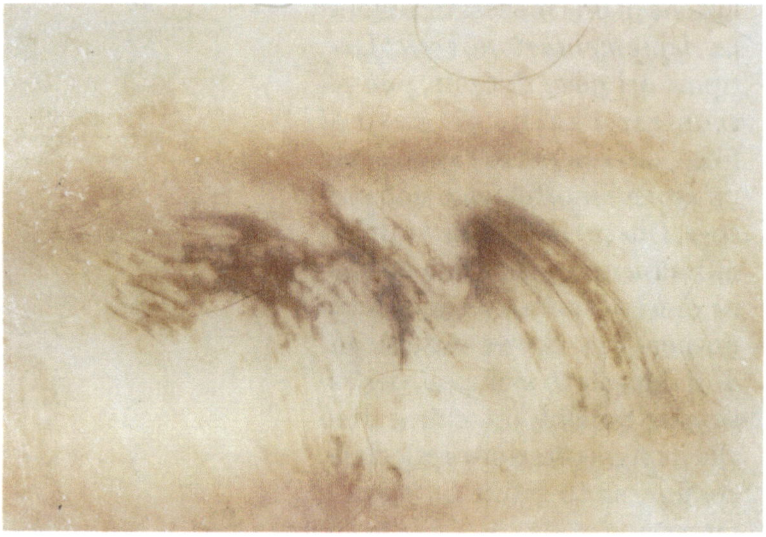

4.50

NEVO RICORRENTE (CONTINUA)

Talvolta la pigmentazione risulta tanto irregolare da mimare gli aspetti di un melanoma (Fig. 4.51). La tendenza del pigmento ad estendersi anche nei tessuti pericicatriziali deve essere interpretata come suggestiva di malignità.

4.51

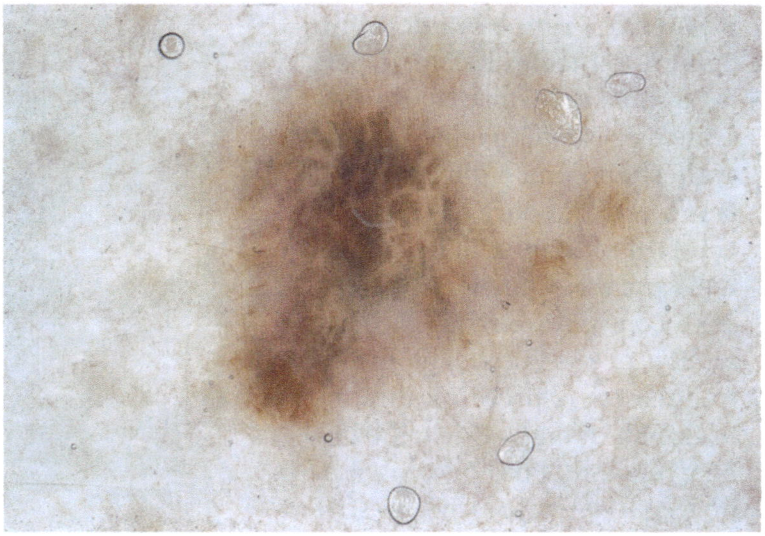

MELANOMA IN SITU

Dermoscopicamente il **melanoma in situ** presenta aspetti intermedi tra quelli del nevo atipico (vedi) e quelli del melanoma a diffusione superficiale in fase iniziale, tanto che per esso non è possibile individuare criteri univocamente suggestivi ai fini diagnostici.

4.52

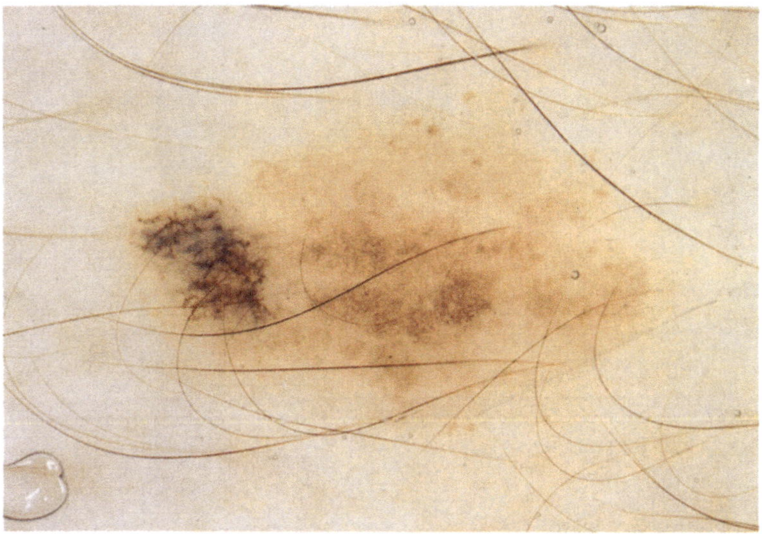

MELANOMA IN SITU (CONTINUA)

Il pattern a rete è in uno o più punti nettamente alterato; in particolare, ad aree dove la rete è assente o presenta maglie slargate, si alternano una o più aree dove la rete appare scura ed ispessita, con rinforzi radiali che, specie nella porzioni periferiche, possono configurare *strie ramificate*. Sempre in periferia, molto frequente è la presenza di punti/globuli di taglia e distribuzione irregolare. Possibile, ma meno frequente, la presenza di strie radiali e pseudopodi, espressione di progressione della neoplasia (Figg. 4.52, 4.53, 4.54, 4.55).

4.53

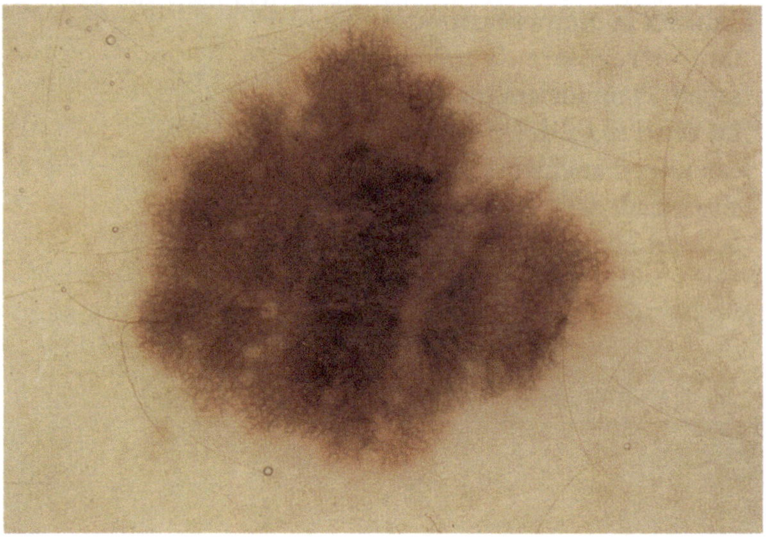

4.54

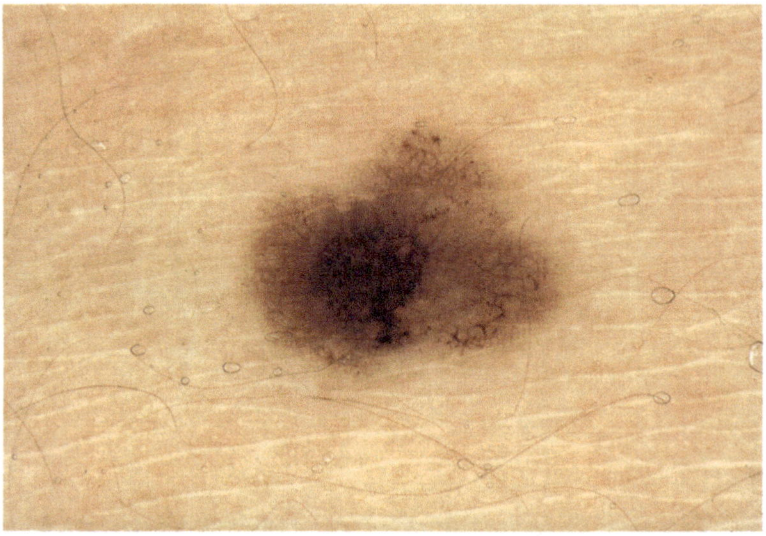

4.55

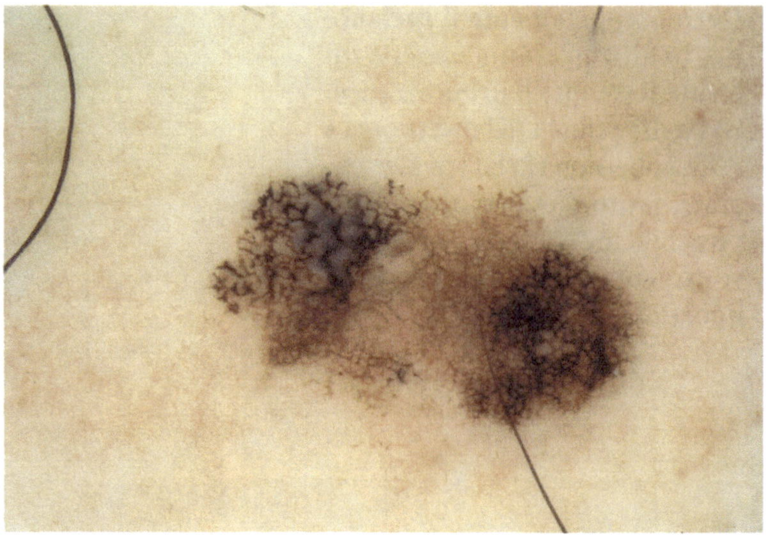

MELANOMA A DIFFUSIONE SUPERFICIALE

Il **melanoma a diffusione superficiale** di tipo *sottile* (<0,76 mm.) si presenta generalmente con un pattern a rete marcatamente e diffusamente alterato: agli aspetti dermoscopici elencati a proposito del melanoma in situ (v. sopra) si possono variabilmente associare aree di pigmentazione diffusa irregolare ("blotches"), pseudopodi e strie radiali, aree di depigmentazione irregolari e periferiche, un pattern vascolare atipico, aree grigio-blu, etc (Figg. 4.56, 4.57, 4.58, 4.59, 4.60).

4.56

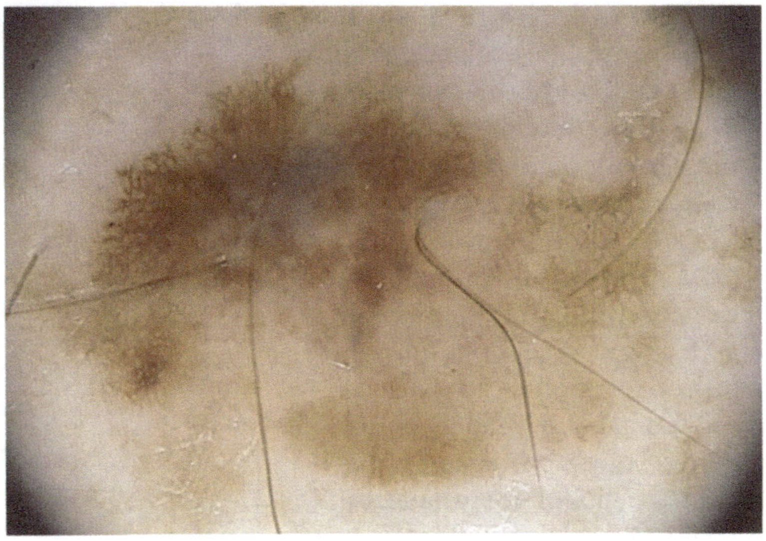

4.57

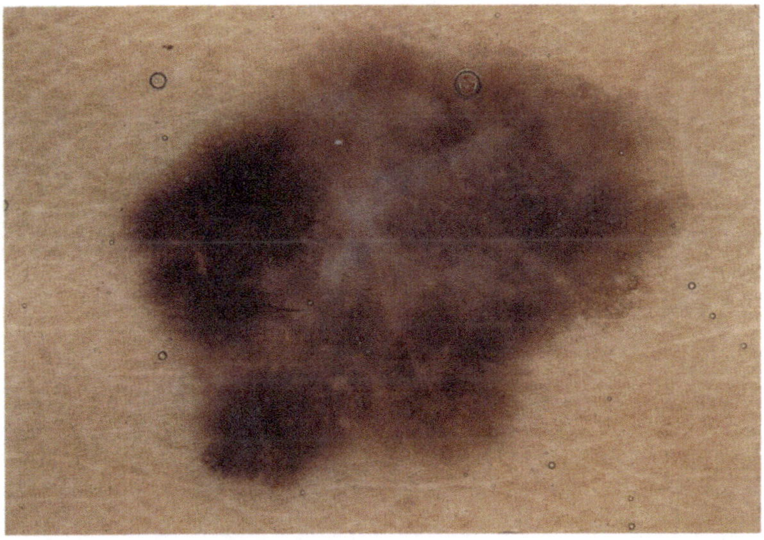

4.58

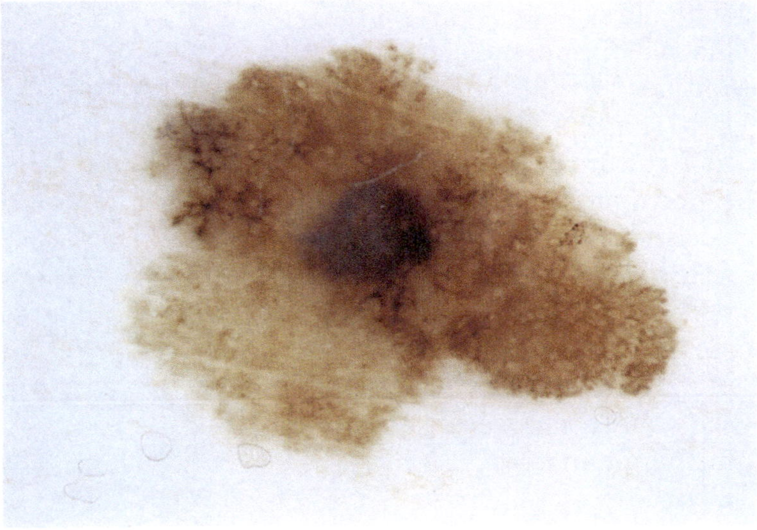

MELANOMA A DIFFUSIONE SUPERFICIALE (CONTINUA)

In caso di lesioni più spesse (>0,76 mm.), prevalgono da un lato i fenomeni di sovversione della giunzione dermo-epidermica, che portano ad una parziale o completa destrutturazione (sino a scomparsa, talvolta) della rete; dall'altro, quelli relativi ai fenomeni di regressione: aree grigio-blu, peppering, aree biancastre simil-cicatriziali, spesso associati a segni di neoangiogenesi, quali pattern vascolare atipico e globuli rosso-lattescenti (Fig. 4.61).

4.59

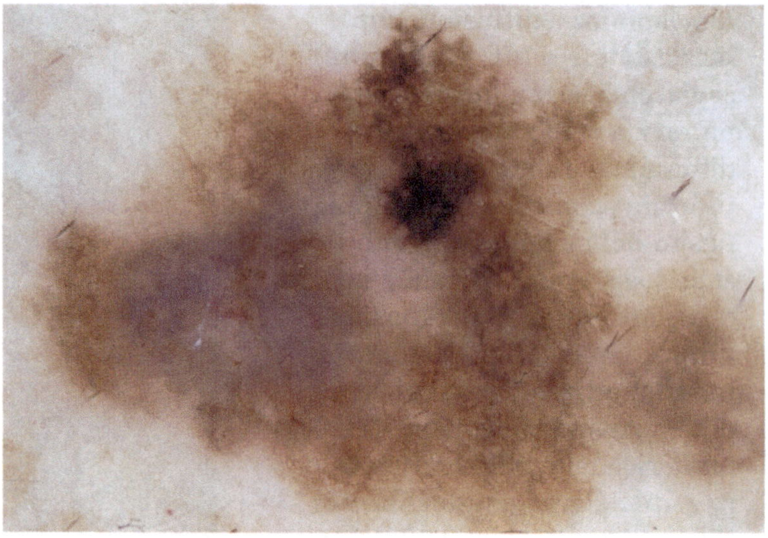

4.60

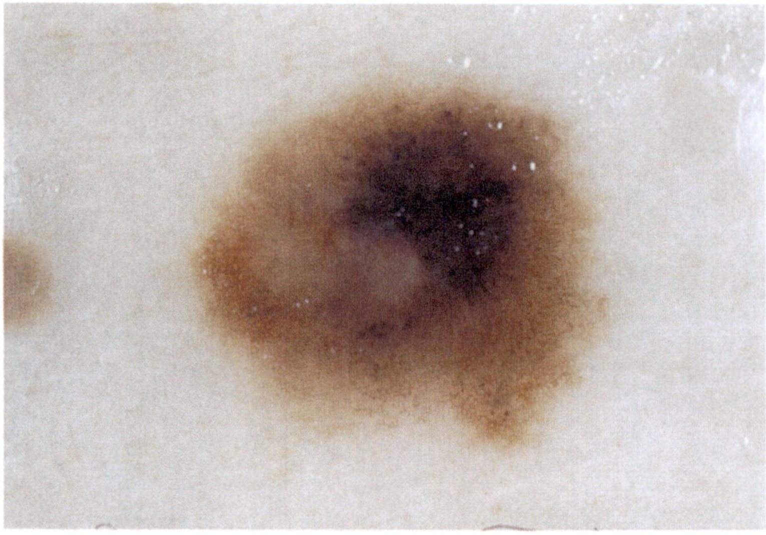

4.61

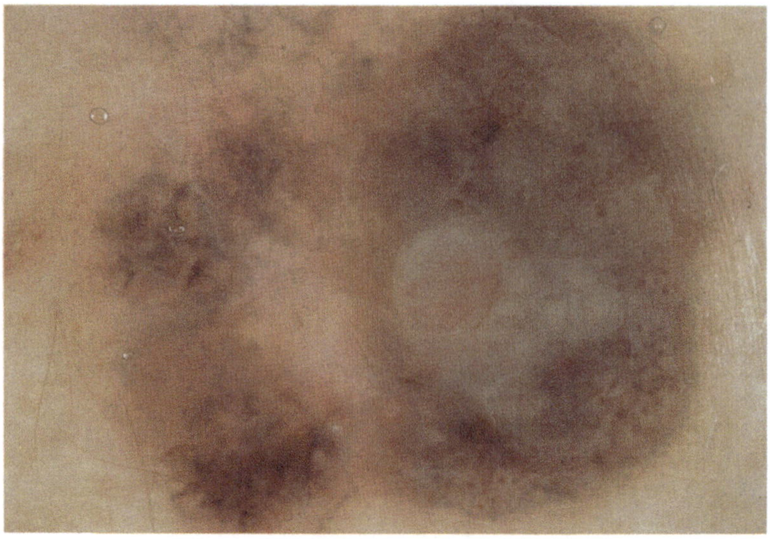

MELANOMA A DIFFUSIONE SUPERFICIALE (CONTINUA)

Il melanoma, anche se raramente, può presentarsi clinicamente come una macula rossastra priva di significativi elementi pigmentati. Questa inconsueta variante, denominata *melanoma rosso a diffusione superficiale*, ad una attenta osservazione dermoscopica mostra elementi vascolari evocativi di malignità, quali globuli rosso-lattescenti e numerosi vasi puntiformi su un fondo rosato (Figg. 4.62, 4.63). Talvolta è peraltro possibile rilevare anche minuti *blotches* bruno-nerastri (Fig. 4.63→) e piccole aree periferiche di rete pigmentaria.

4.62

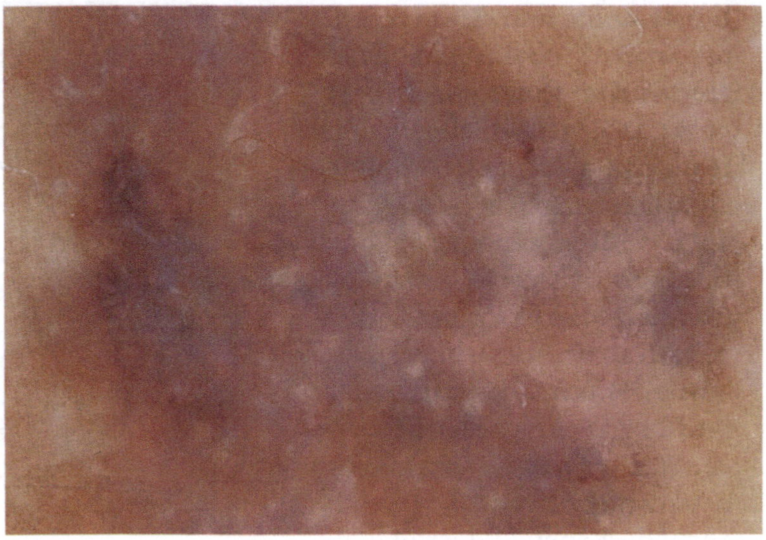

4.63

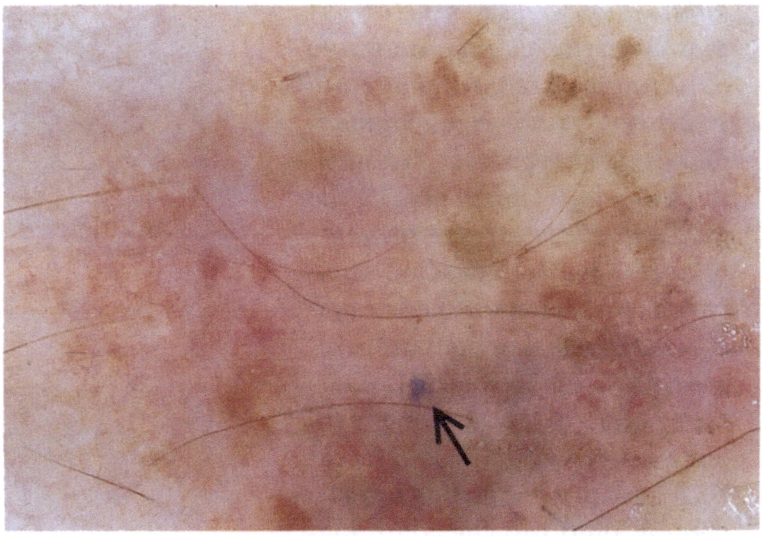

Melanoma nodulare

Il **melanoma nodulare** presenta un pattern globale definibile come *nodulare*. Questo pattern, proposto da Kenet, attualmente non trova collocazione tra i pattern globali licenziati dalla *Consensus* del 2000. Si è comunque optato di riproporlo a latere di questa trattazione, se non altro per la difficoltà di attribuire un pattern globale a lesioni dalla particolare morfologia clinico-dermoscopica, caratterizzate da un aspetto nettamente rilevato.
Secondo Kenet, *una lesione pigmentata presenta un pattern nodulare quando il suo aspetto dermoscopico globale è caratterizzato da un'ampia area, poco o affatto strutturata, più o meno pigmentata (spesso nerastra se ci troviamo di fronte ad un melanoma) e che all'esame clinico appare rilevata.* Frequentemente quest'area può sovrastare, obliterare in parte uno schema di rete (configurando, come detto in precedenza, un pattern globale composto con prevalente pattern nodulare); in tal caso, il quadro dermoscopico corrisponde, piuttosto che ad un melanoma nodulare *d'emblée*, alla componente nodulare di un melanoma a diffusione superficiale (Fig. 4.64).
In accordo con il concetto che ad un aumento di profondità delle cellule neviche corrisponde una diminuzione della definizione dermoscopica, queste nodulazioni appaiono spesso prive di strutture (Fig. 4.65), talvolta chiare, poco apprezzabili.
Per i limiti che le lesioni nodulari presentano alla valutazione dermoscopica, se all'osservazione

4.64

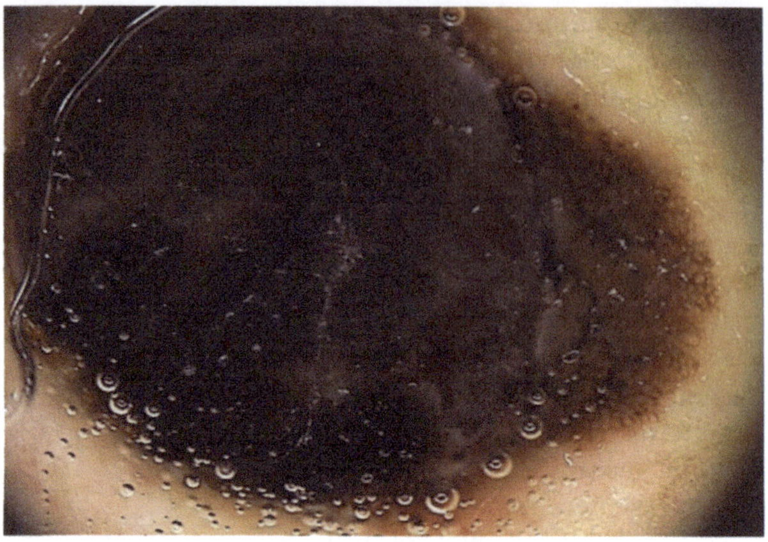

4.65

MELANOMA NODULARE (CONTINUA)

d'insieme si rileva un pattern nodulare, è opportuno porre particolare attenzione alla periferia della lesione, per ricercare e valutare le caratteristiche dell'eventuale rete residua o di altri criteri dermoscopici. In alcuni melanomi nodulari amelanotici il riscontro di un pattern vascolare caratterizzato dalla presenza di irregolari teleangectasie a forcina, disordinatamente distribuite, rappresenta il solo indizio diagnostico rilevante (Fig. 4.66).

4.66

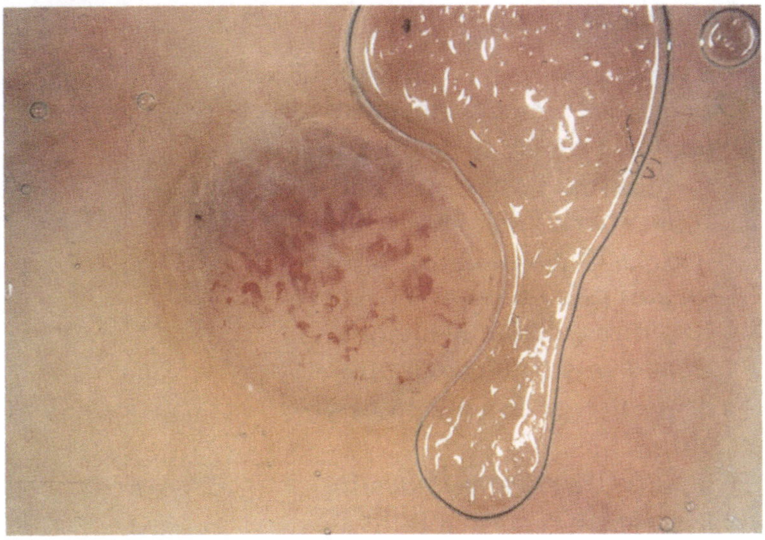

METASTASI CUTANEE DI MELANOMA

Le **metastasi cutanee di melanoma** si presentano con differenti, caratteristici pattern dermoscopici che, soprattutto in caso di lesioni piccole od in fase iniziale, possono rivelarsi di grande ausilio diagnostico in pazienti con anamnesi positiva per melanoma.

4.67

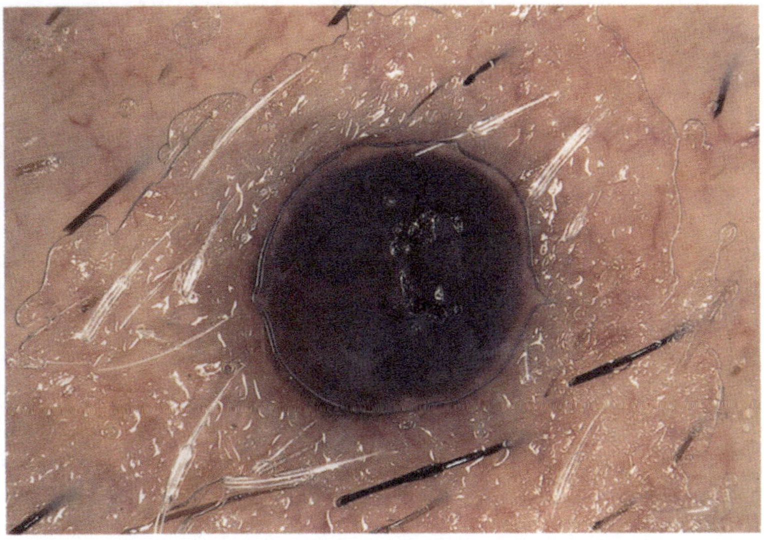

METASTASI CUTANEE DI MELANOMA (CONTINUA)

I più comuni sono:

- il *pattern sacculare*, caratterizzato da aree irregolarmente rotonde od ovoidi di colore rosso-bluastro o rosso-nerastro, separate da setti biancastri (Fig. 4.67); possono ricordare i sacculi dell'emangioma, con struttura e colore meno omogenei e meno demarcati in sede periferica rispetto a questi ultimi.
- il *pattern omogeneo bluastro*, pressochè indistinguibile da quello del nevo blu (Fig. 4.68). Talvolta alla periferia è tuttavia possibile osservare un alone rossastro che permette una distinzione da quest'ultimo.
- il *pattern aspecifico*, in cui non è rilevabile alcuna struttura definita, che permetta di classificare la lesione. Non di rado le metastasi satelliti od *in transit* appaiono come papule o piccoli noduli amelanotici dall'aspetto clinicamente e dermoscopicamente traslucido, alla periferia dei quali, talora, possono rilevarsi piccoli *blotches bruno*-nerastri (Figg. 4.69, 4.70→).

4.68

4.69

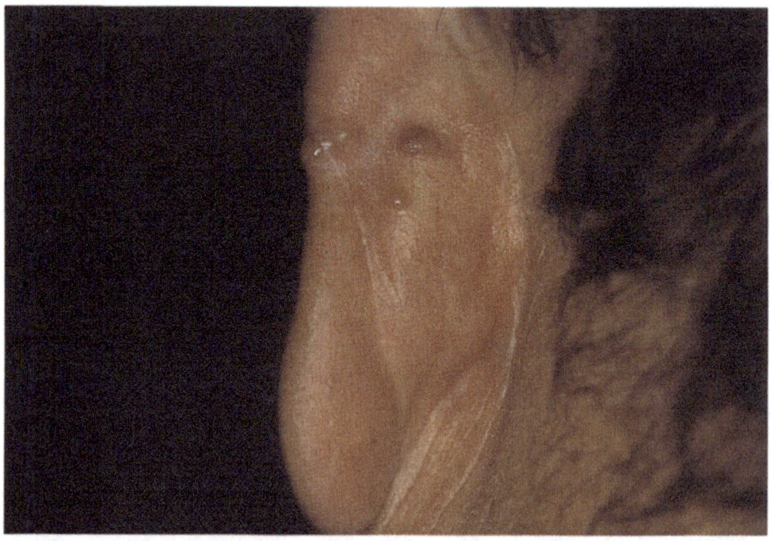

4.70

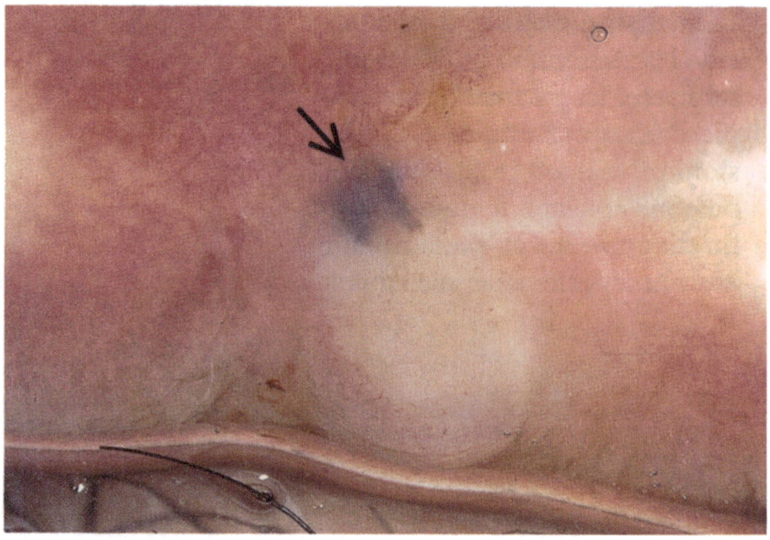

Lesioni non melanocitarie

CHERATOSI SEBORROICA

La **cheratosi seborroica** presenta aspetti dermoscopici differenti, a seconda della corrispettiva variante istologica.
La cheratosi seborroica ***acantosica*** è la più facilmente riconoscibile: sul tipico sfondo costituito da una pigmentazione diffusa di colore bruno-camoscio, si stagliano nettamente gli *sbocchi similcomedonici* e le *pseudocisti cornee* (Fig. 4.71). La pigmentazione peraltro appare non di rado così scura e carica da obliterare tutti i criteri dermoscopici presenti, rendendo la diagnosi differenziale con il melanoma alquanto difficoltosa: in questo caso la lesione assume il nome di *melanoacantoma*.
Assieme agli sbocchi similcomedonici ed alle pseudocisti cornee, nelle cheratosi seborroiche sono stati descritti altri parametri dermoscopici peculiari. In primo luogo si può rilevare, al volto, un aspetto *"a chicchi"* (o ad acini) (Fig. 4.72→), caratterizzato dalla presenza di piccoli cerchi pigmentati confluenti a costituire una sorta di rete (dovuta alla presenza di corti rete-ridges pigmentati) differente dal tipico reticolo che dirama a nido d'ape; e ancora, delle strutture marroni chiare *ad impronta digitale* (Fig. 4.73→), costituite da linee fini e parallele osservabili in genere nel contesto di cheratosi seborroiche sottili o maculari. Inoltre, alla periferia, è talora possibile osservare un bordo "jelly-like", cioè dei margini con aspetto simile a gel spalmato sulla cute (Fig. 3.32).

4.71

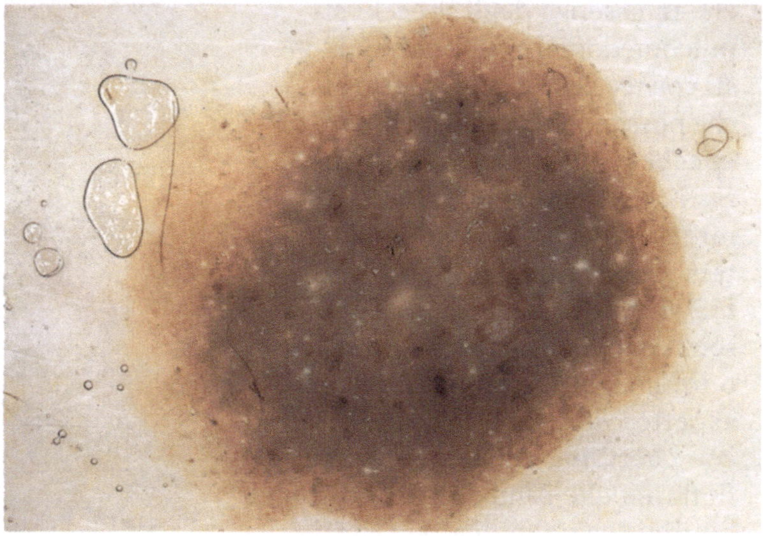

4.72

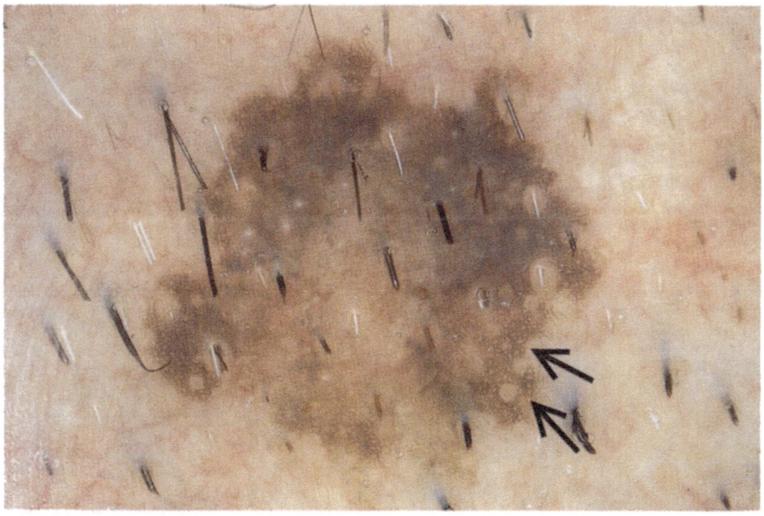

4.73

CHERATOSI SEBORROICA *(CONTINUA)*

Altre volte, in associazione o anche in assenza degli sbocchi similcomedonici e delle pseudocisti cornee, le cheratosi seborroiche possono presentare delle *aree opache giallastre o bianco-giallastre* per fenomeni di ipercheratosi ed acantosi non pigmentata, oppure degli aspetti *cerebriformi* (Fig. 4.74) per la presenza di circonvoluzioni e solchi, o infine, più semplicemente, un aspetto *cheratosico* (Fig. 4.75), con cheratina abbondante e riflettente che rende difficoltosa l'individuazione di altri criteri sottostanti (variante ***ipercheratosica***).

4.74

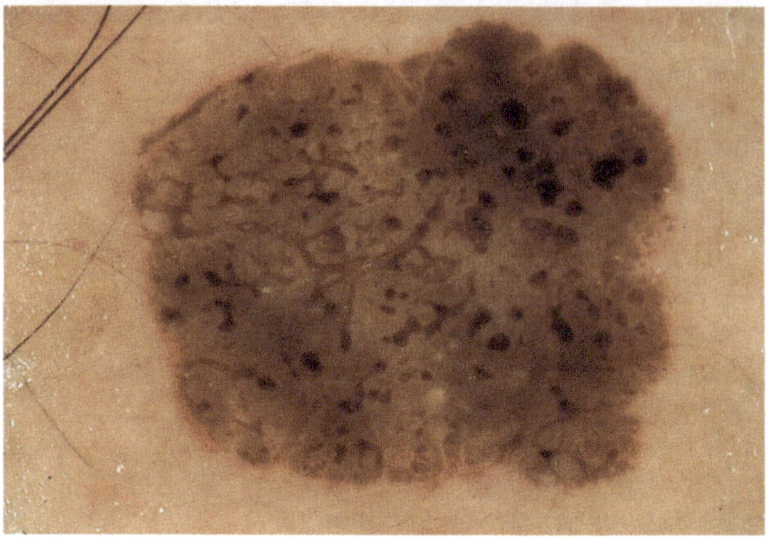

4.75

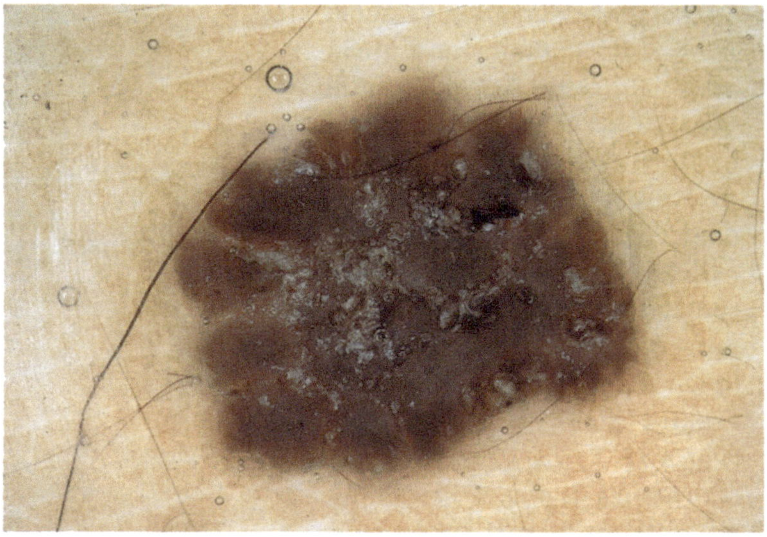

CHERATOSI SEBORROICA (CONTINUA)

Soprattutto nelle cheratosi seborroiche irritate o traumatizzate è spesso rilevabile, accanto alla possibile presenza di squamo-croste, un pattern vascolare superficiale con vasi puntiformi o a forcina, talvolta disposti a corona (Fig. 4.76→). Più raramente, in alcune cheratosi seborroiche si possono osservare delle strie pigmentate disposte radialmente. Queste pigmentazioni lineari, a differenza delle strie radiali tipiche delle lesioni melanocitarie, appaiono grossolane (*"blurred"*, per gli Autori Anglosassoni) e come "appannate" a causa dell'ipercheratosi che le sovrasta (Fig. 4.77).
Non di rado, alcune cheratosi seborroiche accennano, soprattutto in periferia, ad un fine reticolo pigmentario (*variante **reticolare***) che può rendere, agli occhi dei meno esperti, più difficile la diagnosi differenziale con le lesioni di natura melanocitaria.
Per quanto concerne gli aspetti dermoscopici delle cheratosi seborroiche del volto, si rimanda al Capitolo della D. topografica.

4.76

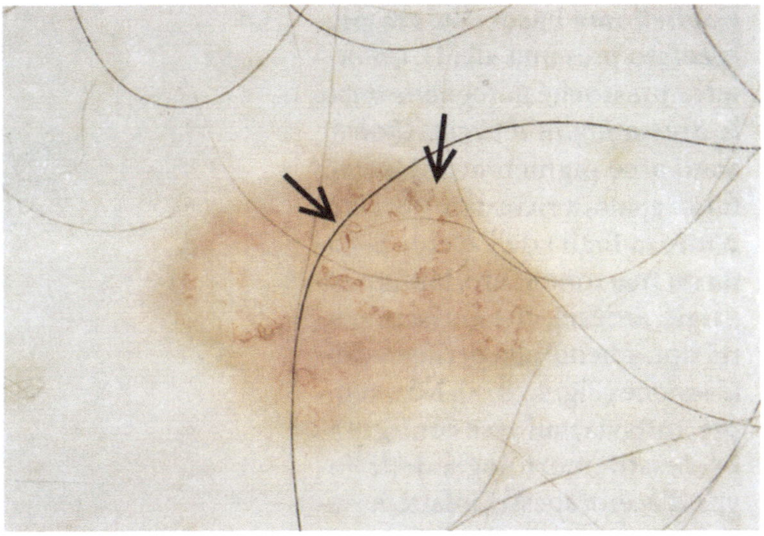

4.77

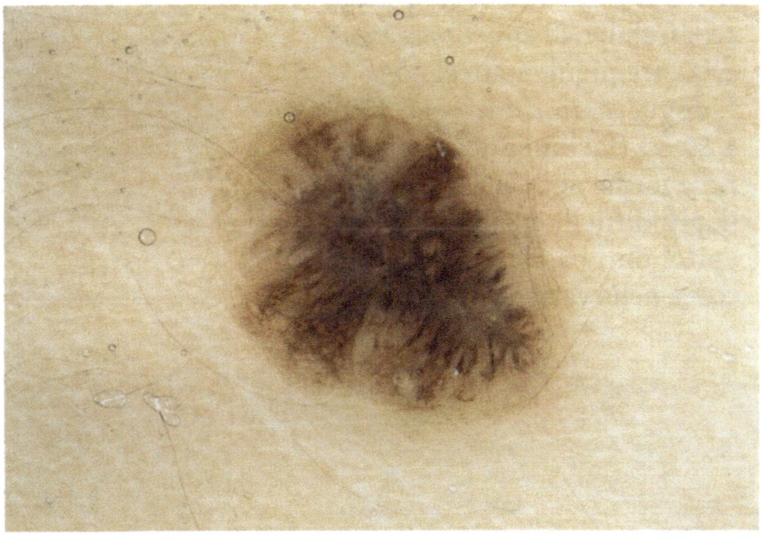

EPITELIOMA BASOCELLULARE PIGMENTATO

L'**epitelioma basocellulare pigmentato** presenta alla D. un criterio pressoché *patognomonico*: le *aree a foglia d'acero*. Queste sono aree pigmentate di forma frastagliata, a ricordare per l'appunto la foglia dell'acero, di colorito marrone scuro, bluastro o grigio ardesia, che si riscontrano tipicamente alla periferia della lesione (Fig. 4.78→). Non sempre, tuttavia, tali aree configurano l'esatta morfologia della foglia d'acero; spesso, infatti, assumono aspetti a bulbo o "a corna d'alce" (Fig. 4.79→).

Altri aspetti dermoscopici riscontrabili nell'epitelioma basocellulare pigmentato sono le *teleangectasie ad albero* (Fig. 4.80→) (facilmente osservabili nelle forme nodulari e cicatriziali, più difficili da valutare negli epiteliomi basocellulari sottili come nella variante multicentri-

4.78
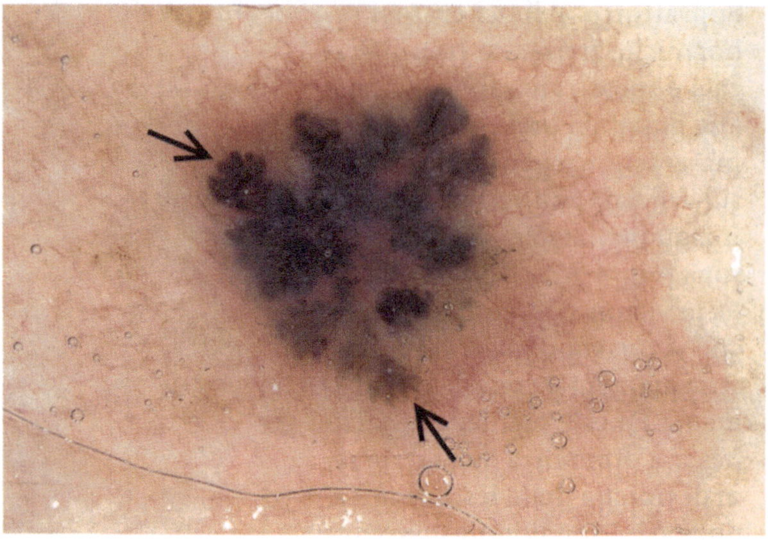

4.79
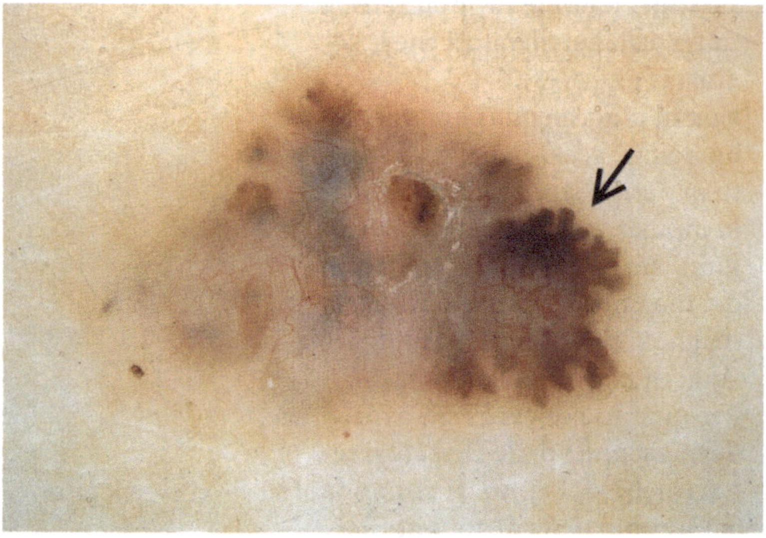

4.80
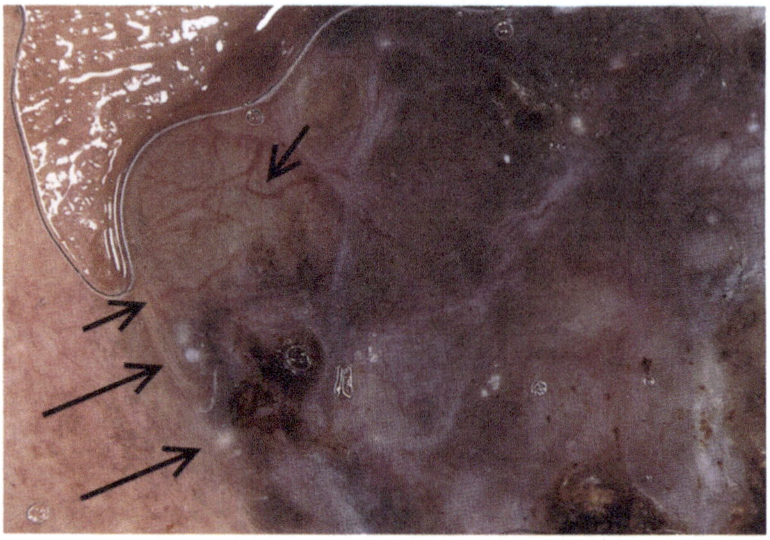

EPITELIOMA BASOCELLULARE PIGMENTATO (CONTINUA)

ca, dove si presentano più corti e di diametro ridotto), le *pseudocisti cornee* (Fig. 4.80 ⟶), le *strutture pigmentate a ruota dentata* (Fig. 4.81⟶) (proiezioni radiali marroni-blu o grigie ben circoscritte, che si irradiano da un asse pigmentato), le *aree ovoidi grigio-blu* (Figg. 4.82, 4.83) (che, a differenza delle aree grigio-blu, appaiono meglio definite), i *globuli grigio-blu multipli* (Fig. 4.84⟶), correlabili alla presenza di nidi di cellule basaloidi nel derma superficiale, e non di melanofagi, il *velo biancastro* (Fig. 4.80), i *fenomeni ulcerativi* (Fig. 4.83) con coaguli ematici, il tutto in assenza di rete.

4.81

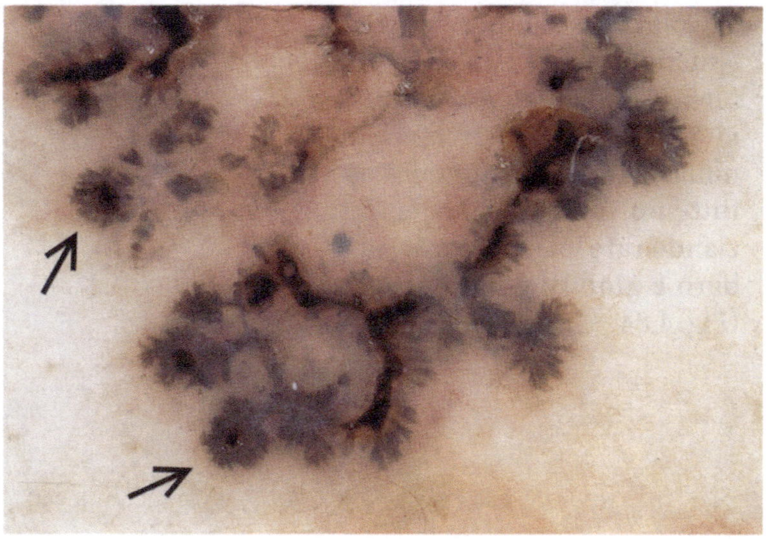

4.82

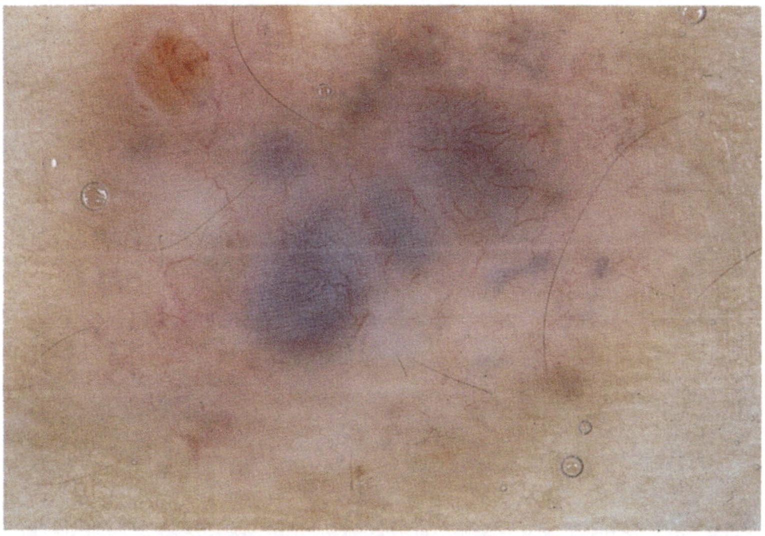

4.83

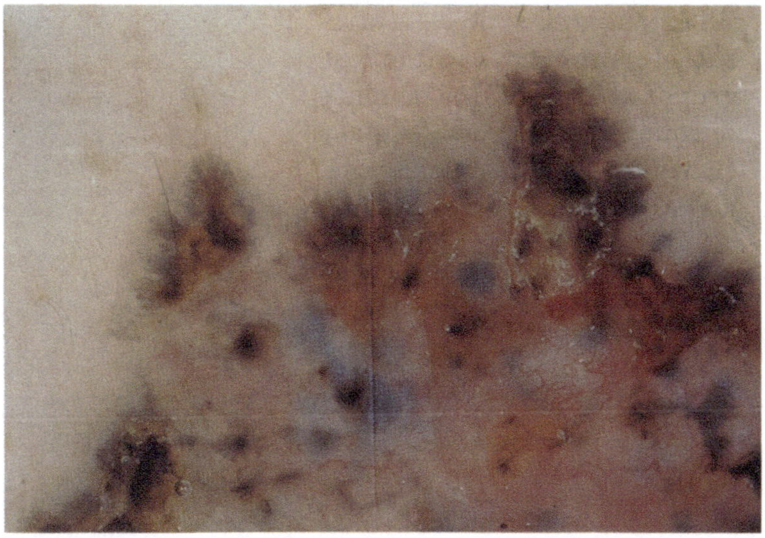

EPITELIOMA BASOCELLULARE PIGMENTATO (CONTINUA)

Talvolta è possibile imbattersi in epiteliomi basocellulari scarsamente pigmentati e ad espressività clinica e dermoscopica minima; la D. può comunque costituire un valido ausilio, evidenziando rare teleangectasie ad albero e globuli grigio-bluastri (Fig. 4.84→).

4.84

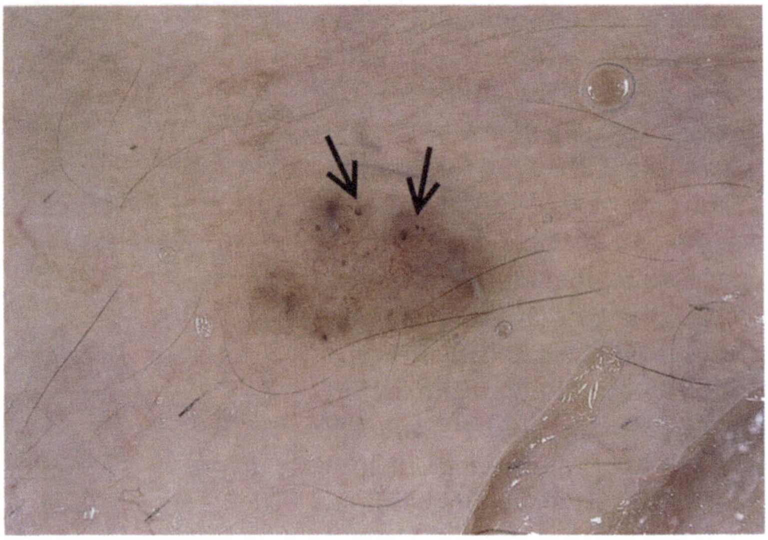

LESIONI VASCOLARI

Gli **emangiomi** sono caratterizzati dermoscopicamente da gruppi di "sacche" (o "lacune") di colore rosso o rosso-blu ben circoscritte, di forma più o meno tondeggiante, sovente delimitate da tralci fibrosi bianco-grigiastri (Fig. 4.85).

4.85

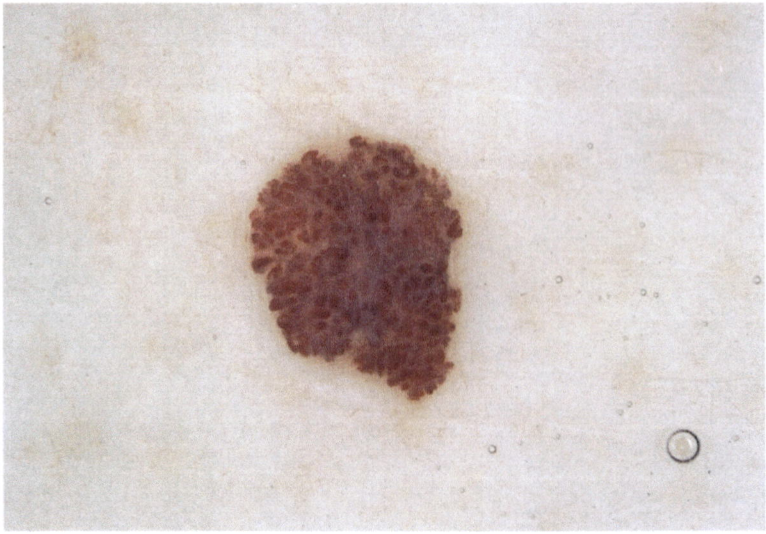

LESIONI VASCOLARI (CONTINUA)

Un colore prevalentemente blu scuro (Fig. 4.86) indica una localizzazione delle lacune più in profondità nel derma, mentre quello francamente nerastro che assumono talvolta alcuni sacculi è dovuto alla formazione di trombi ematici.

Negli emangiomi è possibile riscontrare zone di colore grigio-blu, nettamente delimitate dai sacculi circostanti (Fig. 4.87), da non confondere con le aree grigio-blu caratteristiche del melanoma in regressione, in quanto non associate ad alcun criterio dermoscopico tipico delle lesioni melanocitarie.

Anche l'**angiocheratoma** presenta un pattern globale lacunare, con lacune blu-nerastre e chiazze nerastre nettamente demarcate, di forma irregolarmente tondeggiante ed estremamente superficiali, corrispondenti a croste ematiche. Sempre a livello degli angiocheratomi è possibile rilevare delle formazioni squamo-crostose, spesse, che appaiono dermoscopicamente come aree opache giallastre (Fig. 4.88), mentre in periferia sono spesso presenti una rima traslucida, di aspetto gelatinoso, dovuta a fenomeni di acantosi, ed un alone rossastro, conseguente a fenomeni traumatici.

4.86

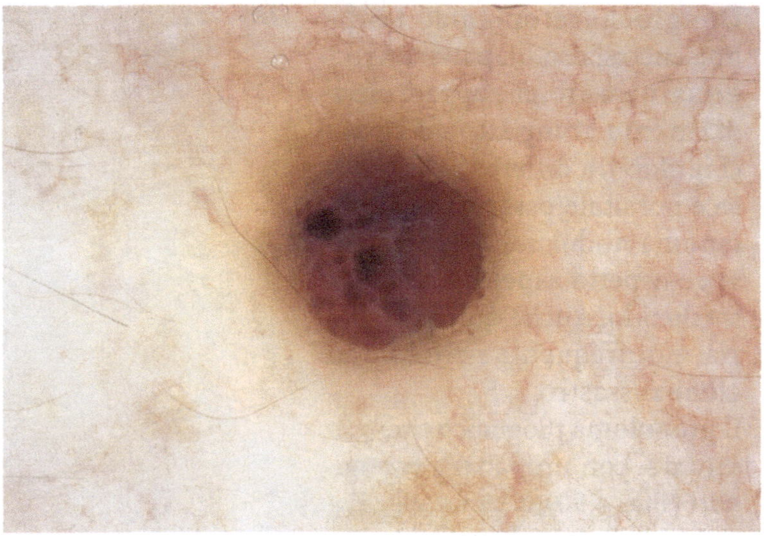

4.87

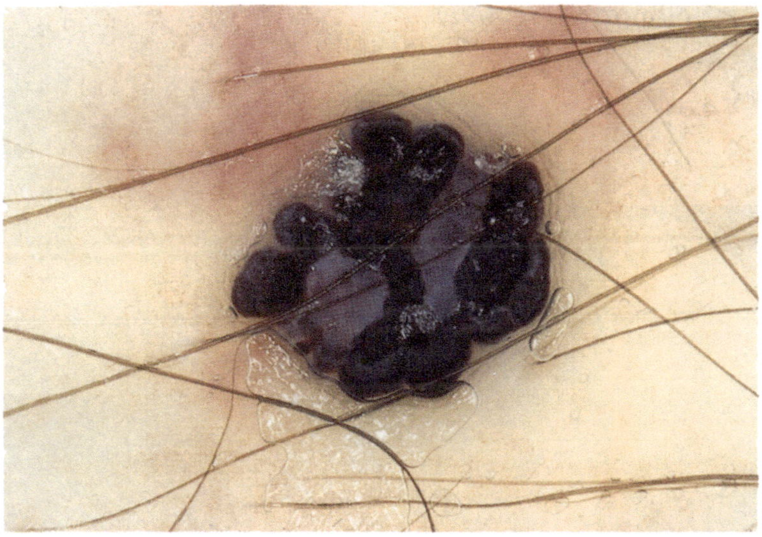

4.88

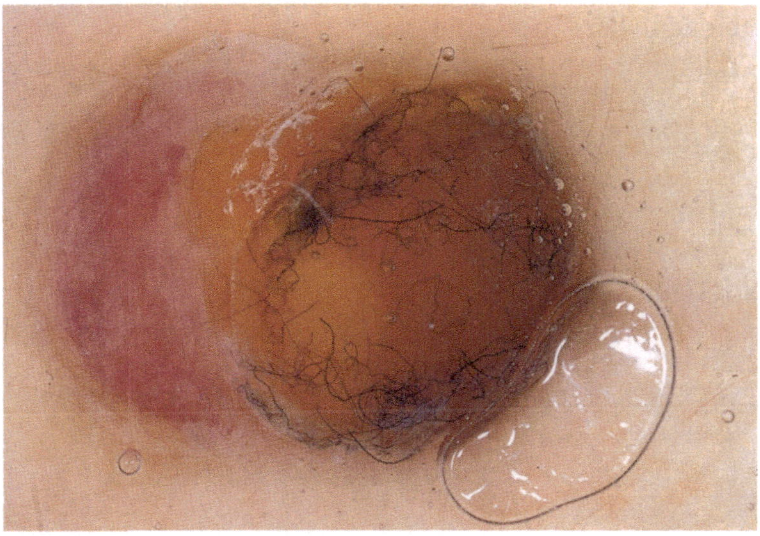

Lesioni vascolari (continua)

L'angiocheratoma può anche presentarsi con un pattern omogeneo nerastro, che appare estremamente compatto ed opaco (Fig. 4.89), a differenza di quanto è possibile osservare nel melanoma nodulare, dal caratteristico aspetto aspetto brillante e traslucido. Anche qui, in periferia, è di frequente riscontro un alone rossastro.

Il **granuloma piogenico** può presentarsi con un pattern omogeneo (Fig. 4.90) o lacunare (Fig. 4.91) (delimitati da un tipico collaretto bianco-giallastro) o quasi polimorfo (Fig. 4.92).

4.89

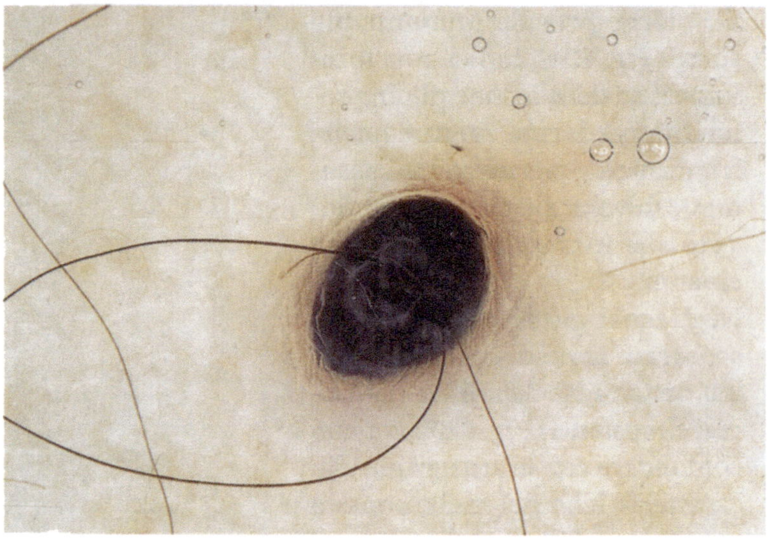

4.90

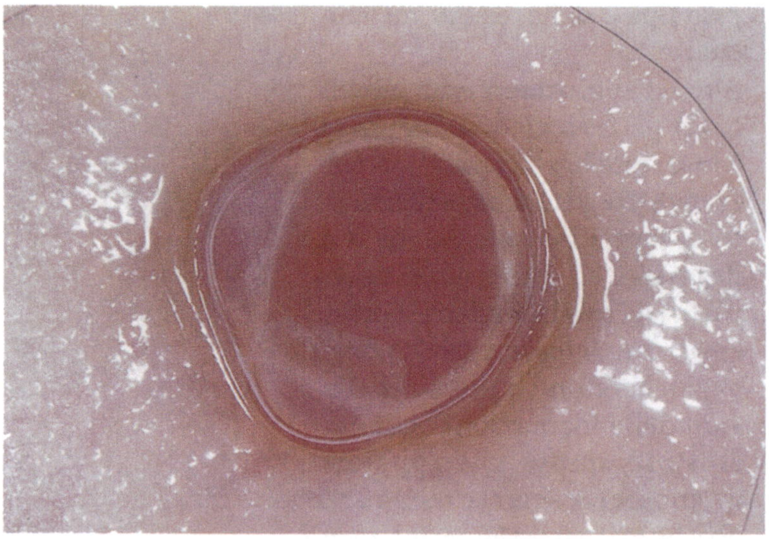

4.91

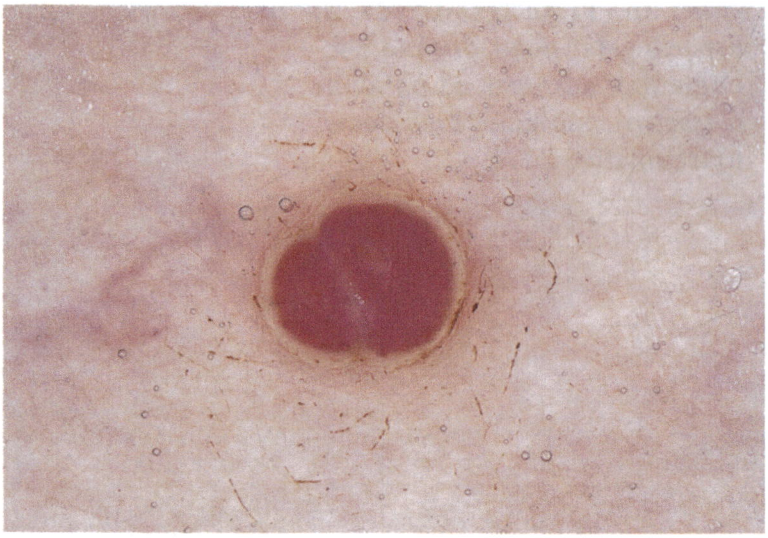

LESIONI VASCOLARI (CONTINUA)

Quest'ultimo può porre problemi di diagnosi differenziale con il melanoma nodulare amelanotico, che però non si caratterizza per la presenza di un pattern polimorfo, bensì per il riscontro di teleangectasie numerose ed irregolarmente distribuite (Fig. 4.66).

4.92

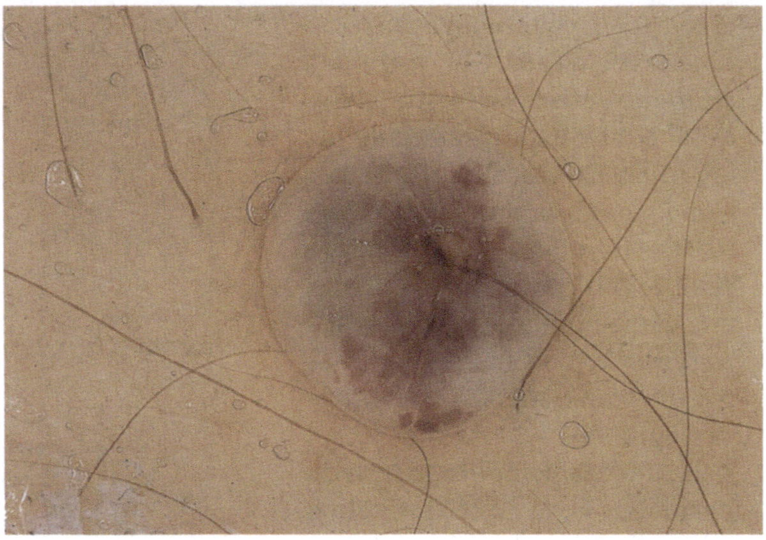

DERMATOFIBROMA

Sebbene la diagnosi clinica del **dermatofibroma** sia generalmente tanto agevole da rendere inutile il ricorso alla D., ricordiamo qui brevemente gli aspetti dermoscopici salienti di questa lesione.

Nelle fasi precoci, quando il dermatofibroma spesso presenta un aspetto istologico di tipo angiomatoide, a fronte di un finissimo reticolo pigmentario periferico, che sfuma in modo pressoché impercettibile in cute sana, si rileva

4.93

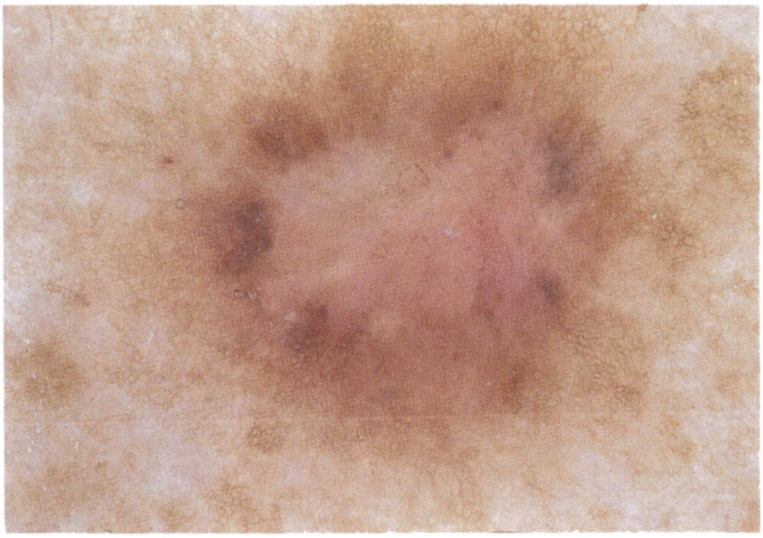

DERMATOFIBROMA (CONTINUA)

al centro un pattern aspecifico caratterizzato da aree biancastre con sfumature roseo-rossastre, nelle quali è talvolta apprezzabile un tenue pattern vascolare (Fig. 4.93). Con il tempo, la progressiva evoluzione fibrotica della lesione, va sempre più configurando quella che viene definita *chiazza bianca centrale,* cioè un'area simile al tessuto biancastro di una cicatrice (Fig. 4.94).
In alcuni dermatofibromi in sede periferica, al posto del reticolo e talora fin sopra la chiazza biancastra sono osservabili strutture grossolanamente globulari, a zolla (Fig. 4.95), con rinforzi del pigmento che possono richiamare una struttura reticolare grossolana (Fig. 4.96→).

4.94

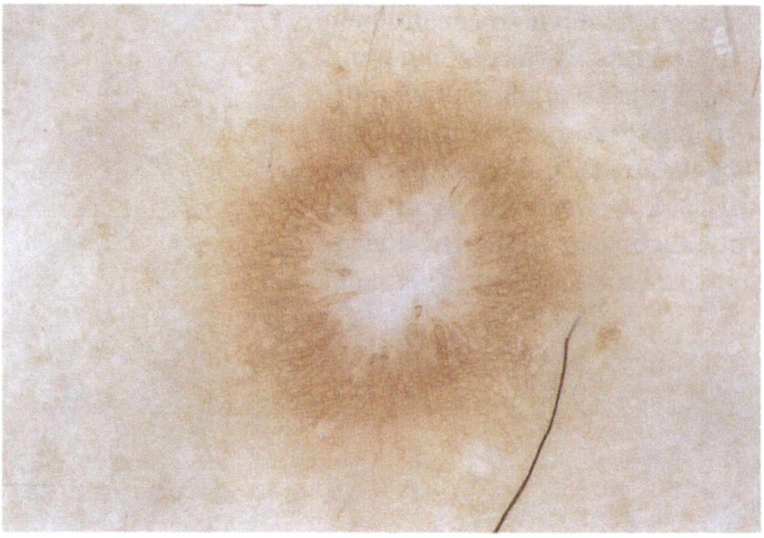

4.95

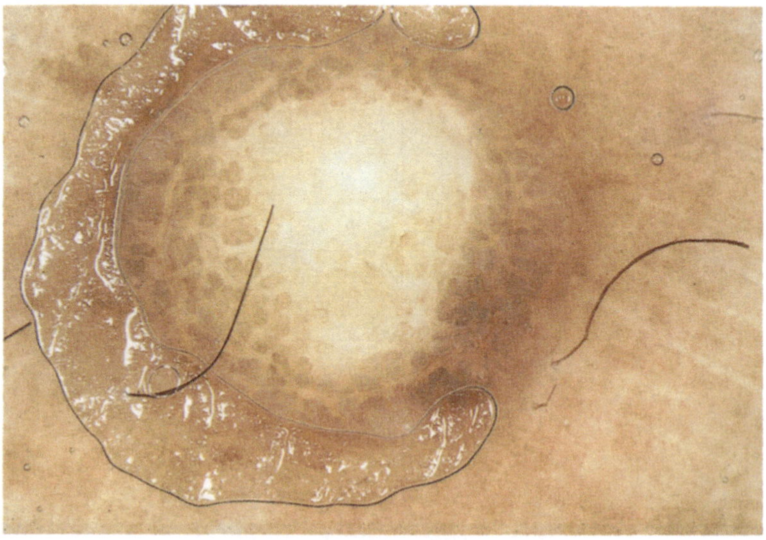

4.96

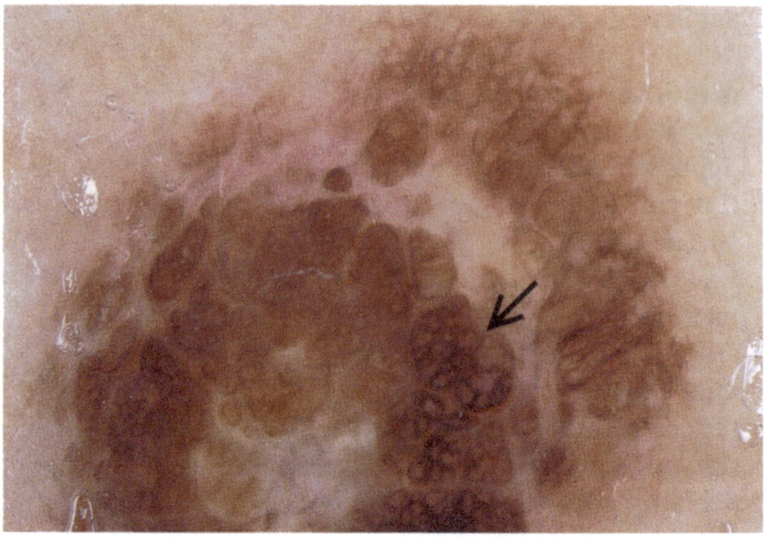

LETTURE CONSIGLIATE

1. Argenziano G, Soyer HP, De Giorgi V, et al. *Interactive atlas of dermoscopy.* Milano. EDRA Medical Publishing and New Media, 2000.
2. Dal Pozzo V, Benelli C. *Atlante di dermoscopia.* Milano. EDRA Medical Publ & New Media, 1996.
3. Gasparini S. *Il caso dermatoscopico: Nevo Displastico.* Dermatologia Ambulatoriale 2000; 2:73.
4. Gasparini S. *Il caso dermatoscopico: Nevo di Reed.* Dermatologia Ambulatoriale 2000; 4:67.
5. Gasparini S. *Il caso dermatoscopico: Nevo Blu.* Dermatologia Ambulatoriale 2001; 4:59.
6. Gasparini S. *Il caso dermatoscopico: Epitelioma Basocellulare Pigmentato.* Dermatologia Ambulatoriale 2002; 2:49.
7. Gasparini S. *Il caso dermatoscopico: Cheratosi Seborroica.* Dermatologia Ambulatoriale 2002; 4:61.
8. Kenet RO, Kang S, Kenet BJ, et al. *Clinical diagnosis of pigmented lesions using digital epiluminescence microscopy: grading protocol and atlas.* Arch Dermatol 1993; 129:157.
9. Kreusch J, Rassner G. *Auflichtmikroskopie pigmentierter Hauttumoren – Ein Bildatlas.* Stuttgart, New York, Georg Thieme Verlag 1991.
10. Malvehy J, Puig S (eds.). *Principles of dermoscopy.* www.dermoscop.com. 2002.
11. Menzies SW, Crotty KA, Ingvar C, et al. *An atlas of surface microscopy of pigmented skin lesions.* Sydney, McGraw-Hill Int. Book, 1996.
12. Soyer HP, Argenziano G, Chimenti S, et al. *Dermoscopy of pigmented lesions. An atlas based on the Consensus Net Meeting on Dermoscopy 2000.* EDRA Medical Publishing & New Media, 2001.
13. Stolz W, Braun-Falco O, Bilek P, et al. *Color atlas of dermatoscopy, 2nd edition.* Oxford. Blackwell Publ, 2002.

5 Il procedimento diagnostico in dermoscopia

Analisi di pattern

Il procedimento diagnostico che qui abbiamo adottato e che rimane, a nostro avviso, il più completo ed affidabile, è basato sull'*analisi qualitativa* dell'immagine dermoscopica. Esso rappresenta un'evoluzione dell'*analisi di pattern* sec. Pehamberger e coll. (1987), che prevede l'identificazione da parte dell'osservatore di alcuni criteri dermoscopici fondamentali e di numerose variabili di questi ultimi.

La presenza/assenza e le eventuali caratteristiche dei principali criteri di riferimento configurano specifici patterns, ciascuno corrispondente ad un determinato quadro istopatologico.

Recentemente, Argenziano, Soyer et al. hanno proposto una revisione dei criteri licenziati dalla *Consensus Conference* di Amburgo (1989), al fine di semplificare l'analisi dei pattern, basata sull'accorpamento di alcuni di essi e l'eliminazione di altri ritenuti meno importanti dal punto di vista diagnostico e/o meno riproducibili (Tab. 5.1).

Come già abbiamo avuto modo di sottolineare, nell'***analisi di pattern modificata (2000)*** gli Autori fanno confluire le numerose, diverse caratteristiche della rete pigmentaria in due sole: rete *tipica* ed *atipica*. Parimenti, gli pseudopodi e le strie radiali vengono considerati un solo criterio dermoscopico, poiché entrambi ritenuti correlati istopatologicamente a nidi di melanociti confluenti alla giunzione.
Anche i punti neri ed i globuli marrone vengono dagli Autori accorpati in un unico criterio: "punti/globuli".
Criteri addizionali vengono inoltre adeguatamente stressati, e non manca in tale rivisitazione un opportuno accenno alla D. topografica.
Tale approccio, largamente condivisibile nelle intenzioni, si espone tuttavia ad alcune riflessioni critiche:

- L'essenzializzazione dell'analisi delle caratteristiche della rete appare più una semplificazione di forma che di sostanza, dovendo l'osservatore, per definire *tipica* od *atipica* la rete, valutare se essa è regolare od irregolare, prominente o sottile, a maglie slargate o fitte, etc. (seguendo, di fatto, il vecchio procedimento che si vuole sostituire).
- Lo stesso dicasi per l'accorpamento nell'unico criterio "*strutture di regressione*" di quei pattern, espressione del fenomeno biologico della *regressione*, che si presentano morfologicamente distinti e variegati.
- All'opposto, la fusione, realmente semplificatrice, dei criteri punti/globuli non convince del tutto da un punto di vista squisitamente didattico: la presenza di punti neri marcatamente irregolari per dimensione e distribuzione alla peri-

feria di una lesione melanocitaria assumono, infatti, all'occhio dell'esperto, un valore suggestivo ben differente da quello conferito a banali globuli marrone, che altrettanto grossolani e protesi ben oltre i margini di tanti nevi melanocitici benigni in accrescimento, finiscono per non destare certo particolare attenzione.

Tab. 5.1 – *Analisi di pattern* (da [18])

CONSENSUS MEETING (1990)	ANALISI DI PATTERN MODIFICATA (2000)
	Pattern globali (reticolare, globulare, ad acciottolato, omogeneo, parallelo, "starburst", multicomponente, aspecifico)
1. Rete pigmentaria discreta 2. Rete pigmentaria prominente 3. Rete pigmentaria regolare 4. Rete pigmentaria irregolare 5. Rete pigmentaria a maglie larghe 6. Rete pigmentaria a maglie strette 7. Rete pigmentaria spessa 8. Rete pigmentaria delicata	Rete pigmentaria - tipica - atipica
9. Pseudopodi 10. Strie radiali	Strie - regolari - irregolari
11. Globuli marrone 12. Punti neri	Punti/Globuli - regolari - irregolari
13. Velo biancastro	Velo blu-biancastro
14. Aree biancastre similcicatriziali 15. Aree grigio-blu	Strutture di regressione - aree biancastre - aree blu
16. Aree ipopigmentate	Ipopigmentazione - focale, multifocale, diffusa
17. Depigmentazione reticolare (non significativa)	
CRITERI PER LE LESIONI NON MELANOCITARIE	CRITERI ADDIZIONALI
18. Pseudo-cisti cornee 19. Sbocchi similcomedonici 20. Teleangectasie 21. Aree rosso-blu 22. Aree a foglia d'acero	**Chiazze pigmentate** - localizzate, diffuse, regolari, irregolari **Pattern vascolare** - vasi a virgola, a forcina, puntiformi, lineari irregolari, vasi nelle strutture di regressione
	ASPETTI CORRELATI ALLA SEDE
	Volto - pseudoreticolo tipico, strutture granulari anulari, pseudoreticolo grigiastro, strutture romboidali, follicoli pigmentati asimmetrici **Sede palmo/plantare** - pattern a solchi paralleli, a grata, fibrillare, a creste parallele

Il metodo analitico qualitativo rappresenta tuttora il procedimento più seguito dai dermoscopisti esperti, ai quali permette un approccio diagnostico rapido e nello stesso tempo approfondito. Il suo limite più evidente sembra risiedere nella *soggettività* dell'analisi, che secondo alcuni condurrebbe non di rado a valutazioni difformi dei criteri dermoscopici tra i vari osservatori, con conseguente, difficile riproducibilità dei risultati e scarsa utilità ai fini prognostici.
In realtà, la validità del metodo è strettamente legata al livello di esperienza dell'osservatore; in caso di dermoscopisti competenti, il metodo analitico qualitativo si è sinora rivelato il procedimento diagnostico che offre le più elevate garanzie di precisione diagnostica.

Algoritmi diagnostici alternativi

Nel tentativo di fornire a chi si è avvicinato da poco alla D. un approccio analitico semplificato, sono stati proposti nel corso degli anni svariati algoritmi diagnostici, quale l'***algoritmo melanocitico*** sviluppato da Kreusch e Rassner nel 1991, ed in seguito modificato da altri Autori, che giunge ad essenzializzare il procedimento diagnostico, prevedendo 5 step di analisi, ognuno dei quali permette di giungere direttamente ad una specifica diagnosi (Tab. 5.2).
La critica più comune mossa nei confronti di questo algoritmo è che esso presuppone situazioni *ideali*, con caratteristiche morfologiche nettamente distinte l'una dall'altra. Nella realtà, caratteristiche incomplete o sovrapposte rendono difficile l'applicazione corretta di un approccio *step-by-step*.

> Un esempio paradigmatico è fornito dalla rete pigmentaria. Le prime osservazioni puntavano l'accento decisamente sulla presenza od assenza di rete ai fini della valutazione di una lesione pigmentata; è tuttavia apparso ben presto chiaro che questo criterio, pur fondamentale, non ha valore discriminante assoluto tra lesioni di natura melanocitaria e non. Un accenno di rete può, come abbiamo visto, essere riscontrato in lesioni non melanocitarie, quali la cheratosi seborroica e il dermatofibroma. Di contro, l'assenza di rete non esclude a priori la natura melanocitaria d'una lesione, qualora vi sia una pigmentazione diffusa così intensa da obliterarla completamente o la localizzazione della lesione sia esclusivamente o prevalentemente dermica.
> È semmai l'aspetto della rete, globalmente e localmente, ad assumere una particolare valenza diagnostica, più che la mera sua presenza od assenza.

Se l'algoritmo melanocitico è essenzialmente finalizzato alla differenziazione tra lesioni melanocitarie e non melanocitarie, proponendosi quindi come primo passo nel percorso diagnostico, altri algoritmi sono espressamente concepiti per distinguere le lesioni melanocitarie benigne da quelle maligne, assumendo pertanto una valenza di precisa indicazione preoperatoria.
Uno dei più popolari è costituito dalla ***ABCD rule of dermatoscopy*** di Stolz e coll. (1994). Formulato seguendo l'analisi multivariata di 31 criteri dermoscopici (solo una parte dei quali coincidono con quelli indicati dalla *Consensus Conference*) ed articolato sulla falsariga della popolare regola del-

Tab. 5.2 – *Algoritmo melanocitico* (da [11] e [18], mod.)

CRITERI DERMOSCOPICI OSSERVABILI	
• Rete pigmentaria/pseudoreticolo * • Globuli aggregati • Strie ramificate • Pigmentazione diffusa omogenea blu **	→ *Lesione melanocitaria*
• Pseudocisti cornee • Sbocchi similcomedonici • Strutture ad impronta digitale • Gyri e sulci ("aspetto cerebriforme")	→ *Cheratosi seborroica*
• Aree a foglia d'acero • Aree ovoidi grigio-blu • Globuli grigio-blu multipli • Strutture pigmentate a ruota dentata • Teleangectasie ad albero • Ulcerazione ***	→ *Epitelioma basocellulare*
• Lacune rosso-blu • Aree omogenee rosso-bluastre e rosso-nerastre	→ *Emangioma*
Nessuno dei criteri elencati	→ *Lesione melanocitaria*

* Riscontrabili anche nella cheratosi seborroica, nella lentigo solare, nella cheratosi attinica pigmentata, nel dermatofibroma e nel capezzolo soprannumerario

** Riscontrabile anche nelle metastasi intradermiche di melanoma e, meno frequentemente, in emangiomi ed epiteliomi basocellulari

*** Riscontrabile talvolta anche nel melanoma in fase di verticalizzazione

l'ABCD clinico, esso riconosce quattro soli criteri come significativi cofattori per la diagnosi di melanoma ($P<0,0001$):

A= rilievo di asimmetria su uno o due assi
B= rilievo di bordi che s'interrompono bruscamente alla periferia
C= rilievo di differenti colori nell'ambito della lesione
D= rilievo di differenti componenti strutturali nell'ambito della lesione (rete, punti, globuli, strie, etc.)

A ciascuno di questi viene attribuito un *peso* diagnostico particolare (Tab. 5.3)
Il punteggio finale (TDS, *Total Dermoscopic Score*), somma dei singoli punteggi, viene infine correlato ad una probabilità prognostica. Un TDS inferiore a 4.75 è indicativo di benignità; un TDS tra 4.75 e 5.45 corrisponde ad una lesione sospetta; un TDS superiore a 5.45 è altamente suggestivo di malignità, con una sensibilità del 97,9%.
Una variante di questo algoritmo, proposta da Kittler e coll. prevede l'inserimento di un quinto criterio: "E" come "enlargment", vale a dire modificazioni morfologiche riferite dal paziente, che permette di incrementare la accuratezza diagnostica di oltre 3 punti percentuali.

Se alcuni autorevoli studi, quale quello di Binder e coll., hanno confermato in linea di massima la validità dell'*ABCD rule*, altri (Lorentzen e coll., 1999) sembrano confermare l'esperienza, anche personale, di una frequenza di punteggi falsamente bassi o falsamente alti maggiore di quanto prospettato. Se molti nevi di Reed atipici o comuni nevi traumatizzati rischiano, infatti, di ottenere punteggi superiori a 5.45, i melanomi amelanotici e nodulari sono pressoché destinati a ricevere punteggi inferiori a 4.75, con conseguenze facilmente immaginabili. Ciò può essere attribuito al numero alquanto limitato di nevi melanocitari inclusi nello studio originale (solo 62, a fronte di 95 melanomi), e che non a caso non comprende alcun nevo di Reed.
Altre osservazioni critiche possono essere mosse al criterio "asimmetria" adottato, per il quale non viene adeguatamente specificato il peso diagnostico da attribuire alla *asimmetria di forma* rispetto a quella *di punto*.

Tab. 5.3 - *ABCD rule of dermatoscopy* (da [23] e [18], mod.)

CRITERIO	DESCRIZIONE	PUNTEGGIO	PESO DIAGNOSTICO
Asimmetria	Su 0, 1 o 2 assi perpendicolari (relativa a forma, colore e strutture)	0-2	X 1.3
Bordi	Arresto brusco periferico in 0-8 segmenti	0-8	X 0.1
Colore	Differenti colori (bianco, rosso, marrone chiaro e scuro, grigio-blu, nero)	1-6	X 0.5
Differenti strutture	Rete, aree non strutturate, strie ramificate, punti e globuli	1-5	X 0.5

Formula per il calcolo del Punteggio Dermatoscopico Totale:
[(punteggio A X 1.3) + (punteggio B X 0.1) + (punteggio C X 0.5) + (punteggio D X 0.5)]

PUNTEGGIO DERMATOSCOPICO TOTALE	INTERPRETAZIONE/INDICAZIONI
< 4.75	Lesione melanocitaria benigna
4.76-5.45	Lesione sospetta: stretto follow-up o escissione
> 5.45	Alta probabilità di melanoma
Falsi positivi (TDS >5.45). Riscontrati talvolta in:	• Nevo di Spitz e Reed • Nevo melanocitico con pattern globulare • Nevo melanocitico congenito • Nevo melanocitico ricorrente • Nevo melanocitico traumatizzato • Naevus spilus • Lentigo reticolata ("ink spot lentigo")

La ***CART Analysis*** di Soyer e coll. (1995) è un algoritmo che, dei cinque caratteri dermoscopici ritenuti dagli Autori essenziali per la diagnosi di melanoma, ossia:

1. *alterazioni della rete*
2. *velo biancastro*
3. *pigmentazione nera aggregata in blocchi*
4. *aree grigio-blu e strie radiali*

individua nella presenza contemporanea dei primi due il criterio fondamentale per giungere alla diagnosi nel 100% dei casi. Tale approccio appare, a nostro avviso, non del tutto convincente, poiché si affida al concomitante riscontro di rete e velo biancastro, escludendo molti altri significativi criteri.
Il ***Menzies' scoring method*** per la diagnosi del melanoma (1996) individua invece due *aspetti negativi* e *nove aspetti positivi* (Tab. 5.4). Per la diagnosi di melanoma, devono essere assenti i due aspetti negativi e devono viceversa essere presenti uno o più aspetti positivi.

Tab. 5.4 – *Menzies' scoring method for diagnosis of melanoma* (da [13, 14], mod.)

ASPETTI NEGATIVI (non devono essere presenti)
• **Simmetria del pattern pigmentario** (su ogni asse passante per il centro della lesione)
• **Presenza di un singolo colore** (tra rosso, marrone chiaro, marrone scuro, nero, grigio e blu)

ASPETTI POSITIVI (almeno uno deve essere presente)
• **Velo blu-biancastro** (non occupante l'intera lesione, né associato a lacune rosso-blu)
• **Punti marrone multipli** (focali, più che dispersi regolarmente)
• **Pseudopodi** (da non considerare se regolarmente distribuiti su tutta la periferia della lesione)
• **Strie radiali** (da non considerare se regolarmente distribuite su tutta la periferia della lesione)
• **Depigmentazione simil-cicatriziale** (da non confondere con le aree di ipopigmentazione)
• **Punti/globuli neri periferici** (da non confondere con i comuni globuli marrone)
• **Colori multipli** (almeno 5 tra rosso, marrone chiaro, marrone scuro, nero, grigio e blu)
• **Punti grigio-blu multipli** ("peppering"; da distinguere dai globuli multipli grigio-blu del basalioma)
• **Rete pigmentaria ispessita** (aree più o meno ampie di rete caratterizzate da linee spesse)

La ***7 Features for melanoma*** di Dal Pozzo e coll. (1999) riconosce sette criteri dermoscopici ai fini della diagnosi di melanoma (Tab. 5.5): la novità, in questo caso, sta nel fatto che l'individuazione di questi ultimi è frutto non di una analisi statistica personale, ma di sessioni di *intra-observer agreement* tra più di 200 dermatologi, dalle quali è infine emersa la lista dei sette criteri sui quali si è rilevata la maggiore concordanza.
La sensibilità per melanoma risulta elevata (94,6%).

Tab. 5.5 - *Seven Features for Melanoma* (da [7])

CARATTERI MAGGIORI (SPECIFICITÀ >95%)	PUNTEGGIO
1. Regressione-eritema	2
2. Strie radiali	2
3. Velo grigio-blu	2
4. Pseudopodi distribuiti irregolarmente	2
CARATTERI MINORI (SPECIFICITÀ <95%)	**PUNTEGGIO**
5. Disomogeneità	1
6. Reticolo irregolare	1
7. Margine netto	1
Possono ritenersi sospette di malignità le lesioni aventi un punteggio totale uguale o superiore a 2.	

La ***7-Point Checklist*** di Argenziano e coll. (1998) rappresenta il più recente tentativo di mediare tra la complessità dell'analisi di pattern tradizionale da un lato e l'eccessiva semplificazione dell'*ABCD rule* dall'altro. In questo caso si è attinto maggiormente all'analisi qualitativa dermoscopica, avendo individuato sette criteri specifici per melanoma: tre *criteri maggiori* (rete pigmentaria atipica, pattern vascolare atipico, velo blu-biancastro), a ciascuno dei quali sono attribuiti 2 punti, e quattro *criteri minori* (strie irregolari, pigmentazione irregolare, punti/globuli irregolari, strutture di regressione) ai quali viene attribuito un punto ciascuno (Tab. 5.6).

Tab. 5.6 - *7-Point Checklist* (da [1])

CRITERI MAGGIORI	DEFINIZIONE	PUNTEGGIO
1. Rete pigmentaria atipica	Rete pigmentaria nera, marrone o grigia con maglie irregolari e linee ispessite.	2
2. Velo blu-biancastro	Pigmentazione diffusa, irregolare, confluente, grigio-blu o blu-biancastra.	2
3. Pattern vascolare atipico	Vasi irregolarmente lineari o puntiformi non chiaramente combinati a strutture di regressione.	2
CRITERI MINORI		
4. Strie irregolari	Strutture lineari irregolari, più o meno confluenti, non chiaramente combinate alle linee della rete pigmentaria.	1
5. Pigmentazione irregolare	Aree pigmentate nere, marroni e/o grigie di forma e distribuzione irregolari.	1
6. Punti/globuli irregolari	Strutture rotonde od ovali, nere, marroni e/o grigie di dimensioni variabili, irregolarmente distribuite nella lesione.	1
7. Strutture di regressione	Aree bianche (aree biancastre simil-cicatriziali) e aree blu (aree grigio-blu, peppering, punti multipli grigio/blu) che possono combinarsi determinando aree blu-biancastre virtualmente indistinguibili dal velo blu-biancastro.	1
Per la diagnosi di melanoma è indispensabile un punteggio minimo totale di 3.		

Secondo gli Autori, un punteggio totale pari o superiore a 3 vanterebbe una sensibilità per melanoma del 95%.
In definitiva, alla pur ottima sensibilità di tutti questi sistemi a punteggio, non sembra corrispondere purtroppo una pari *specificità*, che risulta, infatti, inferiore di circa 10 punti percentuali rispetto a quella dell'analisi di pattern. In pratica, gli algoritmi alternativi sembrano essere stati tarati al fine di aiutare gli osservatori meno esperti ad individuare il maggior numero di melanomi, evitando quanto più i *falsi negativi*, anche a costo di un numero non indifferente di *falsi positivi* (vale a dire nevi benigni erroneamente diagnosticati come melanomi).

Una precisa conferma a quanto detto è giunta recentemente dai risultati di un interessante progetto, avvalsosi delle nuove opportunità offerte dalla telematica, e denominato ***Consensus Net Meeting on Dermoscopy 2000.***
Dal giugno al novembre del 2000, quaranta dermoscopisti esperti hanno valutato 108 casi via internet, applicando svariati algoritmi diagnostici contemporaneamente (analisi di pattern, algoritmo melanocitico, ABCD rule, 7-point checklist, Menzies' scoring method).
I risultati dello studio sono stati presentati in occasione del I Congresso Mondiale di Dermoscopia, tenutosi a Roma nel febbraio del 2001 e pubblicati, insieme all'intera casistica selezionata, in un'apprezzabile monografia.
Il panorama che ne esce è quello di una scarsa riproducibilità di criteri dermoscopici pur dotati di un'elevatissima sensibilità per il melanoma e, globalmente, di valori non entusiasmanti di specificità spuntati dagli algoritmi alternativi all'analisi di pattern.
Non estranei agli scarsi livelli di concordanza tra gli osservatori appaiono tuttavia la perfettibile tecnica di ripresa/digitalizzazione delle immagini utilizzate e la mancanza di standardizzazione in fase di acquisizione/riproduzione delle stesse (scheda grafica, monitor, etc.) tra i 40 sperimentatori.

Stratificazione di rischio

Un interessante impiego dell'analisi qualitativa è quello di correlare determinati gruppi di criteri dermoscopici con la loro *probabilità relativa di benignità o di malignità.*
Tale concetto, sviluppato da Kenet e coll., è definito *stratificazione di rischio* poiché le lesioni pigmentate prese in esame di volta in volta vengono riferite a vari *gruppi di rischio*, in relazione alla loro probabilità di essere un melanoma.
La stratificazione di rischio in D. si basa su due concetti fondamentali:
- una rete pigmentaria suggerisce la natura melanocitaria di una lesione;
- il melanoma determina lo sviluppo, nell'ambito della rete, di una pigmentazione irregolare e disomogenea, a disposizione eccentrica.

Nell'applicazione della stratificazione di rischio per lo screening del melanoma, il dermoscopista segue pertanto 4 step:
1. Ricerca accurata della rete pigmentaria in ogni lesione
2. Se la rete è presente, inserimento della lesione in predeterminati gruppi di lesioni, distinti in base al grado di eterogeneità ed eccentricità della rete stessa.
3. Se invece non vi è rete, ricerca dei tipici aspetti delle lesioni benigne e dei simulatori di melanoma.
4. La risultante classe di rischio guiderà la scelta terapeutica, congiuntamente a tutti i dati anamnestici utili alla precisazione diagnostica.

Il procedimento presenta due principali vantaggi. Il primo è che esso evita di formulare diagnosi specifiche basate su criteri dermoscopici rigidamente impiegati; più semplicemente, si limita ad esprimere una *probabilità* basata sulla natura biologica della lesione. Il secondo vantaggio è che esso fornisce delle linee-guida di terapia per ogni gruppo di rischio.
Questo approccio, limitando le procedure bioptiche, si rivela particolarmente utile in caso di individui con numerose lesioni melanocitarie.

LETTURE CONSIGLIATE

1. Argenziano G, Fabbrocini G, Carli P, et al. *Epiluminescence microscopy for the diagnosis of doubtful melanocytic skin lesions. Comparison of the ABCD rule of dermatoscopy and a new 7-point checklist based on pattern analysis.* Arch Dermatol 1998; 134:1563.
2. Argenziano G, Soyer HP, Carli P, et al. *Dai pattern alla diagnosi specifica.* Cenéstesis 2001; 2:30.
3. Argenyi ZB. *Dermoscopy (epiluminescence microscopy) of pigmented skin lesions.* Dermatol Clin 1997; 15:79.
4. Benelli C, Roscetti E, Dal Pozzo V. *Reproducibility of a dermoscopic method (7FFM) for the diagnosis of malignant melanoma.* Eur J Dermatol 2000; 10:110.
5. Binder M, Kittler H. *Reevaluation of the ABCD rule for epiluminescence microscopy.* J Am Acad Dermatol 1999; 40:171.
6. Dal Pozzo V, Benelli C. *Atlante di dermoscopia.* Milano. EDRA Medical Publ & New Media 1996.
7. Dal Pozzo V, Benelli C, Rossetti E. *The seven features for melanoma: a new dermoscopic algorithm for the diagnosis of malignant melanoma.* Eur J Dermatol 1999; 9(4):303.
8. Kenet RO, Kang S, Kenet BJ, et al. *Clinical diagnosis of pigmented lesions using digital epiluminescence microscopy: grading protocol and atlas.* Arch Dermatol 1993; 129:157.
9. Kenet RO, Kenet BJ. *Risk stratification. A practical approach to using epiluminescence microscopy/ dermoscopy in melanoma screening.* Dermatol Clin 2001 Apr; 19(2):327.
10. Kittler H, Seltenheim M, Dawid M, et al. *Morphologic changes of pigmented skin lesions: a useful extensions of the ABCD rule for dermatoscopy.* J Am Acad Dermatol 1999; 40:558.
11. Kreusch J, Rassner G. *Standardized epiluminescent microscopy for differentiating melanocytic and non-melanocytic pigmented lesions.* Hautarzt 1991; 42:77.
12. Lorentzen H, Wiesmann K, Secher L. et al. *The Dermatoscopic ABCD rule does not improve diagnostic accuracy of malignant melanoma.* Acte Derm Venereol 1999; 79:469.
13. Menzies SW, Crotty KA, Ingvar C, et al. *An atlas of surface microscopy of pigmented skin lesions.* Sydney, McGraw-Hill Int. Book, 1996.
14. Menzies SW, Ingvar C, McCarthy WH. *A sensitivity and specificity analysis of the surface microscopy features of invasive melanoma.* Melanoma Res 1996; 6:55.
15. Nachbar F, Stolz W, Merkle T, et al. *The ABCD rule of dermatoscopy: high prospective value in the diagnosis of doubtful melanocytic skin lesions.* J AM Acad Dermatol 1994; 30:551.
16. Pehamberger H, Binder M, Steiner A, et al. *In vivo epiluminescence microscopy: improvement of early diagnosis of melanoma.* J Invest Dermatol 1993; 100:356S.
17. Pehamberger H, Steiner A, Wolff K. *In vivo epiluminescence microscopy of pigmented skin lesions. I. Pattern analysis of pigmented skin lesions.* J Am Acad Dermatol 1987; 17:571.
18. Soyer HP, Argenziano G, Chimenti S, et al. *Dermoscopy of pigmented lesions. An atlas based on the Consensus Net Meeting on Dermoscopy 2000.* EDRA Medical Publishing & New Media, 2001.
19. Soyer HP, Smolle J, Leitinger G, et al. *Diagnostic reliability of dermoscopic criteria for detecting malignant melanoma.* Dermatology 1995; 190:25.
20. Stanganelli I, Burroni M, Rafanelli S, Bucchi L. *Intraobserver agreement in interpretation of digital epiluminescence microscopy.* J Am Acad Dermatol 1995; 27:697.
21. Steiner A, Binder M, Schemper M, et al. *Statistical evaluation of epiluminescence microscopy criteria for melanocitic pigmented skin lesions.* J Am Acad Dermatol 1993; 29:581.
22. Steiner A, Pehamberger H, Wolff K. *In vivo epiluminescence microscopy of pigmented skin lesions. II. Diagnosis of small pigmented skin lesions and early detection of malignant melanoma.* J Am Acad Dermatol 1987; 17:584.
23. Stolz W, Braun-Falco O, Bilek P, et al. *Color Atlas of Dermatoscopy, 2nd edition.* Cambridge, MA, Blackwell, 2002.

6 Dermoscopia: come, quando, perchè

L'accuratezza diagnostica dell'esame clinico tradizionale nei confronti del melanoma maligno in fase iniziale, anche nel caso di dermatologi esperti, è alquanto limitata: più di un terzo dei melanomi sfugge, infatti, ad una diagnosi clinica precoce.
Più elevata è invece la percentuale di successo diagnostico nei confronti dei melanomi conclamati, dove gli aspetti clinici risultano altamente evocativi di malignità; ma in tali casi l'indice di sopravvivenza a cinque anni si abbassa drammaticamente.
È oramai un dato acquisito che la D., rispetto alla tradizionale ispezione clinica, permette un incremento della sensibilità diagnostica di oltre venti punti percentuali nei confronti del melanoma, a condizione che l'osservatore sia esperto della metodica e, ci permettiamo di aggiungere, dotato di *strumentazione tecnica adeguata* e di sua completa padronanza.

L'impiego sistematico della D. limita notevolmente il numero delle lesioni pigmentate di natura benigna che vengono abitualmente asportate in base a meri criteri clinici; un risparmio concreto, quest'ultimo, in termini di costi per la comunità.
D'altro canto, solo l'auspicata esperienza dermoscopica dell'esaminatore garantisce la limitazione dei temutissimi *falsi negativi*, vale a dire dei melanomi con caratteristiche dermoscopiche poco evocative di malignità, che per tale motivo non vengono asportati, e che viceversa lo sarebbero sulla scorta del loro aspetto clinico.
A tale proposito, un recente lavoro di Carli e coll. ha evidenziato, in caso di valutazione dell'immagine dermoscopica solo su supporto fotografico, una percentuale di falsi negativi pari al 9%, mentre quando l'esame dermoscopico è stato effettuato *in vivo* non se ne sono registrati. Anche i *falsi positivi* (cioè nevi benigni diagnosticati come melanomi dermoscopicamente) passavano dal 13,5% in caso di valutazione su supporto fotografico al 2,5% dell'esame *in vivo*.
È giusto pertanto rimarcare il fatto che l'esame dermoscopico non deve sostituirsi completamente a quello clinico (il più delle volte sufficiente a valutare la natura benigna o maligna delle lesioni pigmentate), ma affiancare e supportare quest'ultimo ogni qual volta l'aspetto clinico atipico di una lesione lo renda necessario.

Il problema della qualità della strumentazione per la D. è effettivamente di primaria importanza, giungendo non di rado ad investire problematiche medico-legali (vedi). Anche se, come abbiamo avuto modo di affermare, già con il semplice dermoscopio manuale è possibile effettuare un esame dermoscopico di qualità accettabile, le potenzialità offerte da strumentazioni più complesse e raffinate, quali gli stereomicroscopi o i videodermoscopi di ultima generazione, appaiono ben superiori.

Il progressivo passaggio alla digitalizzazione dell'immagine ha poi esteso enormemente gli orizzonti applicativi della metodica, offrendo possibilità (una tra tutte, la telediagnosi dermoscopica) neppure immaginabili soltanto pochi lustri orsono.

Non deve peraltro essere dimenticato che la D. è un'indagine squisitamente *ottica*, cioè imperniata attorno ad un sistema più o meno complesso di lenti, che hanno il compito di magnificare e trasferire l'immagine (direttamente al nostro occhio o ad un sistema di acquisizione) con la minore quantità di distorsioni ed aberrazioni cromatiche. Ciò vuol dire che, a prescindere dal tipo di apparecchiatura per la D., la componente più critica al fine della produzione di immagini di qualità è ancora rappresentata dall'*obiettivo*. La qualità dei materiali delle sue lenti (il cristallo resta il materiale principe), la loro tecnica costruttiva, la luminosità e la complessità del sistema in cui sono integrate, ed infine la loro ottimizzazione con la fonte di luce fredda, devono essere valutate molto più attentamente di quanto purtroppo non si faccia oggi, rispetto alla pur importante componente elettronica che si propone quale *collettore finale dell'immagine*.
Se, infatti, l'obiettivo del dermoscopio è rappresentato da una rudimentale lente in policarbonato, con luminosità mediocre ed aberrazioni ottiche marcate, a nulla varranno le raffinate caratteristiche vantate dal sistema digitale, il numero di pixel, la qualità della scheda grafica: il contrasto, la luminosità, la nitidezza dell'immagine saranno irrimediabilmente compromessi.

L'ampio ventaglio di possibilità tecnologiche attualmente proposto per la D., implica, anche nel caso di dermoscopisti esperti che utilizzino per la prima volta un'apparecchiatura per la D. diversa da quella abituale (le caratteristiche finali nell'immagine, secondo la tecnologia utilizzata, possono risultare spesso drammaticamente differenti) una *fase di transizione* basata sul confronto-immagine tra la vecchia e la nuova apparecchiatura, al fine di non vedere abbassarsi temporaneamente l'accuratezza diagnostica abituale.

Condizioni *indispensabili* per un corretto esame dermoscopico sono in definitiva:

- **un'adeguata esperienza dell'osservatore**
  - Questa si basa, oltreché su un adeguato *training* per mezzo di pubblicazioni e frequenza a corsi teorico-pratici sull'argomento, su una pratica dermoscopica protratta, meglio se inizialmente effettuata con la supervisione di Colleghi esperti. Il resto lo farà l'interesse per la materia.
- **una strumentazione di qualità elevata e personalmente sperimentata**
  - L'approccio iniziale alla lesione va *sempre* effettuato a modesto ingrandimento (10-20X), tale da permettere di ricavarne un'immagine dermoscopica globale, comprendente cioè l'intera superficie; solo in un secondo tempo, al fine di valutare più precisamente i vari criteri dermoscopici evidenziati, si potrà impiegare un maggiore ingrandimento (30-50X). Le infinite possibilità, offerte dalla tecnologia digitale, di intervento sui parametri d'immagine fondamentali, costituiscono un ulteriore *plus*.
- **condizioni cutanee quanto più fisiologiche**
  - L'area di cute da esplorare non dovrebbe di norma essere sede di irritazione o flogosi (rischio di errata valutazione del pattern vascolare) o di prolungata fotoesposizione; l'aspetto dermoscopico di molti nevi,

in quest'ultimo caso, può venirne alterato in modo sensibile e non di rado fuorviante (maglie di rete slargate, addensamenti puntiformi grossolani e confluenti in squame nerastre, pigmentazione diffusa che oblitera completamente il quadro dermoscopico).
Qualora sussistano tali condizioni locali e laddove sia possibile, è pertanto preferibile rinviare l'esame anche di pochi giorni o settimane, al fine di ripristinare le condizioni per un'esplorazione ottimale.

Monitoraggio dei nevi melanocitici. Una delle applicazioni più interessanti offerte dalla D. digitale è la possibilità di monitorare le lesioni melanocitarie in soggetti portatori di numerosi nevi atipici, in cui l'aferesi metodica appare una soluzione improponibile. In questi casi, la acquisizione delle immagini dermoscopiche delle singole lesioni ed il loro controllo periodico permettono di rilevare eventuali modificazioni morfologiche, evocative di malignità. A questo proposito, devono destare sospetto i cambiamenti nelle dimensioni di tipo *asimmetrico*, così come la comparsa *eccentrica* ed *eterogenea* di criteri dermoscopici quali rete atipica, pseudopodi/strie radiali, strutture di regressione, etc.
Al contrario, incrementi dimensionali di tipo simmetrico, comparsa/scomparsa di punti/globuli nelle aree centrali della lesione sono da ritenersi evenienze comuni in molti nevi melanocitici e di per sè non evocativi di evoluzione maligna.
In tal senso possiamo affermare con Kittler e coll. che il "fattore temporale" permette di aumentare l'accuratezza diagnostica della diagnosi dermoscopica.

LETTURE CONSIGLIATE

1. Carli P, De Giorgi V, Giannotti B. *Dermoscopy as a second step in the diagnosis of doubtful pigmented skin lesions: how great is the risk of missing a melanoma?* J Eur Acad Dermatol Venereol 2001; 15(1):24.
2. Epstein E. *Instrumentation for epiluminescence microscopy: the gap between research and practice.* Arch Dermatol 1996; 132:91.
3. Hoffmann-Wellenhof R, Wolf P, Smolle J, et al. *Influence of UVB therapy on dermoscopic features of acquired melanocytic naevi.* J Am Acad Dermatol 1997; 37:559.
4. Stanganelli I, Bauer P, Bucchi L, et al. *Critical effects of intense sun exposure on the expression of epiluminescence microscopy features of acquired melanocytic naevi.* Arch Dermatol 1997; 133:979.
5. Stolz W, Braun-Falco O, Bilek P, et al. *Color atlas of dermatoscopy, 2nd edition.* Cambridge, MA, Blackwell, 2002.

7 Problemi medico-legali in dermoscopia

Mauro Bacci

La D. è una metodica di osservazione sub-macroscopica che, consentendo la visualizzazione dei pigmenti intra- ed extra-cellulari, la conformazione e la tipologia della vascolarizzazione dell'epidermide, del derma e della giunzione dermo-epidermica, trova una preminente applicazione nella diagnosi delle lesioni cutanee pigmentate [1].

In sostanza si tratta di una metodica diagnostica di tipo morfologico che, pertanto, sul piano medico legale prospetta problematiche comuni ad analoghe tecniche d'indagine.

La rilevanza medico legale della D. è anche concretizzata dal fatto che sul piano clinico essa trova applicazione particolare nella diagnosi precoce dei melanomi [2], neoplasie la cui aggressività implica un certo grado di allarme sociale e nelle quali un ritardo od un errore diagnostico può avere conseguenze drammatiche.

Nel valutare sul piano generale l'affidabilità ed il conseguente accreditamento di una procedura diagnostica, le caratteristiche su cui è necessario insistere sono quelle che, in ambito sanitario, definiscono il concetto di qualità della prestazione erogata, qualità che costituisce uno degli obiettivi prioritari non solo delle strutture aziendali pubbliche, ma più capillarmente e certo non meno utilmente, anche della medicina privatistica, ponte irrinunciabile fra il cittadino e la struttura sanitaria.

La qualità di un prodotto si misura sostanzialmente con la capacità che esso ha di soddisfare l'esigenza dell'utente, esigenza che, in ambito sanitario globalmente, coincide con la tutela della salute.

Tale tutela può essere ottenuta attraverso sistemi e percorsi fra loro difformi, cosicché la qualità diviene un concetto dinamico che può essere in un certo senso graduato.

Nel campo della diagnostica morfologica diversi metodi possono risultare tecnicamente adeguati, perché rispondono egualmente bene al fine per cui sono utilizzati, ma alcuni possono avere caratteristiche che li rendono preferibili agli altri: al concetto di qualità si aggiunge allora quello di "eccellenza".

Nell'ambito di una prestazione sanitaria gli elementi qualificanti sono fondamentalmente costituiti dall'*efficacia*, che di fatto coincide con la percentuale di successo nel raggiungimento del risultato auspicato, l'*efficienza*, intesa ad un tempo come semplicità esecutiva e contenimento del costo in rapporto al tipo di risultato che può essere ottenuto, la *tempestività* misurata dalla possibilità di erogare quella prestazione in tempi ragionevolmente brevi ed infine dall'*accessibilità*, concretizzata dal grado di diffusione della metodica [3, 4].

Sul piano clinico un'indagine diagnostica è tanto più utile quanto meno si rivela invasiva e dunque con basso rischio per la salute del paziente, ripetibile anche a breve distanza di tempo e quindi idonea a monitorare una determinata patologia, non interferente con successivi, diversi accertamenti diagnostici.
Esaminando la D. alla luce di tutte queste prerogative può affermarsi senza dubbio alcuno che essa costituisce un'indagine diagnostica che soddisfa i requisiti della qualità e dell'eccellenza, potendosi affermare che è dotata di elevata efficacia diagnostica, è di agile esecuzione e di costo relativamente contenuto, è anche attuabile con buona tempestività poiché non richiede alcuna specifica preparazione del paziente, è ripetibile, non preclusiva di altri accertamenti ed assolutamente priva di rischi.
La logica deduzione che potrebbe trarsi da tutto questo è che la D. non abbia in sostanza correlati medico-legali trattandosi di esame efficace, innocuo, di facile esecuzione.
La realtà, come si cercherà di indicare, è forse diversa.
Un primo aspetto su cui è importante riflettere attiene l'assoluta necessità di evitare in campo dermoscopico, facendo tesoro dell'esperienza medico-legale maturata in diversi settori quali ad esempio quello ecografico, di non favorire nell'opinione dei pazienti l'idea che alla semplicità di esecuzione debba, di necessità, corrispondere una semplicità di interpretazione sicché, a fronte di un "errore" questo venga sempre comunque riferito ad un'incongruità dell'operato medico.
Va in ogni caso ribadito che, sul piano deontologico e su quello giuridico, si deve garantire al paziente che ogni attività diagnostico-terapeutica venga espletata, sempre e comunque, con il maggiore possibile impegno da parte del medico.
In sostanza il "contratto" medico-paziente implica un'obbligazione di mezzi, intesa nel senso della perizia, della prudenza e della diligenza, che non può essere disattesa, ma che non sottende, di necessità, il pieno successo in ordine ai risultati ottenuti.
Tutto questo deve e può essere compreso dal paziente che, modernamente inteso come soggetto attivo e partecipe di un progetto diagnostico terapeutico [5], dovrà essere dettagliatamente informato sui vantaggi e sui limiti di una metodica, sulle possibilità dunque che ad essa potranno e/o dovranno seguire accertamenti diversi finalizzati all'eventuale chiarimento diagnostico, qualora necessario.
Affrontando il tema della diagnosi dermoscopica, come in ogni altra procedura diagnostica, i presupposti alla sua correttezza, nel rispetto della obbligazione di mezzi, fondano su alcune fondamentali variabili quali: la tecnologia utilizzata, il rispetto per le procedure, la preparazione e l'esperienza del singolo specialista, l'utilizzo di criteri diagnostici validati.
Si rammenta che nell'ambito della tecnologia esistono opzioni molteplici che vanno dal classico e semplice dermoscopio a sofisticati videodermoscopi, fino alla cosiddetta teledermoscopia che, permettendo la trasmissione a distanza, in tempo reale, delle immagini rilevate potrebbe consentire la realizzazione di banche dati e/o di teleconsulti [6, 7].
È chiaro che, nei diversi sistemi utilizzati, l'efficacia della osservazione potrà essere diversa e che la conseguente accuratezza diagnostica potrà essere facilitata dall'impiego di strumenti a maggiore potere di risoluzione d'immagine cosicché, se un semplice dermatoscopio offre il vantaggio della economicità e della maneggevolezza, esso nondimeno avrà limiti nel potere d'ingrandi-

mento, nella visione monoscopica, nella impossibilità di fissare l'immagine. Quando si prospettano sistemi sofisticati di osservazione, che rappresenterebbero il massimo nell'ambito della obbligazione di mezzi, non si vuole affermare che non sia lecito l'uso di strumenti semplici o che il loro impiego possa implicitamente sottendere ipotesi di responsabilità colposa; quello che deve essere chiaro tuttavia è il limite di un'osservazione semplificata che dovrebbe sempre indurre il professionista, a fronte di elementi anche minimi di dubbio, a valutare in modo critico il risultato dell'indagine e ad indirizzare il paziente verso mezzi diagnostici più avanzati.

Sul piano medico-legale inoltre è comunque importante fornire la prova documentale dell'elemento diagnostico attraverso la fissazione dell'immagine stessa, in tal senso è oggettivamente auspicabile l'impiego di dispositivi di osservazione che consentano, quanto meno, l'utilizzo di una macchina fotografica convenzionale.

Le procedure da seguire nell'osservazione devono costituire patrimonio basilare di colui che pratica tale tipo di diagnostica, ci si riferisce ad esempio all'impiego di vari fluidi d'interfaccia in rapporto alla tipologia della lesione, ovvero ai vantaggi dell'uso della luce polarizzata, argomenti ampiamente noti e discussi nello specifico settore [8, 9].

Il richiamo fatto alla capacità critica dell'osservatore ed al suo bagaglio tecnico-scientifico conduce direttamente a considerare l'altra delle variabili che possono influenzare l'affidabilità diagnostica ovverosia la specifica cultura e l'esperienza maturata nel settore dal singolo specialista.

Si tratta di un aspetto di grande rilievo anche medico-legale poiché può accadere che, di fronte ad una procedura di semplice esecuzione tecnica, si abbia la tendenza ad ampliare a dismisura la sua utilizzazione anche da parte di chi non possegga ancora sufficienti strumenti culturali alla sua applicazione.

Sul punto appare importante sottolineare come il codice deontologico, a più riprese, raccomanda la centralità dell'impegno culturale nell'ambito delle attività del medico, la necessità del continuo aggiornamento cui non può sottrarsi colui che operi a tutela della salute del cittadino.

In sostanza ogni medico ha un dovere di formazione che è tanto più cogente nel caso dello specialista, specie quando esso intenda dedicarsi all'applicazione di nuove metodiche siano esse diagnostiche o terapeutiche.

È dunque indispensabile che, anche nel campo dermoscopico, venga certificato, attraverso la partecipazione a corsi teorico-pratici, il livello di preparazione raggiunto con particolare riguardo alla conoscenza ed alla padronanza dei criteri che stanno alla base di una corretta applicazione delle linee guida diagnostiche dei singoli quadri patologici.

L'impiego delle linee guida in medicina costituisce altro argomento di notevole impatto medico-legale come elemento di garanzia della qualità dell'operato medico. Il loro principale scopo, secondo l'orientamento dominante, è quello di indirizzare il comportamento di singoli operatori in modo appropriato e razionale offrendo uno strumento professionale di lavoro basato su criteri scientifici certificati e periodicamente aggiornati [10].

Le linee guida in un'estrema sintesi rappresentano l'espressione qualificata della cultura nello specifico settore, consentono un indirizzo comportamentale motivato su solide basi scientifiche, favoriscono un'uniformità dell'agire tecnico in fattispecie patologiche comuni.

In campo diagnostico esse statuendo dei parametri interpretativi delle caratteristiche morfologiche di una lesione, riducono un certo caotico soggettivismo che talora rende scarsamente oggettiva la deduzione diagnostica ma, e questo deve essere ben chiaro soprattutto agli operatori del diritto, non esistono in biologia regole che non abbiano eccezioni.

In tal caso una linea guida non va interpretata come regola tassativa dalla quale non è possibile derogare, ma come indirizzo scientificamente motivato suscettibile di modifica laddove, nel singolo caso concreto, si ravvisassero elementi giustificativi di una difforme valutazione particolare rispetto alla regola generale [11].

È noto che alla diagnostica morfologica possono applicarsi due procedure per l'interpretazione della lesione, la prima ispirata al metodo euristico rispondente ai principi del "problem solving" nel quale viene fornita risposta ad un problema diagnostico attraverso l'impiego di un algoritmo che mediante una progressione logica conduce ad individuare singoli caratteri distintivi di una determinata classe di lesioni [12], la seconda al metodo di valutazione complessiva o di "pattern", meno meccanicistico del sistema euristico, più soggettivo e più suscettibile di errori che si rivela tuttavia non meno efficace sul piano dell'affidabilità diagnostica se utilizzato da soggetti esperti [13].

È difficile esprimere, sul piano medico-legale, un parere su quale dei due metodi interpretativi sia da preferirsi, ogni specialista dovrebbe essere in grado di decidere quale percorso diagnostico seguire sulla base della esperienza maturata.

Non può non sottolinearsi tuttavia che, seppure in una minoranza dei casi, (l'esperienza può essere mutuata dalla diagnostica istopatologica), ambedue i metodi possano trovare difficoltà applicativa quando si sia di fronte a lesioni con caratteristiche non definite, difficilmente inquadrabili nello schematismo di un algoritmo o così inconsuete da non risultare memorizzate nella mente dell'osservatore [14].

Sono certamente i casi nei quali il dubbio e l'eventuale errore diagnostico non sono riconducibili a concrete manchevolezze dell'osservatore, ma alla intrinseca difficoltà interpretativa di fronte alla quale s'impone l'acquisizione di un parere diverso o l'attuazione di una diversa procedura diagnostica che, qualora non attuati, potrebbero configurare comunque una responsabilità a titolo d'imprudenza.

In sintesi e per riassumere le ipotesi di colpa per mancata o errata diagnosi possono configurarsi nelle seguenti circostanze:

- Utilizzo di strumenti inadeguati, relativamente alla complessità del caso, mancato indirizzo del paziente verso strutture maggiormente avanzate o verso metodiche diagnostiche alternative. Responsabilità a titolo d'*imprudenza.*
- Omesso riconoscimento, da parte di specialista "esperto", nonostante l'impiego di strumentazione tecnicamente adeguata, di definiti caratteri diagnostici effettivamente presenti nella lesione. Responsabilità a titolo di *imperizia.*
- Mancato o inadeguato "follow up" di una lesione con caratteri anche latamente sospetti e correttamente descritti, di futura sfavorevole evoluzione. Responsabilità a titolo di *negligenza.*

- Mancato, tempestivo approfondimento diagnostico, attraverso indagine istopatologica, di lesioni "borderline". Responsabilità a titolo di *imprudenza*.

L'errore diagnostico dermoscopico non configura responsabilità colposa quando si riferisce a lesioni mal classificabili sia seguendo il sistema diagnostico "euristico" che quello di "pattern" per la presenza di caratteristiche difficilmente interpretabili o perché poco note, o perché non codificabili secondo un algoritmo definito.
Sul punto è fondamentale rammentare che spetta al morfologo clinico il riconoscimento, pur nelle diverse possibilità, di quanto è già noto secondo il sapere consolidato in quello specifico settore e non certo la definizione di nuove entità e di nuove varianti patologiche.
È inutile sottolineare che al realizzarsi di un'oggettiva difficoltà diagnostica è fatto però obbligo di rappresentare al paziente con chiarezza i dubbi che il caso solleva, ponendo con altrettanta chiarezza l'indicazione inderogabile ad un approfondimento della diagnosi.
Alcune considerazioni devono infine essere fatte in ordine a due momenti della fase post-analitica della lesione, quello della refertazione e della consegna del referto.
Un corretto referto dermoscopico dovrà contenere, oltre alle complete generalità del paziente, una descrizione macroscopica della lesione esaminata, esaustiva delle sue caratteristiche generali (sede anatomica, colore, forma, dimensioni, caratteri di superficie); il metodo utilizzato per l'osservazione dermoscopica, una descrizione analitica dei caratteri dermoscopici in base ai quali la diagnosi è stata formulata nonché la terapia che la lesione richiede.
È anche importante che, nel caso di lesioni dubbie o che necessitano di una rivalutazione a distanza o un approfondimento diagnostico o di una tempestiva asportazione si esplicitino nel referto le indicazioni che, sul piano clinico, il caso richiede; a puro titolo esemplificativo possono essere suggerite le seguenti formule:

- *"...trattasi di una diagnosi di probabilità: si ravvisa la necessità di un tempestivo chiarimento diagnostico mediante..."*
- *"...le caratteristiche complessive della lesione rendono indispensabile una rivalutazione dermoscopica fra..."*
- *"...le caratteristiche complessive della lesione orientano nel senso....: è indifferibile la sua asportazione chirurgica"*

Qualora la diagnosi, venga scritta da persona diversa dall'osservatore, dovrà essere sempre attentamente riletta per evitare errori di trascrizioni o inesattezze che, in alcuni casi, hanno condotto ad interpretazioni difformi rispetto al dato oggettivamente rilevato.
Al referto è bene che sia allegata, come in tutte le forme di diagnostica per immagini, un'esauriente documentazione fotografica rappresentativa dei caratteri dermoscopici sulla base dei quali è stata formulata la diagnosi.
Sarà cura del dermatologo assicurarsi, specie nel caso di lesioni sospette o chiaramente maligne che il referto venga consegnato con tempestività al paziente al quale dovrà essere direttamente esplicitato il significato della diagnosi posta e delle indicazioni di comportamento suggerite.

Dovrà essere insomma ricercata un'interazione costruttiva con il paziente che eviti incomprensioni o fraintendimenti che potrebbero rivelarsi molto pericolosi. Al momento del ritiro del referto è norma di prudenza che venga fatta apporre al paziente una firma "per ricevuta" in un apposito registro in cui venga annotato il giorno e l'ora della consegna del referto stesso.

In sostanza è necessario porre nella fase di trasmissione della diagnosi un'attenzione ed una cautela non inferiore a quelle richieste nella fase diagnostica.

È stato inizialmente sottolineato che nel rapporto contrattuale che vincola il medico al paziente, l'obbligazione di mezzi per ottenere il migliore, possibile risultato, rappresenta momento d'impegno inderogabile.

È nel contesto di questa obbligazione, da non intendersi esclusivamente riferita all'uso dei presidi tecnici, che s'iscrive l'impegno del singolo medico di bene operare secondo i principi, giuridico-psicologici già ricordati, della perizia, della diligenza e della prudenza.

Solo la condotta medica non ispirata a suddetti principi realizza una responsabilità penalmente e civilmente perseguibile.

È noto infatti che, nonostante il rispetto delle regole tecniche, in alcuni casi, purtroppo, non sarà possibile evitare l'errore che rappresenta una variabile insopprimibile dell'agire umano.

Ciò che, a fronte di tali evenienze si deve poter fare è dimostrare con assoluta chiarezza, che l'impegno obbligazionario con il paziente è stato comunque rispettato e che quell'errore non era altrimenti evitabile; di qui la necessità di agire secondo prefigurate linee di comportamento che ogni medico dovrebbe darsi e rispettare con rigore.

LETTURE CONSIGLIATE

1. Dal Pozzo V, Benelli C. *Atlante di dermatoscopia.* Edra Ed. Milano, 1996.
2. Stolz W, Riemann A, Cognetta AB, Piller L, Abmayz W, Holzel D, Bilek P, Nachbar F, Landthaler M, Braun-Falco O. *ABCD rule of dermatoscopy. A new pratical method for early recognition of malignant melanoma.* Eur J Dermatol 1994; 4:521.
3. Davis HTB, Nutley SM, Mannion R. *Organizational culture and quality of health care.* Quality in healthcare 2000; 9:111.
4. Ong BN. *The practice of health services research.* Chapman & Hall, 1993.
5. Fineschi V. *Il rapporto medico-paziente: consenso informato e segreto.* In: *Trattato di medicina legale e scienze affini* a cura di G. Giusti, *Vol. I* pag.: 489, CEDAM, 1998.
6. Kenet RO, Kang S, Kenet BJ, Fitzpatrick TB, Sober AJ, Barnhill RL. *Clinical diagnosis of pigmented lesions using digital epiluminescence microscopy.* Arch Dermatol 1993; 129:157.
7. Piccolo D, Smolle J, Argenziano G, Wolf IH, Braun R, Cenoni L, Ferrari A, Hofmaun-Wellenhof R, Kenet RO, et al. *Teledermatoscopy-result of a multicentre study on 43 pigmented skin lesions.* J Telemed Telecare 2000; 6:132.
8. Binder M, Schwarz MP, Steiner A, Kiccler H, Muellner M, et al. *Epiluminescence microscopy of small pigmented skin lesions. Short-terms formal training improves thediagnostic performance of dermatologists.* J Am Acad Dermatol 1997; 36(2):197.
9. Saida T, Oguchi S, Ishiara Y. *In vivo observation of magnified features of pigmented lesions on volar skin using video microscope.* Arch Dermatol 1995; 131:298.
10. Tenosi Vagnoli E. *Le linee guida per la pratica clinica: valenze e problemi medico-legali.* Riv It Med Leg 1999; XXI (1):189.
11. Hurwitz B. *Clinical guidelines and law: negligence, discrection and judgement.* Radcliffe Medical Press, Oxford, 1998.
12. Shoen-Baum S, Gottlieb L. *Algorithm based improvment of clinical quality.* Br Med J 1990; 301:1374.
13. Bucciarelli E, Sidoni A. *Errori nella diagnostica isto-citopatologica.* In: Trattato di medicina legale e scienze affini a cura di G. Giusti Vol. V pag.: 1158, CEDAM, 1998.
14. Oneson RH, Minke JA, Silverber SG. *Intraoperative pathologic consultation. An audit of 1000 recent consecutive cases.* Am J Surg Pathol 1999; 13:327.

Conclusioni

La D. è una metodica diagnostica valida e, in mani esperte, affidabile, che permette di superare i limiti fisici della tradizionale esplorazione della cute ad occhio nudo.

Tuttavia, sia il complesso corpo dottrinario, agitato da continui tentativi di revisione critica, sia lo strumentario tecnico, che paga inevitabilmente il delicato passaggio alla digitalizzazione dell'immagine, fanno della D. una disciplina ancora in piena fase di sviluppo, della quale non è quindi possibile delineare definitivamente i limiti e le potenzialità.

Troviamo, infatti, troppo spesso a confrontarsi sull'argomento Colleghi e Gruppi di Studio che praticano la D. con le più disparate attrezzature e tecnologie, agli antipodi quindi della tanto auspicata standardizzazione di ripresa e di acquisizione dell'immagine che, sola, potrà garantire livelli di riproducibilità elevati ai vari criteri morfologici.

I *Consensus Meetings* sul tema sin qui tenutisi non hanno, dal canto loro, saputo fornire ancora un *linguaggio comune* univoco ed unanime alla pur complessa e sfuggente semeiotica dermoscopica, per cui assistiamo quotidianamente a dispute semantiche sui tanti criteri morfologici.

Queste evidenti difformità, pur penalizzanti in termini assoluti, appaiono peraltro *fisiologiche* in un contesto affatto particolare, che ha visto nel volgere di pochi anni una crescita esponenziale dell'interesse verso la metodica ed un conseguente fiorire di studi e di applicazioni tecniche ad essa relativi.

Compito dei più esperti è pertanto quello di conferire un ordine didascalico alle tante acquisizioni che, giorno dopo giorno, sono andate e vanno ad arricchire il sapere comune, armonizzando quanto più il vecchio ed il nuovo, senza cadere in inutili quanto pericolosi eccessi *iconoclastici*.

Indice analitico

I numeri delle pagine in grassetto corsivo indicano una trattazione specifica dell'argomento.

A

B

C

D

E

F

G

I

L

M

N

P

R

S

T

V

GPSR Compliance

The European Union's (EU) General Product Safety Regulation (GPSR) is a set of rules that requires consumer products to be safe and our obligations to ensure this.

If you have any concerns about our products, you can contact us on ProductSafety@springernature.com

In case Publisher is established outside the EU, the EU authorized representative is:

Springer Nature Customer Service Center GmbH
Europaplatz 3
69115 Heidelberg, Germany

Batch number: 10854564

Printed by Printforce, the Netherlands